现代超声诊断精要

XIANDAI CHAOSHENG ZHENDUAN JINGYAO

陈　璐　李慧林　王玉荣　修　宇　主编

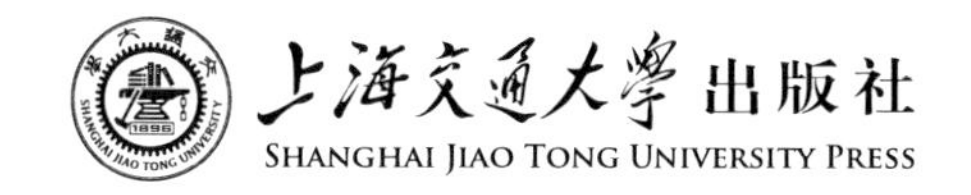

内容提要

本书将理论与实践相结合，以临床常见疾病与多发疾病为重点，系统阐述了超声诊断基础及各系统疾病的超声影像学诊断，包括了循环系统、消化系统、内分泌系统与生殖系统超声诊断。本书在介绍疾病超声诊断要点的同时，穿插了许多的超声影像图，可以帮助广大读者快速建立并掌握正确的读片方法，培养其建立准确的分析思路，能够用于指导各级医院年轻超声科医师的临床工作，同时也可以作为超声专业医学生与实习医生的日常工具用书。

图书在版编目（CIP）数据

现代超声诊断精要 / 陈璐等主编. --上海 : 上海交通大学出版社，2022.9

ISBN 978-7-313-26488-6

Ⅰ. ①现… Ⅱ. ①陈… Ⅲ. ①超声波诊断 Ⅳ. ①R445.1

中国版本图书馆CIP数据核字（2022）第162212号

现代超声诊断精要

XIANDAI CHAOSHENG ZHENDUAN JINGYAO

主　　编：陈　璐　李慧林　王玉荣　修　宇

出版发行：上海交通大学出版社　　地　　址：上海市番禺路951号

邮政编码：200030　　电　　话：021-64071208

印　　制：广东虎彩云印刷有限公司

开　　本：710mm × 1000mm 1/16　　经　　销：全国新华书店

字　　数：217千字　　印　　张：12.5

版　　次：2023年1月第1版　　插　　页：2

书　　号：ISBN 978-7-313-26488-6　　印　　次：2023年1月第1次印刷

定　　价：128.00元

Editorial Committee 编委会

主　编

陈　璐（山东省临邑县人民医院）

李慧林（山东省泰安市泰山区人民医院）

王玉荣（山东省东营市利津县盐窝中心卫生院）

修　宇（山东省淄博市中心医院）

副主编

宁　芹（山东省泰安市妇幼保健院）

任俊红（北京医院/国家老年医学中心）

王　沫（江西省彭泽县人民医院）

顾继英（同济大学附属上海市第四人民医院）

主编简介 Editor Introduction

◎陈　璐

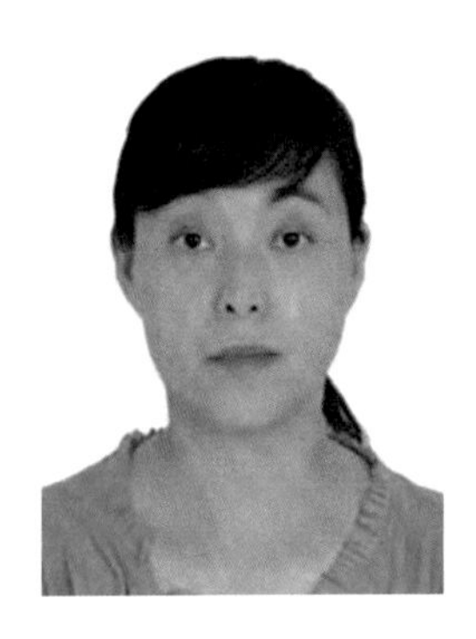

女，1972年生，副主任医师。毕业于泰山医学院影像专业，现就职于山东省临邑县人民医院超声医学科，任超声医学科主任。现任山东省医师协会德州超声分会副主任委员，中国中医药信息学会超声分会委员。擅长腹部、心血管、乳腺、甲状腺常见病及多发病的超声诊断及超声技术。发表论文7篇。

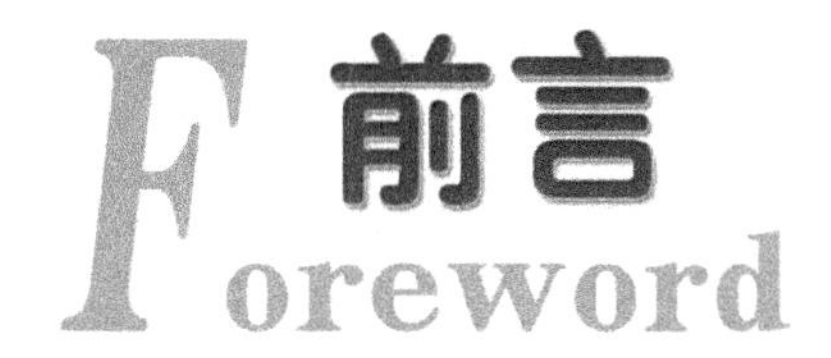

超声医学是一门新兴学科,但是随着医学科学技术的发展,超声医学呈现出了高速发展的局面。超声诊断是超声医学中发展较为显著的一种,是将超声检测技术应用于人体,通过测量了解生理或组织结构的数据和形态,发现疾病并作出提示的一种诊断方法,是一种无创、无痛、方便且直观的有效检查手段。随着数字化、多功能超声仪器的出现,超声检查的领域和内容都有了大规模的拓展和增加,出现了许多新理论、新技术、新方法,如今已经成为了现代临床早期诊断、鉴别诊断、疗效判断和预后评估中不可缺少的、重要的诊断方法。为了帮助超声科医师熟悉并掌握临床疾病的超声表现,正确分析和解读超声图像,我们特别邀请了多位具有丰富工作经验的医师与专家,共同编写了《现代超声诊断精要》一书。

本书先从基础出发,介绍了超声诊断基础的相关知识;随后结合临床,详细阐述了循环系统、消化系统、内分泌系统、生殖系统临床常见疾病的超声诊断,包括诊断方法、图像内容、鉴别诊断等内容。本书将科学性、实用性与规范性紧密结合,文字简明扼要、深入浅出,并在此基础上配合了大量的超声影像图像及表格进行说明,有助于超声科医师更好地了解不同疾病的超声诊断内容和正确的解读方法,培养独立思考的能力,提高自身的临床诊断水平。

在编写过程中,尽管编者反复斟酌、多次修改,但由于受到时间和自身编写经验的限制，书中难免存在疏漏和不足之处，希望广大同仁在阅读过程中提出宝贵意见和建议，以便我们更好地进行完善。

《现代超声诊断精要》编委会

2021年10月

目录
Contents

第一章　超声诊断基础

第一节　超声波的反射和透射

超声波从一种介质传播到另一种介质时，若在界面上介质声阻抗突变或界面的线度远大于声波波长和声束直径，那么在界面上一部分能量反射回来（形成反射波），另一部分能量透过界面在另一种介质中传播（形成透射波），在界面上，声能（声压、声强）的分配和传播方向遵循一定的变化规律。

一、超声波垂直入射到平面界面上的反射和透射

当超声波垂直入射到足够大的光滑平面时，将同时发生反射和透射，如图 1-1 所示。反射波和透射波的声压（声强）由声压反射率（声强反射率）和声压透射率（声强透射率）表示。

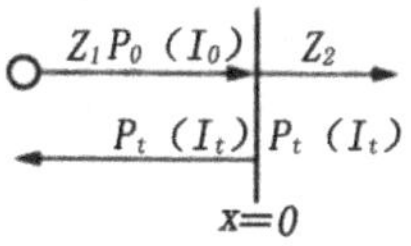

图 1-1　超声波垂直入射到平面界面上的反射和透射

设入射波的声压为 p_0（声强为 I_0），反射波的声压为 p_r（声强为 I_r），透射波的声压为 Vp_t（声强为 I_t）。界面上反射波的声压 p_r 与入射波声压 p_0 之比为界面的声压反射率，用 r 表示：

$$r=\frac{p_r}{p_0}=\frac{(Z_2-Z_1)}{(Z_2+Z_1)}$$

式中，Z_1 为介质 1 的声阻抗，Z_2 为介质 2 的声阻抗。

界面上反射波的声强 I_r 与入射波声强 I_0 之比为界面的声强反射率，用 R 表示：

$$R=\frac{I_r}{I_0}=\frac{(\frac{p^2\,\mathrm{r}}{2Z_1})}{(\frac{p_0^2}{2Z_1})}=\frac{p^2\,\mathrm{r}}{p_0^2}=r^2=[\frac{(Z_2-Z_1)}{(Z_2+Z_1)}]^2$$

界面上透射波的声压 p_t 与入射波声压 p_0 之比为界面的声压透射率，用 t 表示：

$$t=\frac{p_t}{p_0}=\frac{2Z_2}{(Z_2+Z_1)}$$

界面上透射波的声强 I_t 与入射波声强 I_0 之比为界面的声强透射率，用 T 表示：

$$T=\frac{I_t}{I_0}=\frac{(\frac{p_t^2}{2Z_2})}{(\frac{p_0^2}{2Z_1})}=\frac{Z_1}{Z_2}\times\frac{p_t^2}{p_0^2}=\frac{4Z_1Z_2}{(Z_2+Z_1)^2}$$

可知，$R+T=1$。在理想情况下，超声波垂直入射到界面上时，声压和声强的分配与界面两侧介质的声阻抗有关，下面做进一步讨论。

(1)当 $Z_2>Z_1$ 时，$\mathrm{r}>0$，反射波声压与入射波声压同相位，界面上反射波与入射波叠加，类似驻波，合成声压振幅增大为 p_0+p_r。

(2)当 $Z_2<Z_1$ 时，$\mathrm{r}<0$，即反射声压与入射声压相位相反，反射波与入射波合 r 成声压振幅减小为p_0+p_r。

(3)当 $Z_2\ll Z_1$ 时，声压反射率趋于-1，透射率趋于 0，即声压几乎全反射，无透射。在超声诊断时，探头与患者皮肤之间的空气将阻碍超声波传入人体。为获得高质量的图像，需要用液性传导介质来连接探头与患者体表，同时超声波不能检测含气组织。

(4)当 $Z_2\approx Z_1$ 时，$r\approx0$，$t\approx1$，超声波几乎全透射，无反射。

二、超声波倾斜入射到平面界面上的反射和透射(图 1-2)

(一)波形转换

当超声波斜入射到界面时，在反射波和透射波中除了与入射波同类型的成分外，还会产生不同类型的波成分，这种现象即为波形转换。

(二)反射、透射定律

反射、透射定律(斯涅尔定律)可通过以下特征描述。

(1)反射、透射波线与入射波线分别在法线的两侧。

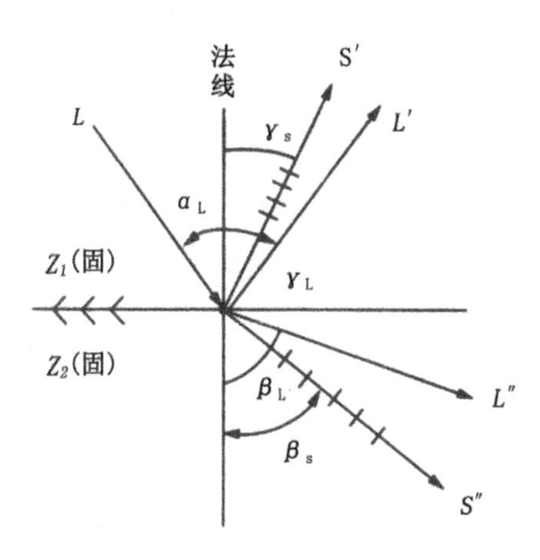

图 1-2 超声波倾斜入射到平界面上的反射和折射

(2)任何一种反射波或透射波所对应角度的正弦与相应的声速之比恒等于一个定值。

(3)同种波形的反射角与入射角相等。发生透射时,声速大的介质,对应的角度也较大。

(三)临界角

超声波由声速较慢的第一介质向声速较快的第二介质入射时,使第二介质中的透射角等于90°的入射角称为临界角,此时声波完全不能透射(全反射)。若第二介质为固体,则在固体中出现透射的纵波和横波。使纵波透射角为90°的入射角称为第一临界角,使横波透射角为90°的入射角称为第二临界角。实际中,超声探头的探测角度一般为−24°~24°,这样既保证了一定的信号强度,也可避免全反射。

(四)反射率与透射率

超声波纵波斜入射到声阻抗为 Z_1 和 Z_2 两种介质的界面上,声压反射率:

$$r=\frac{p_r}{p_0}=\frac{(Z_2\cos\alpha_L-Z_1\cos\beta_L)}{(Z_2\cos\alpha L+Z_1\cos\beta_L)}$$

声压透射率:

$$t=\frac{p_t}{p_0}=\frac{2Z_2\cos\alpha_L}{(Z_2\cos\alpha_L+Z_1\cos\beta_L)}$$

$$R=\frac{I_r}{I_0}=\frac{(Z_2\cos\alpha L-Z_1\cos\beta L)}{(Z_2\cos\alpha L+VZ1\cos\beta L)^2}$$

声强透射率：

$$T=\frac{I_t}{I_0}=\frac{4\ Z_1Z_2\cos\alpha_L\cos\beta_L}{(Z_2\cos\alpha_L+Z_1\cos\beta_L)^2}$$

且 $R+T=1$。界面声阻抗差越大，反射波幅度越大。

三、超声波在曲面界面上的反射和透射

超声波入射在曲面界面上时会发生聚焦或发散现象，其取决于曲面形状和界面两侧介质的声速。一般而言，曲面的凹凸形状以第二介质的界面形状为基准。

(一)反射波

当界面为球面时，具有焦点，反射波波阵面为球面。凹球面上的反射波好像是从实焦点发出的球面波，凸球面上的反射波好像是从虚焦点发出的球面波。界面为柱面时，具有焦轴，反射波波阵面为柱面。凹柱面上的反射波好像是从实焦轴发出的柱面波，凸柱面上的反射波好像是从虚焦轴发出的柱面波，如图 1-3所示。

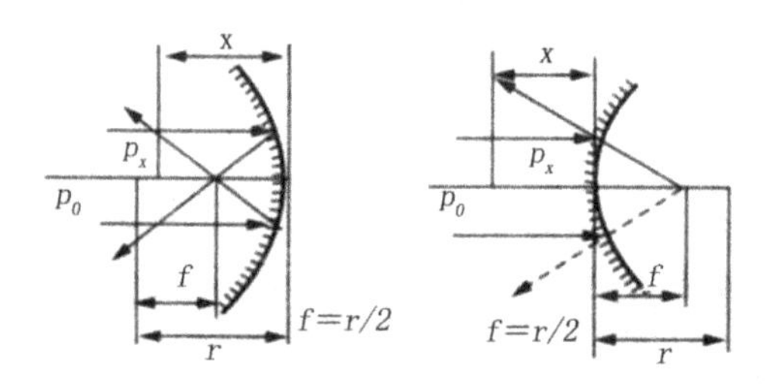

图 1-3　平面波在曲面界面上的反射

(二)透射波

透射波产生聚焦还是发散，不仅与曲界面的凸、凹有关，而且与两种介质的声速 c_1 和 c_2 有关。由折射定律知，平面超声波入射到 $c_1<c_2$ 的凹曲面和 $c_1>c_2$的凸曲面上时，其透射波将聚焦；平面超声波入射到 $c_1>c_2$ 的凹曲面和 $c_1<c_2$ 的凸曲面上时，其透射波将发散，如图 1-4 所示。

当界面为球面时，透射波波阵面为球面，透射波好像是从焦点发出的球面波；界面为柱面时，透射波波阵面为柱面，透射波好像是从焦轴发出的柱面波。

四、超声波多层透射与声耦合

(一)声耦合

在超声医学应用中，超声换能器与被探测对象之间存在空气界面，如图 1-5所示，由于空气声阻抗很小，这时，$r=-1$，$t=0$，产生全反射，难以使超声波进入组织。因此需要用适当的耦合介质来填充这些空气，这样，探头、耦合剂与人体

构成了一个多层声波传播介质。

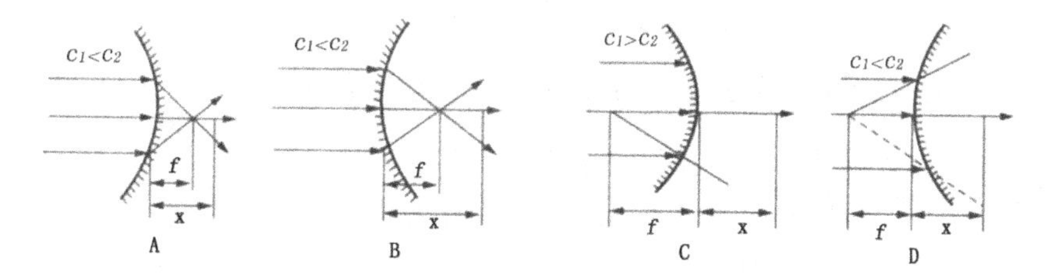

图 1-4 平面波在曲面界面上的透射

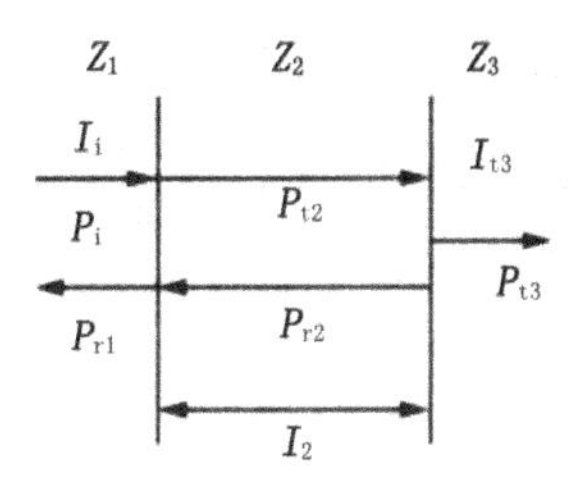

图 1-5 超声波在多层介质中的反射与透射

(二)超声波垂直入射到多层平面界面上的反射及透射

应用超声波垂直入射到单一平面界面上反射和透射的公式,可知透射入第三层介质中的超声声强透射系数:

$$T_{13}=\frac{I_{t_3}}{I_{t1}}=\frac{4Z_3Z_1}{\left[(Z_3+ZV_1)^2\cos^2 k_2l_2+(Z_2+\frac{Z_1Z_3}{Z_2})^2\sin^2 k_2l_2\right]}$$

式中,l_2 是中间层厚度,$k_2=2\pi/\lambda$。根据中间层厚度 l_2 与波长 λ 的关系,可知:

(1)如果 $l_2 \ll \lambda$,无耦合剂时,且探头表面与体表紧密接触

$$T_{13}\approx\frac{4Z_3Z_1}{(Z_3+Z_1)^2}$$

(2)如果 $l_2=n\lambda/2$(半波长的整数倍)

$$T_{13}\approx\frac{4Z_3Z_1}{(Z_3+Z_1)^2}$$

(3)如果 $l_2=(2n+1)\lambda/4$(四分之一波长的奇数倍)

$$T_{13}\approx\frac{4Z_3Z_1}{(Z_2+\frac{Z_1Z_3}{Z_2})^2}$$

当超声耦合剂声阻抗 $Z_2=\sqrt{(Z_1+Z_3)}$ 时，可以推得 $T_{13}=1$。此时，所有超声波能量可全透入人体组织内。

（三）超声波斜入射到多层平面界面上的反射与透射

当 $Z_1=Z_3$ 时，求得的声强透射系数 T_{13}：

$$T_{13}=\frac{I_{t3}}{I_{t1}}=\frac{4}{\left[4\cos^2\alpha_2 l_2+\left(\frac{1}{Z}+Z\right)\sin^2\alpha_2 l_2\right]}$$

式中，$\alpha_2=k_2\cos\theta_2$，$k_2=2\alpha/\lambda$，$Z=Z_2\cos\theta_1/Z_1\cos\theta_2$，θ 为超声波从第一介质入射到第二介质的入射角，以为超声波从第一介质入射到第二介质的折射角。

同样，当超声耦合剂声阻抗 $Z_2=\sqrt{(Z_1+Z_3)}$ 时，可以推得 $T_{13}=1$。此时，所有超声波能量可全透入人体组织内。

第二节　人体组织超声成像

超声在人体组织中的传播，回声的强弱取决于两种介质的声阻之差、入射超声与界面的角度，并与组织成分有关。

现代超声诊断仪显示实时动态图像，二维超声显示动态切面图、M 型显示实时幅度-时间曲线、频谱多普勒显示实时频移-时间曲线。

一、二维超声成像

二维超声包括线阵、凸阵或相控阵（扇形）等为电子扫描，每秒成像 30 帧以上。探头发射多数扫描线，入射人体，快速扫描被检部位，每条扫描线遇不同声阻的组织界面产生反射、散射回声，由浅入深的回声按序显示在监视器上即成二维图像（图 1-6）。

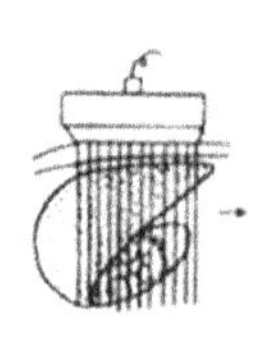
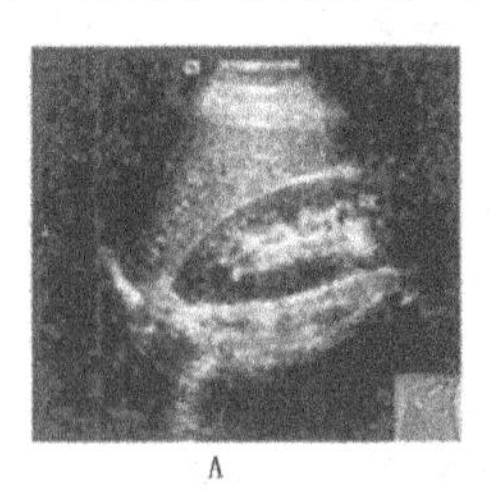
A
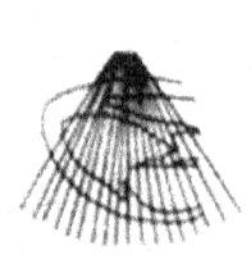
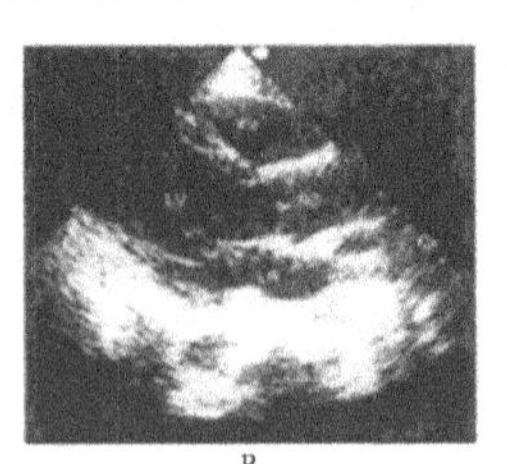
B

图 1-6　二维超声成像示意图

(一)正常人体组织及脏器的结构与回声规律性

正常人体组织从声学特性上分为3类:①人体软组织的声学特性(声速、声衰减等)与水近似属一类;②骨骼;③空气。

1.皮肤及皮下组织的回声规律

皮肤及皮下组织均为实性软组织,皮肤深部依次为皮下脂肪、肌肉;胸、腹部深层为胸、腹膜壁层及胸腹腔间隙;四肢及外周则深部为骨膜及骨骼。超声束在经过皮肤-皮下脂肪-肌肉-胸、腹膜壁层-胸、腹腔间隙等上述两种组织间的界面时,产生强弱不等的反射与散射,在声像图上显示界面回声,在一种组织内部根据组织声阻均匀性,决定回声的强弱。

2.实质性组织或脏器的回声规律

实质性脏器如肝、脾、肾、甲状腺、子宫、脑等脏器,表面均有致密的结缔组织包膜,内部结构均匀一致的组织回声弱,如脑及神经组织、淋巴结等;内部结构不均匀的各有一定结构特点,如肝脏呈楔形,外有包膜,内以肝细胞为主,有汇管区,门静脉、肝静脉、肝动脉、胆道各自成树枝状有序分布;超声束经腹腔间隙-肝包膜-肝实质-肝内管道之间的各个界面反射,肝内细小结构间有散射,显示肝声像图。肾脏声像图显示低回声的肾脂肪囊,较强回声的细线状肾包膜,低回声的肾皮质、锥体,较强回声的肾盏及肾盂与肾门。横纹肌由肌纤维、肌束组成,肌束外均有肌膜包裹,形成无数声阻不同的界面,回声明显不均匀。

3.含液体脏器的回声规律

含液脏器如眼球、胆囊、膀胱、心脏、血管等,结构特点为有实性组织为壁,壁厚薄不一,正常脏器壁整齐,腔内液体各脏器密度不一,尿液密度小,依次为胆汁、眼玻璃体(1.010 g/cm^3)、血液(1.055 g/cm^3)。胆囊、膀胱壁,由外向内为浆膜、肌层及黏膜层,腔内为声阻均匀的胆汁、尿液。经腹超声束先经腹壁各层-肝脏前-肝后缘-胆囊前壁-胆汁-胆囊后壁,声像图上分别显示各界面回声,腔内为无回声区(图1-7)。心脏壁较厚,有特定的结构,腔内血液为较黏稠液体。超声束经前胸壁-胸腔间隙-右心室前壁(心外膜-心肌-心内膜)-血液-室间隔-血液-心后壁,各界面均有回声,血液通常为无回声,灵敏度高的仪器可显示血液中的极低回声。

4.含气脏器的回声规律

含气脏器如肺,肺表面有包膜、肺泡壁,肺泡内充气,超声束经胸壁、胸膜到达肺泡壁与气体交界处,因声阻相差悬殊,两者的声强反射系数为0.998 9,即99.89%的能量被反射,几乎无能量进入肺内。回声能量在探头—空气之间往返反射多次，反射波在组织中传播能量逐渐衰减，声像图中显示距离相等(胸壁)的多次反射，回声强度逐渐减弱(图 1-8)。即超声不能穿透肺内气体，不能显示正常肺内结构及被正常肺遮盖的深部结构与病变。同理，胃、肠胀气时，超声亦无法显示胃肠深部组织。

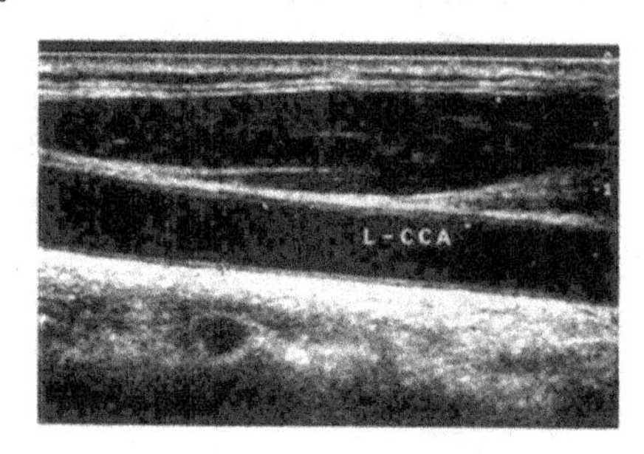

图 1-7　含液脏器声像图

正常左颈总动脉(L-CCA)显示动脉壁及腔内无回声区

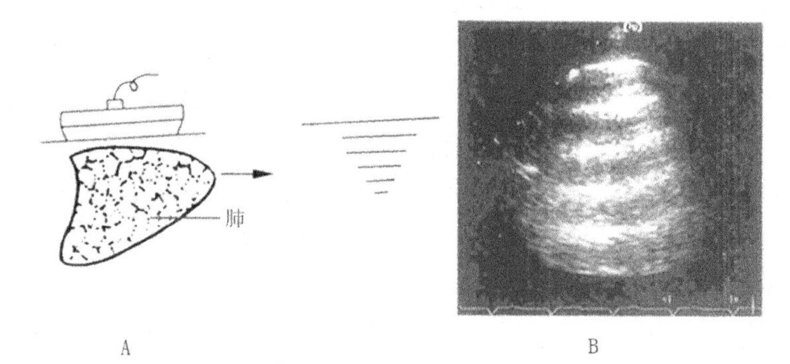

图 1-8　含气脏器的超声成像

A.为正常肺的多次反射示意图；B.为声像图

5.正常骨骼回声规律

正常骨由骨密质构成骨板，含钙质多，与周围肌肉声阻相差数倍，超声束经软组织—颅骨界面声强反射系数为 0.32，即 32%的能量被反射，二维图上显示强回声。骨板下为骨松质，由骨小梁交织排列成海绵状，超声进入骨松质后在海绵状结构中来回反射、折射，能量被吸收衰减，不能穿透骨骼(除头颅颞侧骨板最薄处外)，骨骼后方无超声，称声影(图 1-9)。即超声不能显示骨组织的内部结构及骨髓腔，也不能显示骨骼后方的组织或脏器。

(二)病理组织的声学特性与回声规律

病理组织的声学特性可分为液性、实质性、钙化、气体。同一疾病在病程中不同时期的声学特性可不同，回声亦不相同，但不同疾病在病程中某一时期可能出现声学特性类似的病变，如肝脓肿早期炎症为实质性占位病变表现，声像图相似，肝脓肿化脓期为肝内液性占位病变，肝癌巨块型中心可液化、坏死、出血，超声图显示亦为肝内液性占位病变。

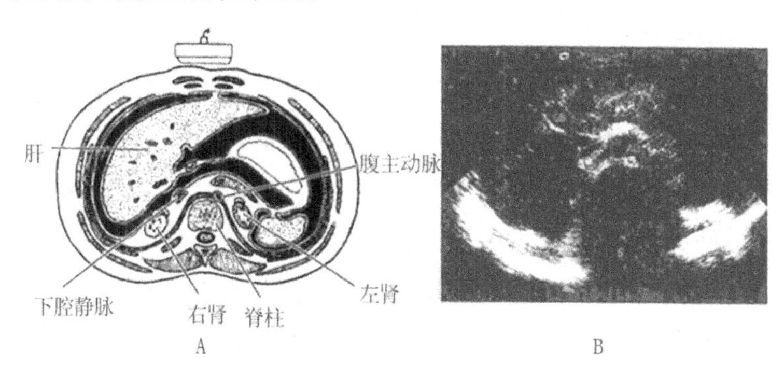

图 1-9 骨骼超声成像示意图

A.为骨组织结构示意图；B.为骨回声及声影的声像图。GB：胆囊；P：胰腺；AO：主动脉；PV：门静脉；S：声影

1.液性病变

液性病变包括囊肿、积液、脓肿、液化等。单纯囊肿通常液体稀，壁薄、光滑，二维超声显示清晰无回声区，边界清楚，伴有光滑、较强线状回声，呈圆形或椭圆形(图 1-10)。积液可为浆液、黏液、血性液或脓液，为清晰或不清晰的无回声区，形状与所在部位有关。脓液与坏死液化如坏死完全为无回声区，坏死不完全则无回声区内常有多少不等的低回声，边界多不整齐，形态不规则。

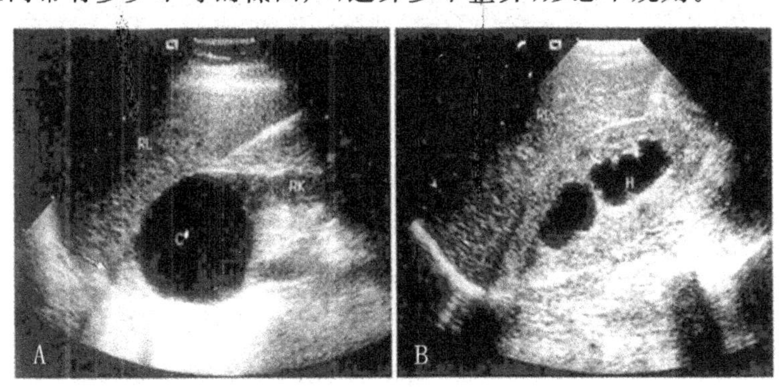

图 1-10 肾液性病变图

A.为肾上极囊肿；B.为中量肾积水。RL：肝右叶；RK：右肾；H：肾积水；C：囊肿；箭头示侧壁声影

2.实质性病变

实质性病变，病理上可有水肿、炎性浸润、纤维化、瘢痕、肿瘤、结石、钙化、血栓、斑块等，可以发生在各种组织或脏器内。

(1)水肿：局部组织或脏器水肿，声像图显示局部组织增厚或脏器各径增大，内部回声较正常部位低。

(2)炎性浸润：轻度或慢性炎症超声图像可无异常，急性炎症常局部肿大，炎症局限时如脓肿早期，局部回声增多、增强伴分布不均匀。

(3)纤维化：纤维组织较致密，含胶原较多，声阻较大，在其他组织中有纤维组织增生或局部纤维化，声像图显示局部回声增强，但无声影。

(4)瘢痕：为胶原纤维组织收缩成瘢痕，超声显示局部斑块状强回声。大的瘢痕后方可有声影。

(5)肿瘤：占位性病变，有良性、恶性之分，多呈圆形。良性肿瘤多有包膜，内部结构多较均匀。超声显示有线状包膜回声，表面规则，内部回声多均匀。恶性肿瘤生长快，多无包膜，向周边浸润生长，小肿瘤多为瘤细胞，稍大肿瘤内部有坏死、出血，超声显示肿瘤边界不平或有伪足样伸展，小肿瘤内部多为低回声，稍大者内部回声强弱不一。含液脏器如胆囊、膀胱壁发生肿瘤，多突向腔内(图 1-11)。

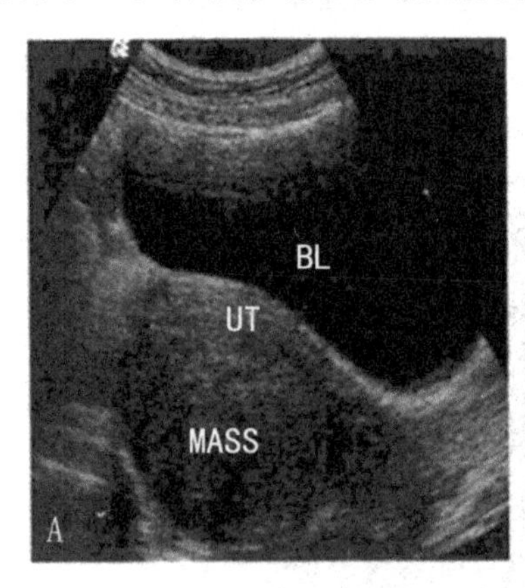

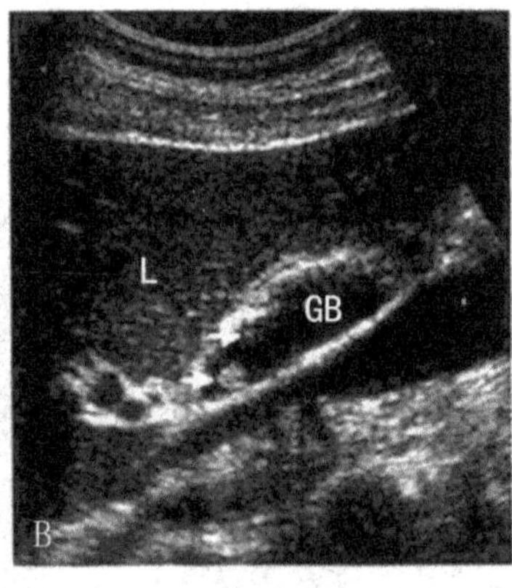

图 1-11　实性肿物声像图

A.为子宫内圆形实性肿物，内部回声均匀，BL 为膀胱，UT 为子宫，Mass 为肿物；B.为胆囊内实性小突起(箭头所示)，分别来自前、后壁，表面光滑。L 为肝，GB 为胆囊

(6)结石：结石以胆道系统及泌尿系统多见，多含钙盐，超声显示强回声伴后方声影(图 1-12)。

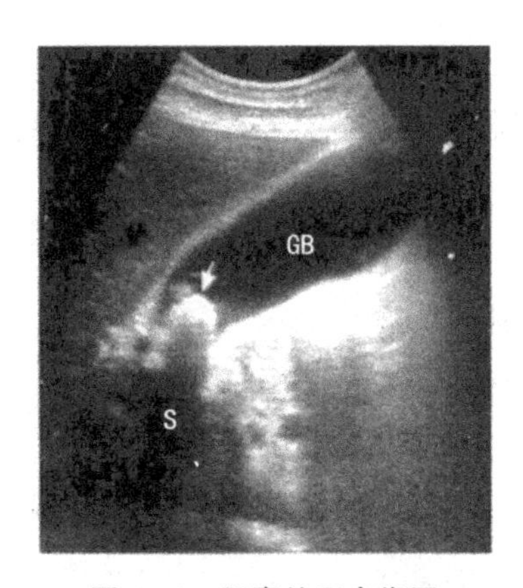

图 1-12 **胆囊结石声像图**

胆囊(GB)颈部有一强回声团(↓),边界清楚,其旁有数个小团,伴后方声影(S)

(7)钙化:钙盐沉积常可见于结核病灶、风湿性瓣膜病、肿瘤内、动脉粥样硬化斑块中。声像图表现局部回声明显增强并伴后方明显声影。

(8)血栓:可发生在心腔及血管内,由于血栓发生时间不同,内部组成成分不一,声像图显示早期新鲜血栓为很低回声,不易发现,陈旧血栓内有纤维增生或机化,回声明显增强。

(9)斑块:发生于动脉粥样硬化的血管壁,声像图显示斑块回声强弱不一(与组成成分有关),并向腔内突起(图 1-13)。

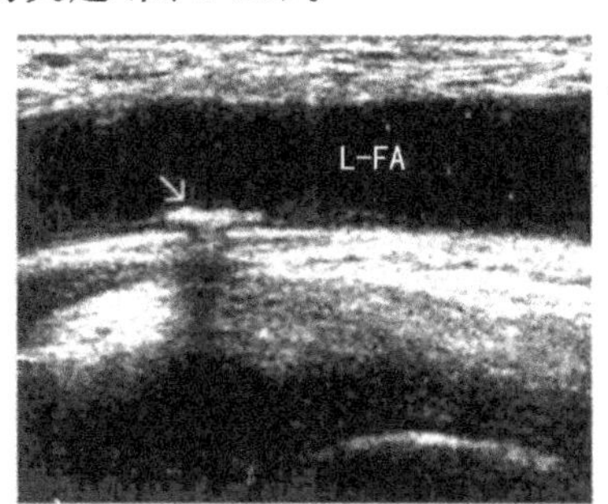

图 1-13 **动脉斑块声像图**

左股动脉(L-FA)后壁强回声为钙化斑块,伴后方声影

3.含气病变

(1)含气脏器内病变:肺内任何病变,位于肺边缘,表面无正常肺遮盖者超声均能显示,如肺脓肿、肿瘤等。肺外病变如大量胸腔积液将肺压缩萎陷,超声可穿过少气或无气(实变)的肺组织检查病变。胃内空腹时有气体影响检查,可饮水充盈胃腔后检查观察全胃,肠管亦可充液驱气后检查,不仅可显示胃、肠壁病变,还可显示胃肠后方的胰腺、腹膜后组织及输尿管等病变。

(2)含气脏器穿孔、破裂:胃肠穿孔,胃肠内气体逸出至腹腔,积存在腹腔的高位处,仰卧位可进入肝前间隙,左侧卧位进入肝右间隙,超声检查局部各肋间均显示气体,无肝脏回声,但在低位或改变体位后检查,肝位置正常,表明腹腔有游离气体,超声十分敏感。肺泡破裂,气体进入胸膜腔,超声无法与肺内气体回声区分。含气病变如巨结肠,肠管内充满气体,压力大,触诊似实性肿块,超声从前方(高位)或侧方检查均为强烈气体回声。

4.骨骼病变

骨骼(除颅骨颞侧外)诊断超声无法穿透。骨折即骨组织折断,即使是裂缝超声即可从裂缝中穿过,显示骨折线。骨质因病变被破坏如化脓性骨髓炎、骨肿瘤等,超声可显示病变的大小及声学性质及周围软组织受侵犯情况。

二、M型成像

(一)M型超声

以单声束经皮肤-皮下组织-胸膜腔-心包-心室壁-血液-室间隔-血液-二尖瓣-血液-心脏后壁,在两种结构界面处产生反射,自前向后形成一纵列回声点,随心脏的收缩、舒张而前后运动,此列在监视器上自左向右等速移动,使这列回声随时间展开成为曲线。

(二)正常M型曲线

正常心脏各部位结构如主动脉、心房壁、心室壁、室间隔、二/三尖瓣、主/肺动脉瓣等运动曲线各有其特点,形态、幅度、速度不同,各曲线间的距离随心脏运动时相而变化。心脏收缩期右心室前壁及室间隔向后运动,左心室后壁向前运动,上述各曲线间距离变小,舒张期则相反。正常二、三尖瓣前叶呈细线样曲线,舒张早期开放最大,形成尖峰,随心室充盈迅速后退至半关闭状态,心房收缩又略开放并迅即关闭,形成第二峰(图1-14A)。

(三)病理性曲线

各种心脏疾病受累的部位不同,风湿性心脏病常使瓣膜受损,增厚,纤维化,弹性明显减退,活动僵硬等。M型超声显示二尖瓣曲线增粗,舒张期尖峰消失呈平顶、城墙样改变(图1-14B)。心肌缺血时心室壁回声曲线幅度降低,速度下降。心脏扩大时室间隔与室壁间距离增大等。

三、超声多普勒成像

超声多普勒接收血流中细胞的散射信号频率,减去发射波频率,获得差频

(频移),显示血流(血细胞)运动速度(由频移转换成的),称速度显示,以频谱曲线或彩色多普勒血流成像方式显示。接收血细胞散射的能量成像,显示能量多普勒成像。

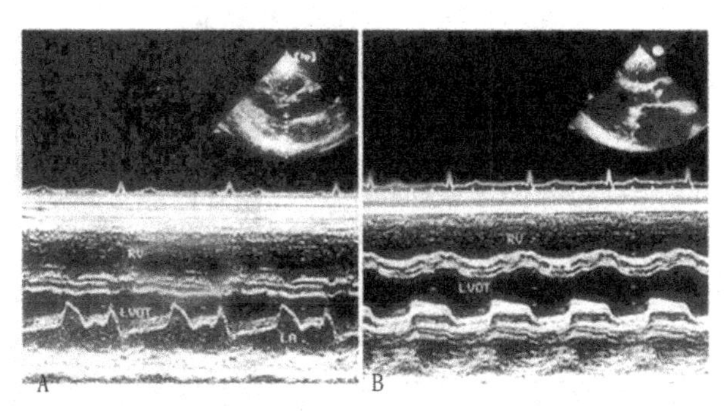

图 1-14 正常与异常 M 型超声心动图

A.为二尖瓣平面取样,正常 M 型曲线;B.为二尖瓣狭窄 M 型曲线。

RV:右心室;IVS:室间隔;LVOT:左心室流出道;LA:左心房

(一)正常血流显示

(1)速度显示:正常心脏及动、静脉内各部位血流速度有一定测值范围。超声多普勒可显示心脏、血管内血流速度、血流方向(动脉系统为离心性、静脉系统为向心性)、血流性质(层流)。血流速度频谱曲线分析,心动周期中瞬间血流速度、加速度、减速度、血流持续时间等参数。

(2)能量显示:低速血流敏感性高,主要用于显示小血管、迂曲血管、正常脏器血管树及末梢微小血管,不能显示血流方向。

(二)病理性血流显示

(1)血流方向异常:各瓣膜口反流、先天性心内外分流及动静脉瘘、窃血(为血管闭塞致远侧血流逆向)。

(2)血流性质异常:湍流产生于血流通过异常狭窄口,如瓣口狭窄、反流、分流、血管腔狭窄,脉冲多普勒频谱曲线呈充填型,彩色多普勒血流成像(color doppler flow imaging,CDFI)呈多彩镶嵌。涡流产生于血管腔突然膨大的部位,如动脉瘤及假性动脉瘤等,局部血流呈漩涡状。

(3)血流速度异常:频谱多普勒可显示在上述反流、分流及重度狭窄部位远侧血流速度显著加快。在狭窄部位近侧血流速度缓慢,静脉血栓形成的远侧血流速度极慢。

(4)能量显示:可显示肿瘤内微小血管。

第三节　多普勒效应

当声源与反射界面或散射体之间存在相对运动时，接收到的声波信号频率与入射波频率存在差别(产生频移)，频差的幅值与相对运动速度成正比，这一现象称为多普勒效应。

在生物医学超声学中，常遇到运动脏器的反射界面，如心脏房室壁或散射体(如红细胞)运动。设反射界面以速度 v 向着或背离发射器运动，与声束发射方向成夹角 θ(多普勒角)，用同一换能器作为发射器和接收器测得的多普勒频移：

$$f_D = \pm \frac{2v\cos\theta f V_0}{Vc} \text{或} v = \pm \frac{cfV_D}{2\cos\theta f_0} = kf_D$$

式中，k 为常数。由此可见，频移的幅值与相对运动速度成正比，只要测出多普勒频移 f_D，就可计算出反射界面运动速度 v 及方向，这正是医学超声多普勒测血流的原理。

正常生理情况下，通过心室腔、瓣膜口的血流中，各红细胞流速及流向相近，产生同正负的多普勒频移，音调平稳，称为层流。由于疾病使心内血流受干扰，各红细胞流速及流向产生较大差异，产生的多普勒频移有正有负，且频谱波动范围很大，出现频谱较宽，音调粗糙，即为湍流。这些生理现象均可利用多普勒效应进行方便的检测(图 1-15)。

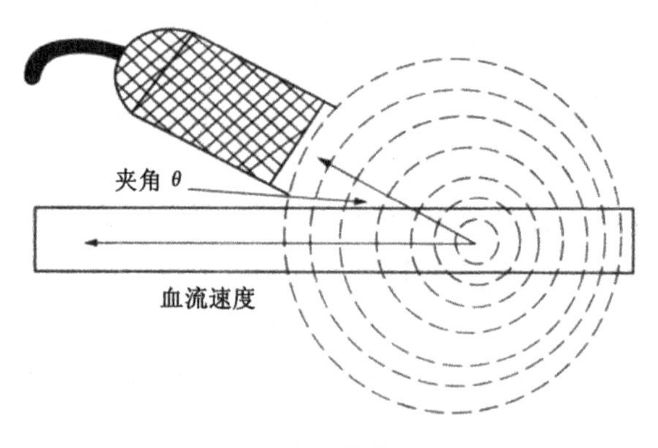

图 1-15　多普勒效应原理

应用多普勒测量时，频谱是重要的信息载体，其重要参数如下。

(1)以频谱图中央基线为零位，基线以上的频移信号为正值，表示血流方向朝向探头；基线以下的频移信号为负值，表示血流方向背离探头。

(2)频谱宽度(频谱离散度)为频移在频谱垂直方向上的宽度，表示某瞬间取样容积中粒子运动速度的分布范围。

(3)频谱幅度用纵坐标的数值表示，代表血流速度的快慢。

(4)频谱相位用横坐标的数值表示。

(5)频谱辉度(亮度)反映了取样容积内具有相同运动速度的粒子数量的多少，数量越多频谱辉度越亮。

第四节 超声波的生物效应

一、超声波生物效应的产生机制

超声波的安全性，一直是人们关注的热点。近年来，国内外学者对超声波生物效应的机制和安全性进行了大量的研究。目前认为，超声波生物效应的机制主要是热效应、空化作用和应力机制。

(一)热效应

当超声束通过组织介质时，超声波使介质中的分子振动，而产生摩擦力，在此过程中部分声能被吸收并转换成热能。产生的热量决定于产热和散热的平衡。发射超声的振幅、介质的声阻特征和声波的吸收系数控制产热的量，散热则取决于局部血流的灌注。

控制超声产热的因素包括热耐受、声学参数和组织特征。引起产热的声学参数有探头的发射能量、发射频率、脉冲重复频率和聚焦等。组织对产热的影响主要是吸收和衰减系数。假设骨质的吸收系数为 3 Np/cm，探头频率为 3 MHz，中等程度的血流灌注，发射声能为 30 mW/cm^2 时，骨质的温度可升高 1 ℃。

人体在不同的生理环境下对温度升高有一定的耐受力。然而，动物实验表明，在迅速复制和分化细胞形成器官期间，胚胎和胎儿组织易于受到热损伤。温度升高 2.5～5 ℃时，可能导致发育畸形和胎儿死亡。温度升高<1 ℃，持续时间

很短时，对胎儿一般无任何损害。

（二）机械效应

声波在媒体内传播时，会出现谐波滋生、辐射压和空化作用，影响作用于生物组织即产生机械效应。空化效应是超声在液体中引起的特殊的物理现象，在不同声场条件下，空化气泡的运动形式也各不相同。一般来说，在线性声场中，气泡随声场频率做小振幅波的球形脉动，这通常称为“稳态空化”。而在有限振幅波声场中，气泡做多模式的复杂运动：随着声强的增加，首先会依次产生二次以上的高阶谐波；在声强达到一定阈值时，还会依次产生 1/2 次分谐波等；当声强更高时，气泡会发生剧烈压缩乃至泡壁完全闭合，此即为“瞬态空化”。此时，气泡将在瞬间产生各种局部极端效应（高压、高温、发光、放电、射流、冲击波等）可能造成生物组织的最大损伤。所以，在考虑与安全性相关的问题时，机械效应实际上主要是指空化效应。

与机械效应密切相关的声学参量主要是声压负压峰值，机械指数则是评价空化效应发生可能性和影响程度的主要参数，在声波频率不太高时，机械指数与声波发射频率基本呈线性关系。

空化阈值是指液体出现空化现象的负压临界值。纯净不含气体的液体的空化阈取决于液体分子之间的内聚力所形成的结构强度，常温下水的结构强度为 −100 MPa。若液体内部存在气体（微小气泡，即空化核）时，空化阈值大大下降。在生物组织内，空化阈值还受许多因素影响而难以简单计算。现有资料表明，无空化核的状态下，人体软组织中的空化阈值约为 8 MPa，有空化核时约为 1 MPa。

近年来，随着超声造影技术的发展，高分子聚合物包膜微泡造影剂已经广泛应用于临床。这种微泡可作为空化核降低液体的空化阈值，为超声诊断安全带来新的隐患。幸好目前研究认为，这种微泡和以往的无包膜微泡（自由微泡）在声场下的行为有很大不同，安全性较高。这种现象产生的原因可能是因为高聚物包膜具有较好的弹性，要使其发生瞬态崩解需要很强的声压才行。

二、超声生物效应的影响

（一）对细胞结构和功能的影响

近年来研究表明：低强度超声通过空化产生的微流使细胞膜通透性增加，促进离子和代谢产物的跨膜扩散，引起细胞电生理和生化方面的改变，从而调节细胞信号传递、基因表达。在此基础上，采用超声破坏微泡的方法，其空化效应在瞬间产生的振动波使细胞膜表面出现可逆性小孔，大幅度增加细胞膜的通透性（声孔效应），外源基因因此能较容易地经细胞膜上的小孔进入细胞内，从而增强外源基因的摄取、转染和表达。

此外超声波能够促进或者抑制细胞增殖，也可以诱导细胞凋亡，超声辐照剂量是主要影响因素。一般情况下，小剂量超声可以促进细胞增殖，大剂量则会出现抑制效应。而超声诱导凋亡可能有两种机制：①热效应。低强度超声被组织吸收后可产生少量热能，使其在不破坏酶的同时通过增强对温度变化敏感的酶的活性，促进细胞代谢。而较高剂量超声使组织细胞过热导致酶的活性破坏，抑制细胞代谢，从而影响基因表达，导致细胞凋亡。②空化效应。较高强度超声通过空化效应使细胞膜、DNA 和其他细胞结构损伤，抑制细胞增殖，诱导细胞凋亡。

（二）对生物大分子和细胞的效应

超声对生物大分子的影响已被证实，主要是超声被大分子吸收所引起。分子量$>10^4$的大分子只记录到去极化作用，而没有腔化作用的发生。分子量$<10^4$的大分子，只观察到腔化作用。分子量愈大，愈容易发生去极化作用。超声强度为 3～5 W/cm^2 时，显示水溶性的碱基发生降解。可能的机制是释放的自由基作用于碱基。在溶液中，20 mW/cm^2 的声强可以使 DNA 发生降解。根据超声照射条件的不同，溶液中的酶可以被激活或失活。

培养基中的细胞和微生物，在声波的作用下，可以显示细胞从功能失调到细胞破坏的全过程。细胞死亡的主要机制似乎是腔化作用和热效应。在细胞分裂期细胞最易受损。超声照射同样可改变细胞表面的电荷、增加细胞膜对钾离子的通透性，并可引起细胞膜的结构崩解。声波作用诱发的超微结构的损伤可累及内质网、线粒体、溶酶体、微管和微丝。这些作用的最大可能的机制是腔化作用、热效应和剪切力作用的结果。

（三）对组织、器官和各系统的影响

1.对眼睛的作用

动物实验超声所致的眼损伤包括晶状体浑浊、虹膜水肿、眼内压增高、玻璃体溶解、视网膜萎缩、视神经受损等。损伤的类型、部位和范围由多种因素决定，其中包括声强、时间-强度关系、照射的频率和超声的方式，如连续波和脉冲波等。这些作用的机制似乎是热效应。

2.对肝脏的作用

在哺乳动物的肝脏，实验性声波作用可产生多方面的损伤。这些损伤包括

细胞的损害、超微结构的崩解如:线粒体的损害、DNA 的减少、RNA 的增加、脂肪的降解、葡萄糖的损耗等。重庆医科大学王智彪等经实验研究证明高强度超声照射动物肝脏,聚焦区可出现肝组织块状坏死。

3.对肾脏的作用

声强在 1 W/cm^2,频率为 880 kHz～6 MHz,照射时间为 1 秒～20 分钟,对肾脏的损害包括肾小球和肾小管的功能改变、出血、水肿和肾脏体积缩小等。热效应机制可能是其主要因素。

4.甲状腺

动物甲状腺在 0.8 MHz 频率,0.2～2 W/cm^2 声强的作用下证实其摄碘率减低、滤泡减小和甲状腺素水平降低。

5.中枢神经系统

动物实验表明脉冲波超声可引起神经系统损伤和出血。哺乳动物的胚胎神经组织和白质较成年动物的神经组织和灰质易于受损。较低的声强和较长时间的照射可产生热效应,腔化作用在高声强和短时间照射时产生。0.5 W/cm^2 声强的连续波可以引起神经系统传导速度和动作电位的变化。

6.血液

足够的声强可以影响所有的血细胞和血小板,离体超声照射时其形态出现改变、水肿和聚集。红细胞经高声强照射后,显示红细胞功能减低、膜的通透性发生改变、表面抗原的丢失和氧合血红蛋白解离曲线的位移。白细胞则表现为吞噬细菌、溶解细菌和氧的利用能力下降。

7.胎儿发育的影响

许多学者对诊断用超声对胎儿发育的影响进行了研究,发现由于超声强度较小,无明显的不良反应,未导致胎儿生长迟缓、流产、胎儿畸形(骨、脑和心脏)和行为异常等。重庆医科大学经实验研究证明:治疗用的高强度超声照射猴的妊娠子宫,可引起流产。

(四)生物学效应的流行病学研究

总的看来,诊断用超声的频率高,功率很小,在 15 mW/cm^2 左右,且为断续发射,每次脉冲持续时间仅 5～7 微秒,检查时间短,一般为 10 分钟左右,故对组织无任何影响。这已被不少学者的动物试验所证实。美国超声医学学会生物效应委员会对此问题曾提出如下的意见:强度低于100 mW/cm^2 的几兆频率的超声,目前未证实对哺乳动物组织有明显的生物效应。超声辐射时间短于 500 秒,只要强度与辐射时间的乘积＜50 J/mm^2，即使再高的强度亦未见明显影响。因此，多数学者认为超声波检查是一种无痛苦、无损伤的检查方法。

所谓诊断超声的安全阈值剂量主要是指产科超声诊断的安全阈值剂量问题。这个问题自20世纪80年代以来变得十分重要而引人注目，其背景之一是目前诊断超声在产科的应用范围迅速扩大，用于产科的超声诊断仪，一般声强为零点几毫瓦至几十毫瓦（mW/cm^2），用于腹部扫描的探头频率为3～5 MHz，腔内探头为5～7.5 MHz，随着近年对仪器分辨力要求的提高，仪器功率有增大的趋势，并出现了超宽频带探头。其次是诊断超声设备输出的瞬态声强有时竟可能高达1 000 W/cm^2 以上。这样高的声强足以能够在那些含有空化核的生物体内产生空化。Carstensen 指出：空化引起的效应可能是很局部的，只损伤其周围的几个细胞。对于人体大部分器官或生物流体而言，损伤少量细胞不会影响到健康。但唯一例外的是涉及人体的生殖细胞，或处于发育敏感时期的胚胎或胎儿，在这种情况下，即或是损伤几个细胞，人们也是难以接受的。因此，诊断超声安全阈值剂量标准的建立，应该是基于对产科临床超声诊断大量的科学研究，而这正是国际上研究的空白。西安医科大学巩岩等率先在国内完成了首例临床研究，其研究结果引起了国际医学超声界的积极反响。近5年来，研究成果的一个重要突破，是把研究内容从诊断超声辐照对胎儿发育环境（如绒毛组织）的影响，进而深入对胎儿本身某部分器官的影响。从这些研究结果中，大体上可以得到如下的安全阈值剂量提示：对于现有的多数超声诊断设备，其输出超声的定点辐照时间如超过20分钟，即会对胚胎的发育环境（如绒毛组织）乃至胎儿本身造成损伤。个别研究甚至表明，定点辐照胎儿眼球5分钟即可导致角膜的局部水肿。

鉴于此，我国学者冯若指出，在产科使用超声诊断技术应认真坚持积极而谨慎的科学态度。具体而言，应遵循如下各点。

（1）只有在特定的医学指征条件下，才可进行妊娠期的超声检查。

（2）妊娠期的超声检查应严守使用最小剂量的原则，即在保证获取必要诊断信息的前提下，使用的声强尽量小，辐照时间尽量短。

（3）以商业或教学为目的胎儿超声成像，以及为鉴别胎儿性别的胎儿成像，应严加杜绝。

（4）对于3个月以内的妊娠早期除非有特殊需要，一般不宜进行超声检查。即使对孕龄＞3个月的胎儿脑、眼、骨髓及心脏等部位，如必要做超声检查时，超声辐照时间亦应控制在3～5分钟之内。

(5)对每一位从事临床超声诊断的医师进行业务培训时，其培训内容应包括有关超声生物效应及超声安全诊断剂量的知识。

第五节　影响超声检查分辨性能的几个因素

一、显现力与波长

声波在介质中传播时，超声波束遇到大于波长的、声阻不同的组织界面时，超声波反射回探头形成回声，仪器接收反射波经滤波、检波等处理后转变为视频信号，显示图像。超声波束遇到小于波长且声阻不同的界面时会产生散射，不易探及回声。能探及回声而发现的物体的最小直径即为超声的显现力。从理论上看，最大的显现力是波长的1/2。频率愈高，波长愈短，能探及的物体愈小，其显现力亦愈高；反之则显现力较低。常用的超声频率与波长的关系见表1-1。

表1-1　人体软组织中超声波频率与波长的关系

频率(MHz)	1	2.5	5	10	15
波长(mm)	1.5	0.6	0.3	0.15	1

二、纵深分辨力与脉冲宽度

分辨力与显现力不同，是指超声波检查时能在荧光屏上被分别显示为两点的最小间距。依方向不同可分为纵深分辨力与横向分辨力。

纵深分辨力是指声束穿过之介质中能被分辨为前后两点的最小间距。此种分辨力之高低与发射脉冲宽度(即持续时间)有关。当发射脉冲宽度超过两点的间距两倍时(因为反射式超声检查之声波往返一次为双程)，由于第一点与第二点回波相重叠，故在荧光屏上相混成一长形光点。只有当脉冲宽度小于两点的间距时，两点回波之间有一间隔，才能在示波屏上形成两个独立之光点(图1-16)。

由于人体软组织中声速为1 500 m/s，即1.5 mm/μs，所以脉冲宽度与纵深分辨力有以下关系(表1-2)。

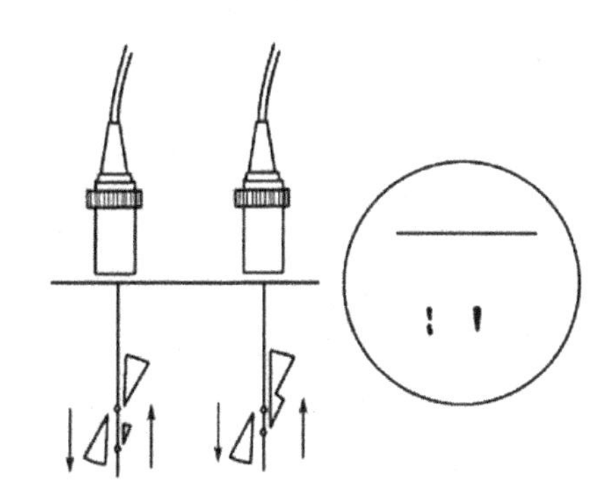

图 1-16 脉冲宽度与纵向分辨力的关系示意图

表 1-2 脉冲深度与纵深分辨率的关系

脉冲持续时间(μs)	10	5	2	1	0.5
脉冲宽度(mm)	15	7.5	3	1.5	0.75
纵深分辨率(mm)	8	4	2	1	0.4

此外,因频率高者脉冲较窄,频率低者脉冲较宽,故频率高低间接影响纵深分辨力。如用 2 MHz 者,其分辨力可达 1 mm 左右。

三、横向分辨力与声束直径

横向分辨力是指与声束相垂直的直线上,能在荧光屏上被分别显示的左右两点的最小距离。此距离大小与声束宽窄以及发射声束的数量有密切关系。发射声束的数量越多,横向分辨力越好,反之则较差。当声束直径小于两点的间距时,此两点可分别显示;大于两点的间距时,则两个物体在荧光屏上变为一点(图 1-17)。在超声检查时,横向分辨力差者,可将不在同一条线上之周围结构同时显示出来,致单层结构变为多层结构,使图像观察增加一些困难。另外在横向上直径较小的缺损可因孔径小于声束,图像上两侧缘的回声相互连接,合二为一,不能发现,常可导致误诊。

由于超声频率高低影响声束的扩散角,故提高超声频率,减小扩散角,可使声束变窄,改善分辨力。

除提高声频外,利用焦点区域声束狭窄之特点,对仪器进行改进,现在很多仪器生产厂家应用多点聚焦、全程聚焦和连续聚焦等技术显示超声图像,使不同深度和层次之解剖结构显示更加清晰。这样可以在观察某一深度的结构时,避开周围组织的杂乱反射,获得清晰图像,便于临床诊断。

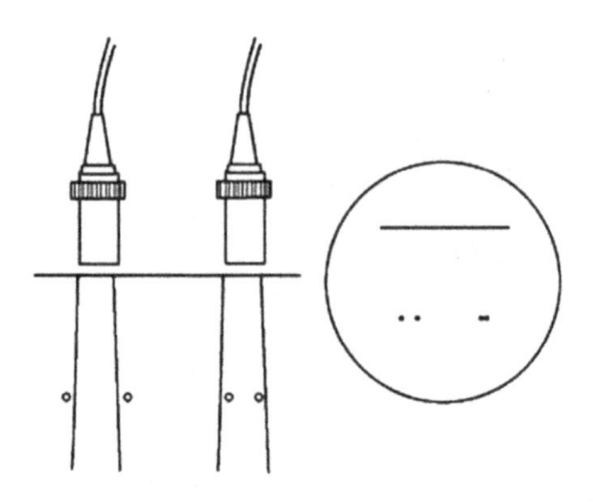

图 1-17 声束宽度与横向分辨力的关系示意图

四、透入深度与频率

综上所述，似乎频率愈高，其显现力与分辨力亦愈佳，显示组织结构之图像亦愈清晰。然而随着频率的提高，超声波在介质中衰减亦愈显著，故透入深度亦大为减少（图 1-18）。因此，在选择频率时应根据情况而定。一般对部位表浅、范围较小的病变（如眼球、乳腺、周围血管等），不需透入太深者，为清楚显示其形态及结构，可用高频率超声波，如 7～10 MHz。而冠状动脉内的超声探头，因冠状动脉细小，而且需要显示冠状动脉内的斑块，只有非常高的频率才能使结构显示清晰，因此其探头频率通常为20～30 MHz。

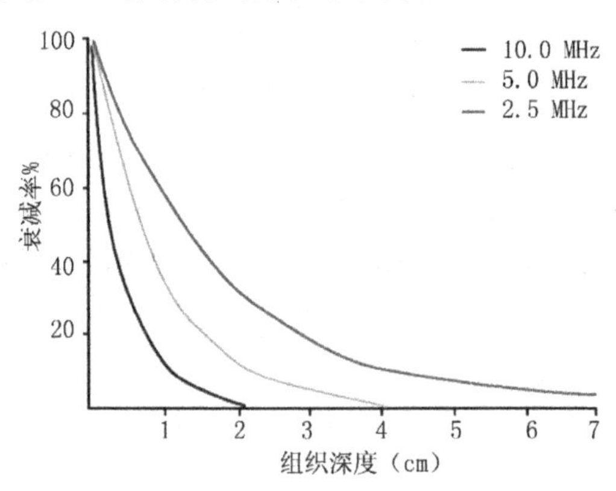

图 1-18 不同频率声束的透入深度

图示声频高者衰减快，射程较短；而声频低者衰减慢，透入较深而对范围较大、前后径较长的病变（如肝脏、妊娠子宫、腹部肿瘤等），欲观察其整体轮廓、性质及其与周围脏器之关系者，需用较低频率如2～3.5 MHz。成人心脏形体较大，前后径 15 cm 左右，故多用 2.25～3.5 MHz 之频率。婴幼儿及儿童心脏形体较小，胸壁较薄，故使用频率可较高，如 5～8 MHz。

随着超声探头的不断改进，超声探头从原来的单频、多频、变频探头，发展到现在的超宽频带探头，结合影像融合技术和扩展信号处理技术等，使超声图像的质量得到不断提高。超宽频带探头的频率范围通常在 1.8～12 MHz，它能同时发射频带范围内不同频率的声波，并且能同时接收频带范围内的所有频率的信号，通过影像融合技术，将低频信号的远场图像和高频信号的近场图像选择性接收和融合成一幅图像，使二维图像更加清晰。同时，由于一个探头能具有多种频率，因此无须更换探头，只需调节融合频率和选择不同的融合方式，即使检查不同的患者，也可获得高质量和高分辨力的图像。

五、脉冲重复频率

脉冲重复频率(pulsed repeated frequency，PRF)是指每秒钟超声脉冲群发射的次数，它不同于超声发射频率，后者是指每秒钟内超声振荡的次数，即探头的频率。在超声仪器中，超声发射频率一般为数兆赫，而脉冲重复频率只有数千赫。

超声换能器在发出一组超声脉冲波之后，需经过时间延迟 T_d 后才发出下一组超声脉冲，因此，超声的脉冲重复频率：$PRF=1/T_d$。

在多普勒检查时，根据取样定理，脉冲重复频率必须大于多普勒频移的 2 倍，才能准确地显示频移的方向和大小，即 $f_d<1/2PRF$。

脉冲重复频率的 1/2 称为尼奎斯特频率极限。如果多普勒频移超过这一极限，脉冲多普勒所检出的频率改变就会出现大小和方向的伪差，称为频率倒错。在脉冲多普勒频谱显示中，如果 $f_d<(1/2)PRF$，频移的大小和方向均可得到准确的显示。如果$PRF>f_d>(1/2)PRF$，频谱可表现为正负双向的单次折叠，称为单纯性频率倒错。如果 $f_d>(1/2)PRF$ 较多时，频谱可表现为正负方向上的多次折叠，称为复合性频谱倒错。在复合性频谱倒错时，频谱的大小和方向都发生倒错，此时，依靠脉冲多普勒技术已无法确定真实的多普勒频移。

第二章 循环系统超声诊断

第一节 先天性心脏病

先天性心脏病可分为发绀型和非发绀型两类，超声检测是诊断的必要手段，主要观测心脏方位、各房室有无增大、心内结构有无中断、房室连接及大动脉与心室连接是否异常，腔室有无异常结构、心脏内部血流是否异常。以下介绍最常见的几种先天性心脏病。

一、房间隔缺损

房间隔缺损是最常见的先天性心脏病之一，其发病率占先天性心脏病的16%～22%。根据缺损部位不同，房间隔缺损可分为五型。①继发孔型房间隔缺损：最为常见，占房间隔缺损的70%，缺损位于房间隔中部卵圆窝部位，男女比例约为1∶2。卵圆窝部位结构菲薄，在发育过程中，其上可出现多个小孔，形成所谓的筛孔样房间隔缺损。②原发孔型房间隔缺损：占房间隔缺损的15%～25%，男女发病率相近，缺损位于卵圆窝的下前方与室间隔相连的部位，可伴有房室瓣叶裂。③静脉窦型房间隔缺损：又分为上腔静脉型和下腔静脉型两种，占4%～10%，缺损位于上腔静脉或下腔静脉开口处，常伴有肺静脉异位引流。④冠状窦型房间隔缺损：缺损位于冠状静脉窦顶部及左心房后壁，发病率小于1%。⑤混合型房间隔缺损：具有上述两种以上的巨大缺损。

房间隔缺损患者，左心房压力高于右心房压力，故产生心房水平的由左向右分流，右心容量负荷增加，使右心房右心室扩大。后期，肺动脉压力升高，右心压力大于左心压力时，则可出现心房水平的右向左分流。单纯房间隔缺损时，于胸骨左缘第2、3肋间可闻及收缩期喷射性杂音，肺动脉瓣区第二心音固定性分裂。

(一)超声表现

胸骨旁心底短轴观、胸骨旁四腔心观、剑突下四腔心观及剑突下腔静脉长轴观是诊断房间隔缺损的常用切面。

1.二维及M型超声心动图

(1)房间隔回声中断是诊断房间隔缺损的直接征象,表现为正常房间隔线状回声带不连续。继发孔型房间隔缺损回声失落位于房间隔中部,其四周见房间隔回声;原发孔型房间隔缺损回声中断位于房间隔下部靠近十字交叉,静脉窦型房间隔缺损在剑突下腔静脉长轴观显示最清晰,于上腔静脉或下腔静脉开口处房间隔回声中断。大多数缺损处断端回声增强(见图 2-1)。在所有的观察切面中剑突下四腔心观对观察和判断房间隔回声中断最具可靠性。

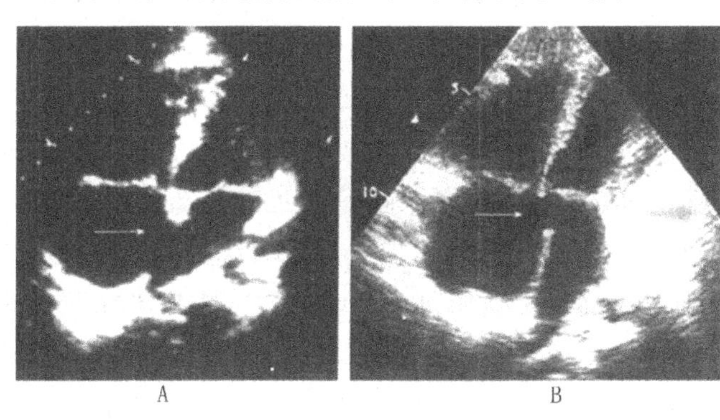

图 2-1 房间隔缺损

A.继发孔缺损;B.原发孔缺损,→示缺损处

(2)右心房、右心室扩大,右心室流出道增宽,肺动脉内径增宽,室间隔与左心室后壁呈同向运动,这是诊断房间隔缺损的间接征象。

2.多普勒超声心动图

彩色多普勒显示房间隔中断处以红色为主的中央为亮黄色的穿隔血流。频谱多普勒于房间隔中断处右心房侧,显示来源于左心房的湍流频谱,其分流速度较低,占据收缩期和舒张期。当合并肺动脉高压时,若左、右心房压力相等则在房间隔中断处无分流。当右心房压力大于左心房压力时,缺损处显示从右向左的以蓝色为主的穿隔血流。此外声学造影和经食管超声检测对房间隔缺损诊断有重要意义。

(二)探测要点

房间隔缺损超声图像上常常出现假阳性。心尖四腔心观房间隔因与声束平行而产生回声中断，可应用胸骨旁四腔心观或剑突下四腔心观扫查避免误诊。另外彩色多普勒血流显像心房水平见红色的穿隔血流，可能是切面中显示冠状静脉窦造成的假象，可多切面扫查是否在其他切面也出现，并观察右心是否扩大，上述两条都出现时才能确定房间隔缺损。

二、室间隔缺损

室间隔缺损是常见的先天性心脏病，其发病率约占先天性心脏病的20%。室间隔缺损可单独存在，亦常为复杂的心血管畸形的组成部分。室间隔由膜部和肌部组成，膜部室间隔靠近主动脉瓣、二尖瓣前叶、三尖瓣隔叶与前叶的部分，肌部室间隔是由肌组织构成的部分。

通常左心室收缩压明显高于右心室收缩压，两者间存在压差。因此，室间隔缺损时，左心室的部分血流可在收缩期由缺损处进入右心室，产生左向右分流。分流量的大小取决于缺损的大小和两心室间的压力差。由于左向右分流，右心容量负荷增加，肺血流量增多，肺血管长期痉挛，使肺小血管内膜和中膜增厚，右心室阻力负荷便增加。当右心室压力负荷接近甚至超过左心室压力时，可发生心室水平的无分流或右向左分流，右向左分流时称为艾森曼格综合征。单纯室间隔缺损，于胸骨左缘第3、4肋间可闻及收缩期杂音并伴有震颤，肺动脉瓣区第二心音亢进。

室间隔缺损分型方法很多，一般多采用改良Soto′s分类法，根据室间隔的解剖特点及缺损部位，将室间隔缺损分为四大类型。①膜周部室间隔缺损：此型最常见，占全部室间隔缺损的70%～80%；②流入道型室间隔缺损：又称隔瓣下室间隔缺损，较少见，占室间隔缺损的5%～8%，位于三尖瓣隔叶根部下方；③双动脉下型室间隔缺损：又称干下型室间隔缺损，较少见，占室间隔缺损的5%～10%，位于主动脉及肺动脉根部下方；④肌部室间隔缺损：少见，缺损部位在室间隔肌部。

(一)超声表现

室间隔缺损的常用切面有左心室长轴观、胸骨旁心底短轴观、心尖四腔心观、右心室流出道长轴观、左心室短轴观及心尖五腔心观等。

1.二维超声心动图及M型超声心动图

(1)典型的室间隔回声中断是诊断室间隔缺损的直接征象。膜周部缺损多在心尖五腔心观和胸骨旁心底短轴观显示。在胸骨旁心底短轴观，膜周部缺损室间隔缺损位于10～12点处，干下型缺损多位于肺动脉瓣下，相当于1点处；肌部室间隔缺损可应用心尖四腔心观及不同水平左心室短轴观显示，缺损位于室间隔中下段肌部；隔瓣下型室间隔缺损多于心尖四腔心观及右心室流出道长轴观显示，缺损多位于三尖瓣隔瓣下方(见图 2-2)。

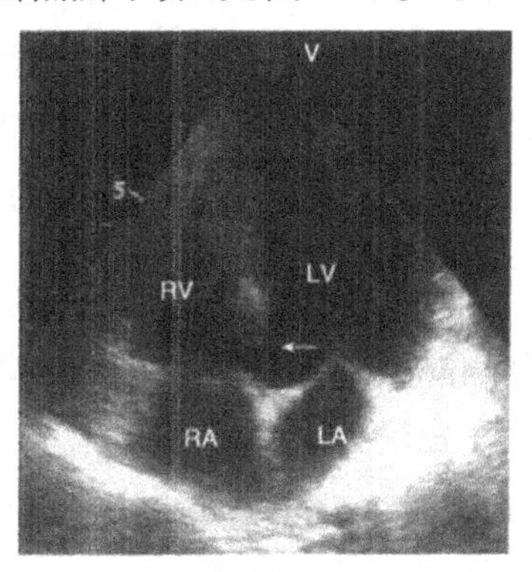

图 2-2 膜周部室间隔缺损

←示缺损处

(2)左心室左心房扩大：缺损较小时左心室不扩大，中等以上的缺损左向右分流量多，出现左心室、左心房扩大，左心室壁搏动增强，二尖瓣活动幅度增大。

(3)右心室流出道增宽及肺动脉扩张，搏动增强。

(4)肺动脉高压：二维超声心动图显示肺动脉增宽，肺动脉瓣开放时间短及收缩期振动。M 型显示肺动脉瓣曲线常表现为 a 波消失，EF 段平坦，CD 段见扑动波，呈 W 形。

2.多普勒超声心动图

(1)彩色多普勒：于室间隔缺损处显示一束红色为主的五彩镶嵌血流从左心室进入右心室(见图 2-3)。

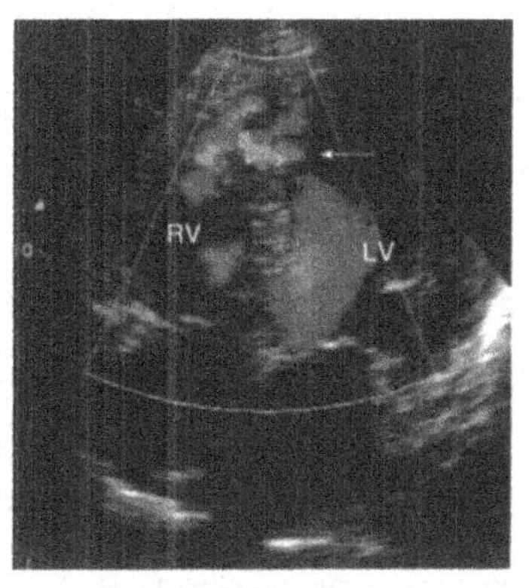

图 2-3 肌部室间隔缺损的彩色多普勒

←示室间隔缺损

(2)频谱多普勒:将取样门置于室间隔缺损处的右心室侧,显示收缩期左向右分流频谱,呈单峰波型,速度较高;但缺损较小的肌部缺损、室间隔缺损合并肺动脉高压及室间隔缺损合并右心室流出道狭窄者,分流速度可较低。巨大室间隔缺损患者,两侧心室压力基本一致,分流速度很低,甚至无明显分流。分流量较大的室间隔缺损肺动脉压力明显增高,可显示收缩期心室水平右向左分流。

(二)鉴别诊断

(1)主动脉窦瘤破入右心室流出道在二维超声心动图上,若主动脉瓣显示不太理想时,有可能将窦瘤破裂误以为是室间隔缺损。此外,主动脉窦瘤破裂也常合并室间隔缺损。主要鉴别在于主动脉窦瘤破裂为持续整个心动周期的左向右分流,因此,用彩色多普勒和频谱多普勒很容易鉴别。

(2)右心室流出道狭窄:右心室流出道狭窄患者在彩色多普勒探查时显示右心室流出道内的收缩期高速五彩镶嵌的血流。应观察其起始部位,避免误诊。另外,室间隔缺损也可合并右心室流出道狭窄,由于室间隔的过隔血流掩盖了右心室流出道狭窄的血流,更易使右心室流出道狭窄漏诊。

(三)探测要点

较大的室间隔缺损通过二维超声及彩色多普勒血流显像较易于诊断,但较小的室间隔缺损二维超声不易发现,需配合彩色多普勒血流显像及多普勒频谱才能诊断,此时在室间隔处五彩血流上取频谱,可有收缩期高速的湍流频谱。

三、动脉导管未闭

动脉导管未闭是常见的先天性心脏病,其发病率占先天性心脏病的21%。动脉导管是胎儿期连接主动脉与肺动脉的正常血管,一端起于肺动脉主干分叉处或左肺动脉近端,另一端与降主动脉近端相连。正常胎儿出生后动脉导管闭合形成动脉韧带。如果出生一年后动脉导管仍未闭合,则为病理状态。根据动脉导管的形态不同,可分为管型、漏斗型、窗型及主动脉瘤型四种。由于主动脉压力较肺动脉压力高,血流连续从主动脉经未闭的动脉导管进入肺动脉,造成肺动脉增宽,左心房左心室扩大。血流长期分流使肺动脉压力升高。当压力接近或超过主动脉压力时,产生双向或右向左分流(艾森曼格综合征)。患者胸骨左缘第2肋间外侧可闻及收缩期和舒张期连续性响亮、粗糙的杂音,伴有震颤,部分有水冲脉。

(一)超声表现

左心室长轴观、胸骨旁心底短轴观、胸骨上窝主动脉长轴观及心尖四腔心观为动脉导管未闭探测常用的切面。

1.二维超声心动图

(1)多切面显示降主动脉(左锁骨下动脉开口水平)与主肺动脉之间异常通道,呈管状、瘤状、漏斗状或降主动脉与肺动脉紧贴并中间回声中断。

(2)左心房、左心室扩大。

(3)肺动脉增宽。

2.M 型超声心动图

肺动脉高压肺动脉瓣曲线 a 波变浅甚至消失,收缩期提前关闭,CD 段有切迹,呈 V 形或 W 形。

3.多普勒超声心动图

(1)彩色多普勒:动脉导管较小时,从降主动脉向肺动脉的分流,呈红色为主的五彩血流,沿主肺动脉外侧壁走行,持续整个心动周期。舒张期因肺动脉瓣关闭,其高速分流可折返回主肺动脉的内侧缘,为蓝色,产生所谓舒张期前向血流。动脉导管较大时,分流束明显变宽,甚至充满整个主肺动脉。

(2)频谱多普勒:将取样门置于未闭的动脉导管口肺动脉侧,显示持续整个心动周期的连续性湍流频谱(图 2-4)。

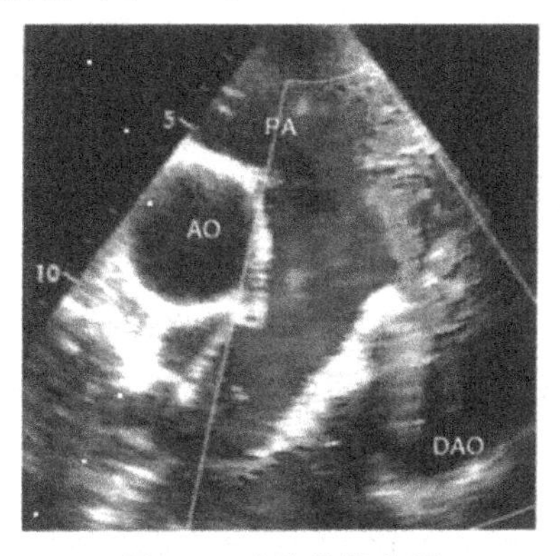

图 2-4 动脉导管未闭

大动脉短轴切面示动脉导管未闭(AO:主动脉,PA:肺动脉,DAO:降主动脉)

(二)鉴别诊断

1.主动脉-肺动脉间隔缺损

主动脉-肺动脉间隔缺损又称主动脉-肺动脉窗,为先天性升主动脉和主肺动脉之间管壁发育障碍，形成大血管之间的交通并产生左向右分流，在主-肺动脉内见一连续性分流，鉴别要点见表 2-1。主动脉-肺动脉间隔缺损较罕见，患儿年龄小，因此青少年患者一般不考虑此病。

表 2-1 动脉导管未闭与主动脉-肺动脉间隔缺损的超声表现鉴别要点

鉴别要点	动脉导管未闭	主动脉-肺动脉间隔缺损
病变部位	降主动脉与主肺动脉分叉处或左肺动脉之间	升主动脉和主动脉间隔缺损
显示	易显示	不易显示
异常血流	朝向肺动脉瓣	几乎与主肺动脉垂直
频谱形态	为正向，分流速度较高，一般大于 4 m/s，高峰在收缩期，呈双梯形	分流速度在收缩期早期达到高峰，然后在整个心动周期逐渐下降

2.主动脉窦瘤破裂

主动脉右冠窦破入右心室流出道，临床表现有时很难与动脉导管未闭区别，超声鉴别在于清晰显示异常血流先进入右心室流出道，再进入主肺动脉。

3.冠状动脉-肺动脉瘘

冠状动脉（以左冠状动脉多见）开口于肺动脉时，可在肺动脉内探及连续性左向右分流，此时要注意与动脉导管未闭鉴别。冠状动脉多开口于肺动脉的侧壁。另外，冠状动脉本身可有异常。

（三）探测要点

于胸骨旁心底短轴观要注意显示主肺动脉长轴及其左右分支，此时降主动脉为横断面图，而未闭的动脉导管为降主动脉与肺动脉分叉处或左肺动脉之间短粗的管道回声。适当旋转探测角度以清楚显示动脉导管的全程。胸骨上窝观首先显示主动脉弓和降主动脉的长轴观，稍向逆时针方向旋转探头，即可显示肺动脉与降主动脉之间的导管回声。彩色血流显像显示从降主动脉流向肺动脉的五彩血流信号是确诊的重要步骤。同时显示双期分流频谱是必要的依据。

四、法洛四联症

法洛四联症是复合性心脏畸形，占发绀型先心病的 60%～70%。法洛四联症包括以下四种心脏畸形。①肺动脉狭窄：胎心发育过程中，动脉干内主-肺动脉隔异常右移，导致肺动脉口狭窄和主动脉根部明显增宽。肺动脉狭窄好发部位依次为右心室流出道（漏斗部）、肺动脉瓣（膜部）、肺动脉干等。②室间隔缺损：由于主-肺动脉隔右移与室间隔不能连接，在主动脉口之下形成较大的室间隔缺损。如同时再伴有卵圆孔未闭或房间隔缺损者，则称法洛五联症。③主动脉骑跨：主动脉根部增宽，其右缘超越室间隔骑跨于左心室右心室之间，骑跨率为30%～50%不等。④右心室肥厚：因肺动脉狭窄，右心室排血受阻，压力增高，故继发右心室肥厚。

法洛四联症的血流动力学改变是主动脉增宽，肺动脉和（或）右心室流出道狭窄；右心室增大，取决于肺动脉狭窄的程度，肺动脉狭窄越严重，肺循环阻力越大，肺循环气体交换的血流量越少，发绀越重。另外由于室间隔缺损及肺循环阻力增大，引起右向左分流，更加重了发绀。患者胸骨左缘可闻及响亮的收缩期杂音，第二心音亢进。多伴有发绀及杵状指。

（一）超声表现

左心室长轴观、胸骨旁心底短轴观、右心室流出道长轴观及心尖四腔心观为法洛四联症常用切面。

1.二维超声心动图

（1）肺动脉狭窄：胸骨旁心底短轴观见漏斗部、肺动脉瓣环（膜部）和（或）肺动脉主干有程度不等的狭窄或狭窄后扩张表现，肺动脉瓣叶位置正常。

（2）室间隔缺损：表现为主动脉根部前壁与室间隔连续中断。

（3）主动脉骑跨：主动脉增宽，主动脉前壁前移，后壁与二尖瓣前叶仍相连，形成特有的“骑跨”征象（图2-5）。

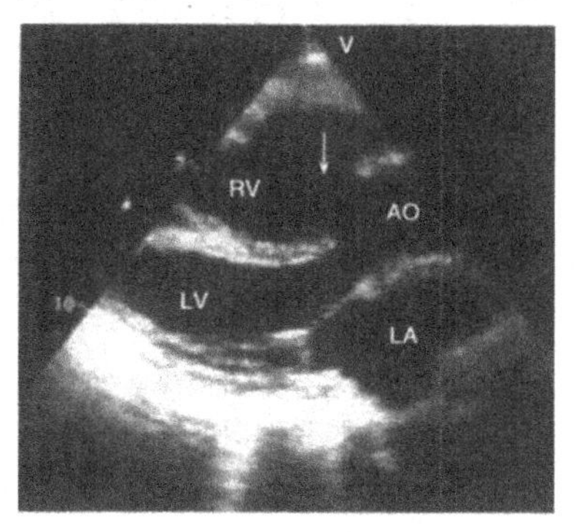

图2-5　法洛四联症

↓示主动脉骑跨及室间隔缺损

（4）右心室前壁增厚，右心房右心室增大，左心房、左心室正常或略小。

2.多普勒超声心动图

（1）彩色多普勒：左心室长轴观，收缩期见一束红色血流信号从左心室流出道进入主动脉，同时右心室侧见一束蓝色分流经室间隔缺损处进入左心室及主动脉；舒张期见一束红色分流经室间隔缺损处从左心室进入右心室。心底短轴观，于收缩期在右心室流出道或肺动脉狭窄处见五彩镶嵌的湍流信号。

(2)频谱多普勒：左心室长轴观，取样门置于室间隔缺损处，见收缩期向下，舒张期向上的双向频谱；胸骨旁心底短轴观，取样门置于右心室流出道和(或)肺动脉干内狭窄处可见全收缩期双向实填频谱。

(二)鉴别诊断

(1)法洛三联症：其特点为肺动脉狭窄，右心室肥厚，房间隔缺损(多为卵圆孔未闭)，但无室间隔缺损和主动脉骑跨。

(2)法洛五联症：在法洛四联症的基础上合并房间隔缺损或卵圆孔未闭。

(三)探测要点

法洛四联症中右心室壁增厚通常测量左心室长轴观的右心室前壁厚度相对容易。主动脉骑跨是指主动脉前壁右移，右心室内血液可流入主动脉，也是通过左心室长轴观显示的。室间隔缺损多为膜周型室间隔缺损，二维超声可清晰显示。右心室流出道或肺动脉狭窄多通过右心室流出道长轴观或胸骨旁心底短轴观显示。

第二节　肥厚型心肌病

肥厚型心肌病(hypertrophic cardiomyopathy，HCM)是指不明原因的左心室心肌的非对称性肥厚，心腔缩小，心室顺应性减弱，左心室流出道狭窄，收缩功能亢进，舒张功能的减退。出现左心室流出道狭窄者，称为肥厚型梗阻性心肌病，不出现左心室流出道狭窄者，称为肥厚型非梗阻性心肌病。

一、病理解剖

肥厚型心肌病主要累及左心室中层环行肌，心室壁呈普遍性、局限性或向心性肥厚，通常多为非对称性室间隔肥厚；当室间隔与左心室游离壁增厚相近时，不易发生左心室流出道梗阻。当室间隔比心室游离壁厚时，左、右心室流出道可能发生梗阻。左心室流出道梗阻的患者，由于收缩期二尖瓣长期向前接触左心室流出道内膜，可造成该处内膜损伤增厚。在室间隔肥厚的患者中，肥厚部位常位于室间隔上2/3，室间隔下1/3部位的肥厚较少见；部分患者也可见全段室间隔均明显肥厚，左心室腔呈一窄腔，常伴有右心室肥厚。心尖部肥厚型心肌病是一种少见类型,通常不伴有流出道梗阻。另有少数变异型肥厚型心肌病患者表现为左心室中部的哑铃形肥厚,产生肌性狭窄。个别患者可有整个左心室的向心性肥厚。

二、血流动力学

肥厚型梗阻性心肌病患者,收缩期肥厚的室间隔凸入左心室流出道,造成梗阻;使二尖瓣前叶与室间隔靠近而向前移位,引起左心室流出道狭窄与二尖瓣关闭不全,此作用在收缩中、后期较明显。左心室射血早期,流出道梗阻轻,射出约30.0%心搏量,其余70.0%在射血中晚期射出。流出道梗阻在收缩期造成左心室腔与流出道之间有压力差,而流出道与主动脉间无压力差。有些患者在静息时流出道梗阻不明显,运动后变为明显。肥厚型非梗阻性心肌病患者,无相应血流动力学改变。

晚期患者由于心肌纤维组织的进一步增多,心肌收缩力减弱,心搏量减少,心室收缩与舒张末期存血量增多,射血分数减少,心腔扩大,由于心室舒张末压增高,心房压增高致肺循环和体循环压增高,继而发生心力衰竭。

三、诊断要点

(一)定性诊断

1.二维超声心动图

左心室内膜增厚,非对称性心肌肥厚,左心室流出道狭窄;左心室腔内径变小,收缩末期容量显著变小甚至闭塞;部分患者可于左心室心尖部探及血栓回声(图 2-6)。

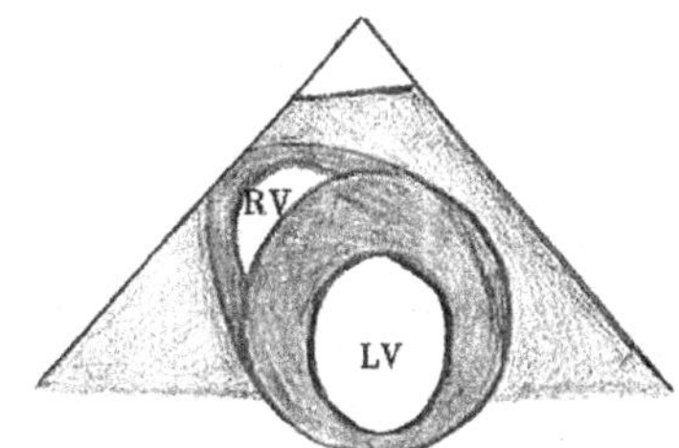

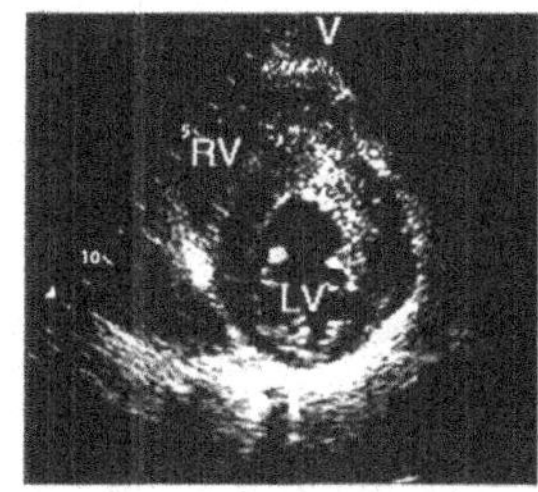

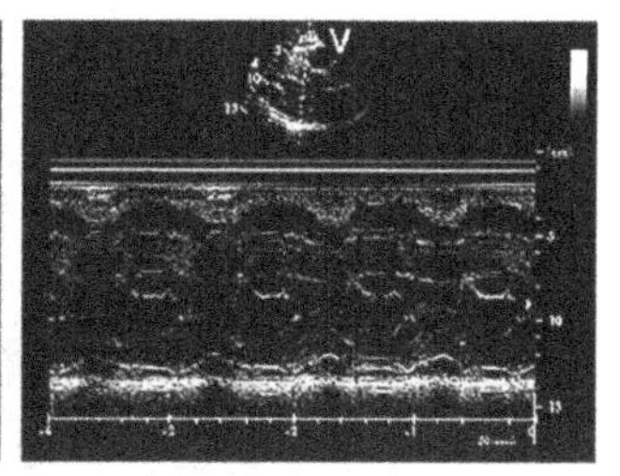

图 2-6 左心室短轴切面及 M 型超声心动图显示室壁非对称性增厚

(LV 左心室;RV 右心室)

2.M 型超声心动图

在多数患者中,二尖瓣曲线可观察到收缩期二尖瓣前向运动(sys-tolic anterior motion,SAM),即二尖瓣前叶在收缩中期迅速移向室间隔,加重左心室流出道梗阻(图 2-7);少数患者二尖瓣前叶于收缩早期甚至等容收缩期即出现前移;

主动脉瓣曲线可观察到特征性的“M”或“W”形征象，这是由于收缩早期左心室射血加速，使主动脉瓣处于完全开放状态，而收缩中期左心室流出道发生梗阻，主动脉血流量突然减少，又使主动脉瓣处于半关闭状态导致的。

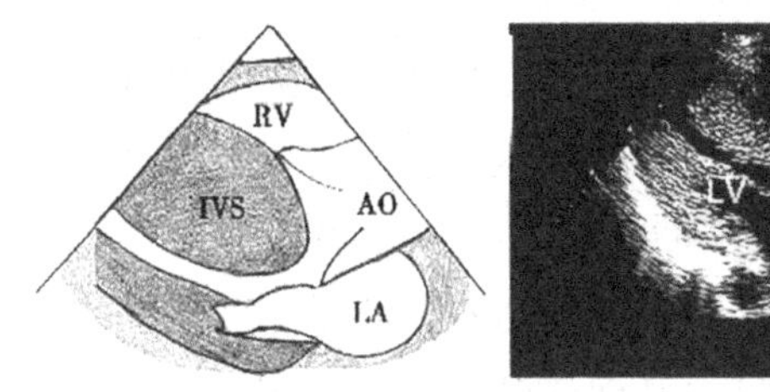

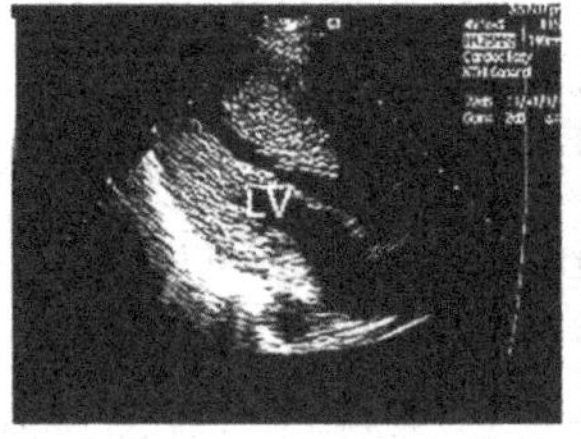

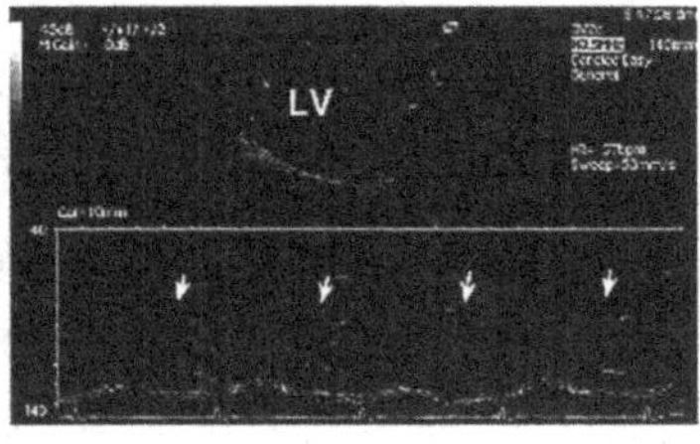

图 2-7 左心室长轴切面见二尖瓣前叶收缩中期向前运动(SAM 征)
(LA 左心房;RV 右心室;AO 主动脉;IVS 室间隔)

3.彩色多普勒超声心动图

流出道梗阻患者于流出道内出现收缩期射流信号(图 2-8)。

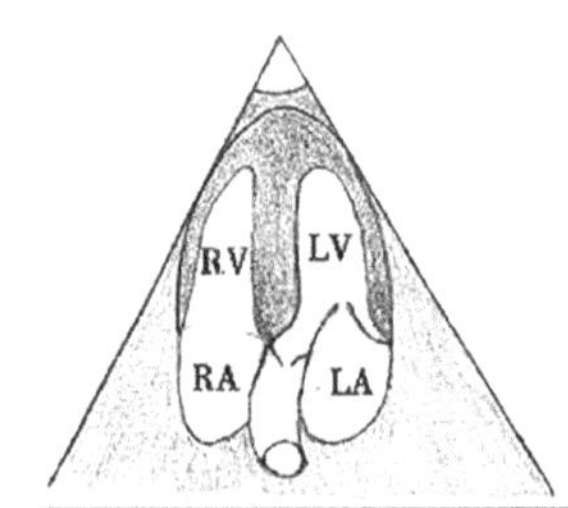

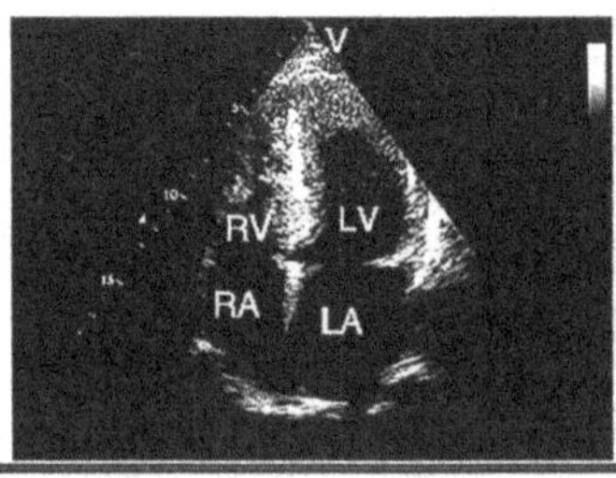

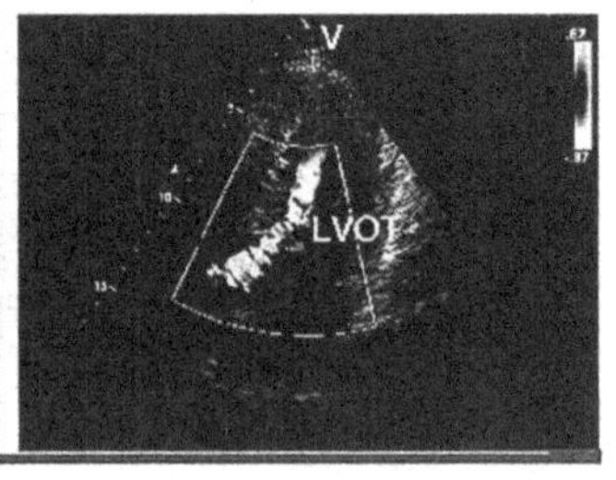

图 2-8 四腔心切面显示室间隔明显增厚，彩色多普勒见左心流出道出现收缩期射流信号
(LA 左心房;RV 右心室;LV 左心室;RA 右心房)

4.频谱多普勒

流出道梗阻患者于流出道内可记录到收缩期高速血流频谱。

(二)分型诊断

1.室间隔中上部肥厚型

胸骨旁左心室长轴切面，可见室间隔中上部呈纺锤形增厚，突向左心室流出道，一般均有左心室流出道的梗阻，此型最为常见。

2.前侧壁肥厚型

左心室前壁和侧壁增厚，室间隔无增厚，常伴有左心室流出道梗阻。

3.心尖部肥厚型

左心室心尖部增厚，累及近心尖部的室间隔、侧壁或下壁；室间隔中上部无增厚或略增厚，一般不伴有左心室流出道的梗阻。

4.后下壁肥厚型

左心室后壁和下壁增厚，室间隔无增厚，一般无左心室流出道梗阻，如果后壁显著增厚，则可导致左心室流入道的梗阻。

5.左心室中部肥厚型

室间隔和左心室侧壁中部局限性增厚突向左心室腔，造成左心室腔中部肌性狭窄，收缩期血流梗阻。

6.对称性肥厚型

室间隔和左心室壁普遍增厚，常伴有右心室游离壁增厚和左心室流出道梗阻。

（三）定量诊断

（1）非对称性肥厚型心肌病患者室间隔舒张末期厚度＞15.0 mm，游离壁厚＞11.0 mm，室间隔/后壁比值＞1.3。

（2）心内膜厚度 5.0～15.0 mm。

（3）左心室流出道内径多数≤21.0 mm，收缩早期的流速一般 2.0 m/s 左右，明显高于左心室流出道的正常最大流速，峰值流速取决于梗阻程度，一般超过 4.0 m/s。

（4）病程早期射血分数可在正常范围，部分患者高于正常，每搏输出量减低。

四、鉴别诊断

（一）高血压性心脏病

高血压性心脏病患者有长期高血压病史，左心室室壁增厚，通常为向心性，无二尖瓣前向运动和左心室流出道梗阻，升主动脉增宽及左心室舒张功能异常，可借此与肥厚型心肌病进行鉴别。

（二）主动脉瓣、瓣上及瓣下狭窄

在较重狭窄的患者，可继发左心室壁的肥厚，左心室腔变小，易误诊为肥厚型心肌病，但这些患者不出现二尖瓣前叶收缩期前向运动和继发性左心室流出道动力梗阻，同时伴有左心室流出途径相应部位的结构改变。

第三节　限制型心肌病

限制型心肌病（restrictive cardiomyopathy，RCM），以往又称为闭塞型心肌

病。本病患者心内膜或心内膜心肌纤维化并增厚导致左心室腔缩小，左心室充盈受限，排血量减少，左心室收缩功能相对正常。

一、病理解剖

原发性限制型心肌病患者病理解剖表现为心内膜和心内膜下心肌纤维化并增厚，常侵犯二尖瓣和三尖瓣瓣下区域，心肌不厚，心房增大。

患者在急性期时心肌炎症明显，心内膜心肌血管周围可见嗜酸细胞浸润，随后心肌炎症减轻，心内膜增厚，房室瓣下和心尖增厚的内膜可出现附壁血栓。晚期，心内膜和心肌显著纤维化，以心室流入道和心尖为主，腱索本身的增厚可导致房室瓣反流，而腱索被周围的纤维组织所包绕可导致房室瓣狭窄。纤维化可深入至心肌内，引起室壁僵硬度增高，最终导致双侧心房的扩大，而双侧心室内径正常或减小。

二、血流动力学

心内膜与心肌纤维化使心室舒张发生障碍，还可伴有不等程度的收缩功能障碍。心室腔变小，心室充盈压的升高，使心室的充盈受限制；心室的顺应性降低，血液回流障碍，随之心排血量也减小。房室瓣受累时可以出现二尖瓣或三尖瓣关闭不全。肺循环和体循环静脉压均升高：肺动脉收缩压超过 6.7 kPa (50 mmHg)，左心室充盈压超过右心室充盈压 0.7 kPa(5 mmHg)。

三、诊断要点

(一)定性诊断

1.二维超声心动图

双心房扩大，双心室内径正常或缩小，心尖部心室腔甚至闭塞；室壁厚度正常，心内膜增厚、回声增强，室壁运动减弱；房室瓣下和心尖部可出现血栓回声；心包膜一般不增厚；下腔静脉和肝静脉增宽(图 2-9，图 2-10)。

2.M 型超声心动图

室壁运动僵硬，幅度低下。

3.彩色多普勒

收缩期于左、右心房内分别来源于二尖瓣口、三尖瓣口的反流束。

(二)定量诊断

(1)患者心内膜厚度可达 10.0～20.0 mm，收缩期室壁增厚率小于 30.0%；早期患者左心室射血分数＞50.0%，晚期由于心肌纤维化严重，收缩功能受损，射血分数＜50.0%。

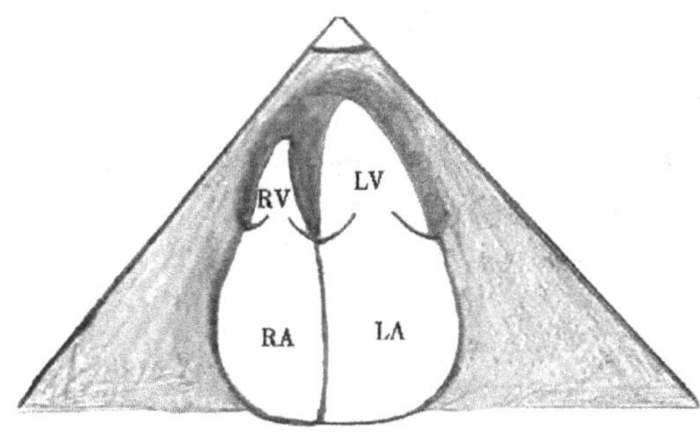

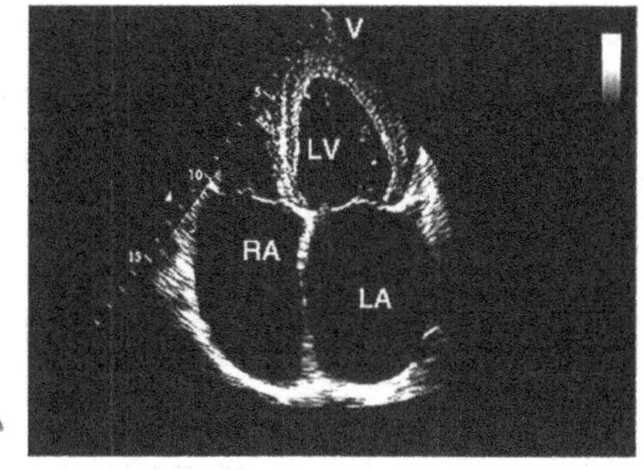

图 2-9 四腔心切面见双心房增大，心室内膜回声增强

（LA 左心房；RV 右心室；LV 左心室；RA 右心房）

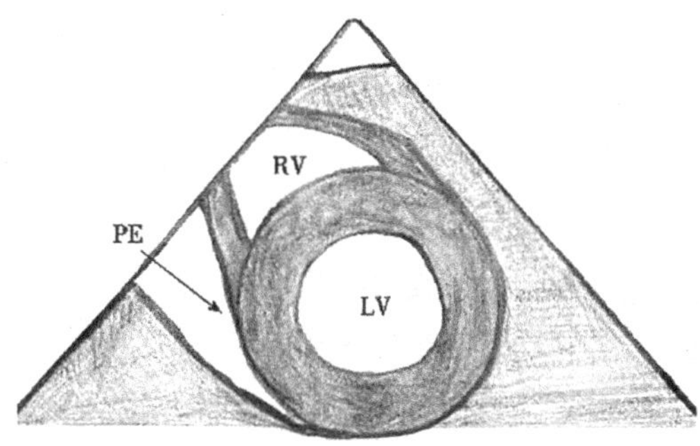

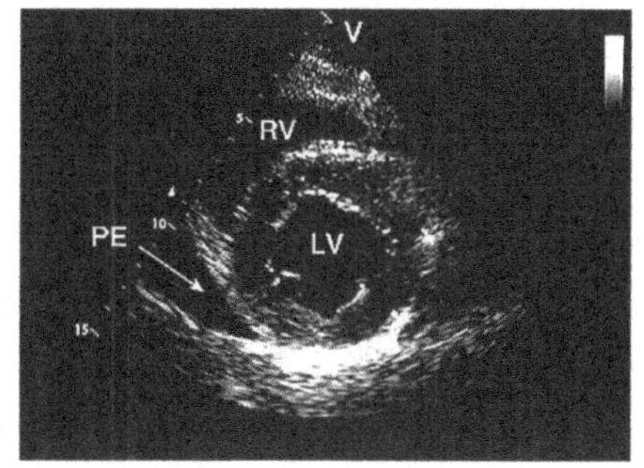

图 2-10 左心室短轴切面见心室室壁增厚，内膜回声增强，心包内见少量积液

（RV 右心室；LV 左心室；PE 心包积液）

（2）患者左心室舒张功能下降：左心室等容舒张时间缩短，二尖瓣血流呈限制型血流频谱，表现为 E 波高尖，A 波变小，E/A＞2.0，这是由于患者的舒张早期左心房压升高，左心室压降低，二尖瓣前向血流压差增大，但由于左心室僵硬度升高，左心室压力又迅速上升，导致前向血流压差迅速减小；肺静脉血流频谱反流速度增大。

（3）通过记录三尖瓣反流频谱，可以估测出患者右心室和肺动脉的收缩压。多数患者肺动脉收缩压大于 6.7 kPa（50 mmHg）。

四、诊断注意点

在诊断限制型心肌病时，要先排除缩窄性心包炎及其他左心室充盈受限的疾病。

五、鉴别诊断

限制型心肌病的临床表现与缩窄性心包炎相似，须对两者进行鉴别。缩窄性心包炎的重要征象是心包增厚,伴有室壁-心包间间隙的消失和室壁动度减弱;心包的病变使整个心包腔的容量成为一固定值,右心室充盈量的增减,将导致左心室充盈量的相反变化。而限制型心肌病的患者,心包壁无相应病变,对心腔容量也无限制作用,无上述左右心室充盈之间的相互影响。

第四节　感染性心内膜炎

感染性心内膜炎(infective endocarditis,IE)是指病原微生物侵犯心瓣膜、心内膜或大动脉内膜所引起的感染性炎症,其特征性的损害为赘生物形成。

感染性心内膜炎可分为急性和亚急性两类。急性感染性心内膜炎主要由金黄色葡萄球菌引起,表现为严重的全身中毒症状,在数天至数周内发展为瓣膜及其周围组织破坏和迁移性感染,可发生于没有心血管基础病变的基础上;亚急性感染性心内膜炎多由草绿色链球菌等病菌引起,病程发展为数周至数月,中毒症状轻,很少引起迁移性感染,多数发生于原有心血管基础病变的患者。随着心血管系统创伤性检查、介入治疗和心脏手术的广泛开展,如人工瓣膜置换术、心血管畸形矫治术、心脏起搏器安置等,本病的发病率也有所上升。

超声心动图通过检测赘生物、瓣膜形态和功能改变、并发症以及血流动力学改变,有助于 IE 的早期诊断和治疗。

一、病理解剖与血流动力学改变

(一)病因学

感染性心内膜炎是由于细菌、真菌和其他病原微生物(如病毒、立克次体、衣原体、螺旋体等)入血繁殖,在心瓣膜、心内膜或大动脉内膜侵蚀生长,与血小板、白细胞、红细胞和纤维蛋白及坏死组织等形成大小不等的赘生物。链球菌、葡萄球菌、肠球菌以及厌氧的革兰氏阴性杆菌是引起感染性心内膜炎的主要致病菌。

儿童感染性心内膜炎患者中,大多数存在心脏结构异常,如室间隔缺损、动脉导管未闭、法洛四联症等。成人患者主要的基础心脏病为风湿性二尖瓣和(或)主动脉瓣关闭不全,主动脉瓣二瓣化畸形、二尖瓣脱垂、老年性瓣膜退行性病变均为易患因素。人工瓣膜也是感染的好发部位,随着人工心脏瓣膜的广泛使用,占所有感染性心内膜炎的比例也在增加,瓣膜置换术后最初 6 个月危险性最大。静脉内药物滥用者发生心内膜炎的危险度是风湿性心脏病或人工瓣膜患者的数倍，并具有右心瓣膜感染的特有倾向，瓣膜受累最常见于三尖瓣。医疗相关性心内膜炎，如长期留置中心静脉导管、埋藏导管、血透导管等。

（二）发病机制

1.内膜损伤

感染的常见部位多在二尖瓣左心房侧、二尖瓣腱索、主动脉瓣左心室面、右心室心内膜和肺动脉内膜。三种血流动力学条件可损伤内膜：①反流或分流高速喷射冲击内膜。②血液从高压腔室流向低压腔室。③血流高速流经狭窄瓣口。心内膜损伤后，内膜下的胶原暴露，使血小板及纤维素更易于黏附和沉积。

2.非细菌性血栓性心内膜炎

内膜损伤和高凝状态导致血小板-纤维素在损伤部位的沉积，这种沉积物称为非细菌性血栓性心内膜炎。非细菌性血栓性心内膜炎的沉积物附在二尖瓣和三尖瓣心房面的关闭线，以及主动脉瓣和肺动脉瓣心室面的关闭线。

3.感染性心内膜炎

菌血症是最终促发非细菌性血栓性心内膜炎转化为感染性心内膜炎的因素。菌血症的发生率以口腔黏膜，特别是牙龈最高。细菌黏附于非细菌性血栓性心内膜炎，持续存在并繁殖，通过血小板-纤维素聚集而增大形成赘生物，造成局部或超出瓣膜范围的破坏，持续菌血症和赘生物碎片可导致栓塞和任何器官或组织的迁移性感染。

（三）病理解剖与血流动力学改变

赘生物黏附在瓣叶、腱索、心内膜或大动脉内膜表面，其形态多变，可呈孤立无蒂的团块黏附在瓣膜上，或呈钟摆样易碎团块，甚至条带状。IE 引起的瓣膜变形或穿孔，腱索断裂和大血管与心腔室之间或腔室间的穿孔或瘘管均可导致进行性充血性心力衰竭。发生于二尖瓣的 IE，可引起瓣叶穿孔、撕裂，腱索断裂，瓣环破坏，导致瓣膜反流，左心房、左心室增大。累及主动脉瓣的心内并发症比累及二尖瓣者进展更快。主动脉瓣或人工瓣膜的感染，通常扩展至瓣环及环旁组织，以及二尖瓣-主动脉瓣的瓣间纤维组织，引起瓣周漏、瓣环脓肿、间隔脓肿、瘘管和心律失常，甚或化脓性心包炎。大的赘生物尤其附着于二尖瓣上者，可引起功能性瓣膜狭窄。赘生物容易脱落并造成栓塞，栓塞部位以脾、肾和脑血管最为常见，患有三尖瓣感染性心内膜炎的静脉内药物滥用者，肺栓塞通常为化脓性栓子。赘生物直径≥10 mm 者，栓塞发生率可达 33%，且病死率较高。

IE典型的临床表现有发热、杂音、贫血、栓塞、皮肤病损、脾大和血培养阳性等。

二、超声心动图表现

(一)赘生物的一般超声表现

赘生物在二维超声图像上有相应的特殊表现:①大小不等。小至2～3 mm,大至10～20 mm。②形态不一。可呈绒毛絮状、团块状、息肉状、条带状或不规则形。③回声强度不等。新鲜的赘生物松散,回声较弱;陈旧的或有钙化的赘生物回声增强。④活动度不一。有蒂与瓣膜相连者,可随瓣膜呈连枷样运动;已发生纤维化或钙化的赘生物活动明显减低,甚至消失。⑤变化较快。经有效抗感染治疗,赘生物逐渐缩小,病变局部回声增强;赘生物的突然消失,多提示赘生物脱落;赘生物增加、增大和(或)心血管结构进一步受到破坏,多提示病变进展。

(二)不同瓣膜的赘生物特征

1.主动脉瓣

主动脉瓣赘生物的促发因素主要有风湿性主动脉瓣关闭不全、先天性二叶式主动脉瓣畸形以及老年性主动脉瓣退行性变等。

(1)二维和实时三维超声心动图:重点采用胸骨旁左心室长轴、胸骨旁大动脉短轴、心尖五腔心以及心尖左心室长轴切面显示主动脉瓣上团块状或条带状赘生物。赘生物大小不一,回声强弱不等,多附着于主动脉瓣的心室面,随心脏舒缩呈连枷样运动。左心室长轴切面还可观察到脱垂的主动脉瓣携带赘生物甩向左心室流出道(图2-11)。合并主动脉瓣破损或穿孔者,瓣膜回声粗糙,应用局部放大,常可于主动脉瓣根部见到裂隙。间接征象为左心室增大。

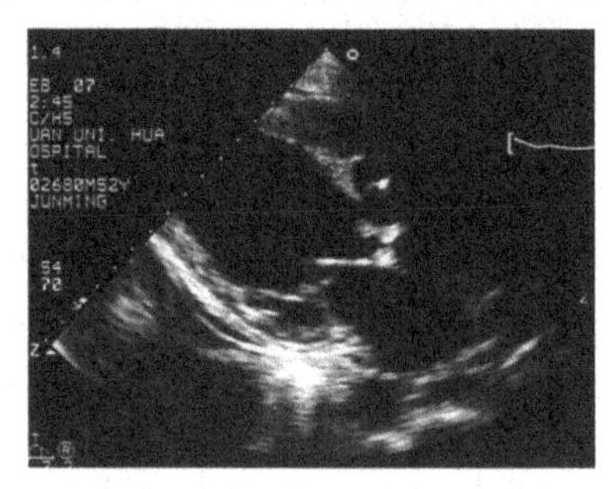

图2-11 主动脉瓣赘生物

左心室长轴切面二维超声见主动脉无冠瓣心室侧条状赘生物附着

(2)经食管超声心动图:采用多平面经食管超声技术,可清楚显示主动脉瓣口短轴切面、主动脉瓣口和左心室流出道的长轴切面。主动脉瓣赘生物的超声图像改变类似于经胸检查,但图像更为清晰,对病变的判断更为准确(图 2-12)。

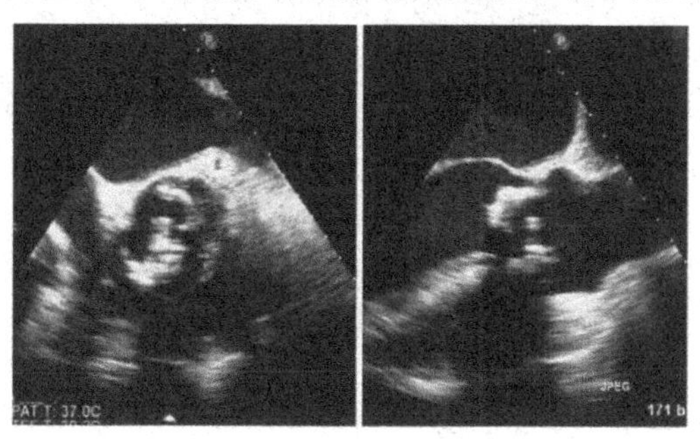

图 2-12 室间隔缺损合并主动脉瓣赘生物

经食管超声心动图显示膜周部室间隔缺损 6 mm,主动脉瓣增厚,无冠瓣团状赘生物附着

(3)M 型超声心动图:M 型主动脉波群可见舒张期主动脉瓣关闭时出现不规则条带状赘生物回声,将取样线移至二尖瓣水平,在左心室流出道内亦可见不规则条带状赘生物回声。合并主动脉瓣穿孔者,收缩期主动脉瓣开放时出现不规则的粗震颤。合并主动脉瓣关闭不全者,二尖瓣前叶可出现舒张期细震颤。

(4)多普勒超声心动图:彩色多普勒显示源于主动脉瓣口的五彩镶嵌反流束,基底宽,色彩紊乱,流程较短,多为偏心性。合并主动脉瓣破损或穿孔者,反流束常呈多束。

2.二尖瓣

二尖瓣 IE 多发生在风湿性心脏病、二尖瓣脱垂等基础上,也可发生在无器质性心脏病的患者。

(1)二维和实时三维超声心动图:重点采用胸骨旁左心室长轴、二尖瓣水平左心室短轴及心尖四腔心切面显示二尖瓣上附着团状或条带状赘生物。赘生物形态不规则,回声强弱不等,随瓣膜开放、关闭活动,多见于二尖瓣心房面。合并瓣叶破损或穿孔者,瓣膜回声粗糙,回声中断,有时呈串珠样(图 2-13);合并腱索断裂者,瓣膜活动度异常增大呈“连枷样”运动。继发改变为左心腔增大,室壁运动增强。

(2)M 型超声心动图:二尖瓣叶活动曲线增粗,出现不规则多重回声,但仍为双峰曲线。较大的赘生物可以影响瓣叶关闭,导致 CD 段曲线分离。

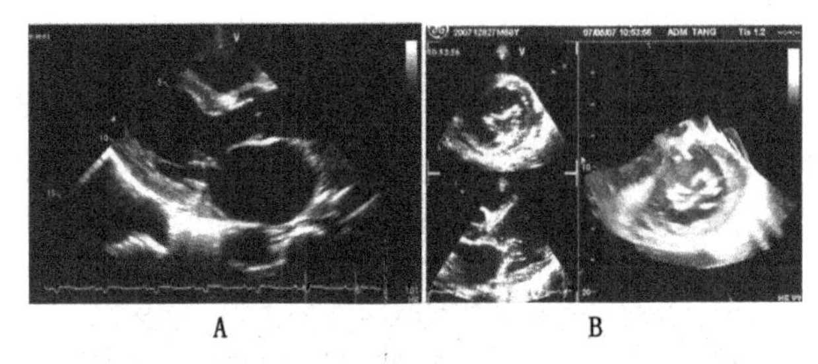

图 2-13 二尖瓣赘生物伴穿孔

A.左心室长轴切面二维超声见二尖瓣前瓣尖心房侧条状赘生物附着，瓣体裂孔 5 mm；B.同一患者，实时三维超声显示二尖瓣前叶赘生物伴穿孔

(3)多普勒超声心动图：彩色多普勒显示收缩期左心房内源于二尖瓣口的蓝色反流束，流程短，色彩紊乱，多有偏心。合并瓣叶穿孔时，反流束起源于瓣叶穿孔部位，其形态、方向与经瓣叶对合缘的反流束不同，常呈多束反流；频谱多普勒于二尖瓣左心房侧记录到收缩期负向高速湍流频谱。

3.三尖瓣

三尖瓣 IE 较左心系统少见，右心系统的心内膜炎主要发生于新生儿或静脉注射毒品成瘾的成年人，其中大多数为三尖瓣受累。

(1)二维和实时三维超声心动图：右心室流入道切面和心尖四腔心切面是观察三尖瓣赘生物的最佳切面，赘生物附着于三尖瓣前叶者居多，呈团块状或条带状，随瓣叶开闭摆动于右心房与右心室之间。病程较长者，赘生物多发生钙化。通常三尖瓣瓣膜增厚，回声粗糙，闭合不严，有时可见三尖瓣脱垂。间接征象为右心腔扩大，右心室前壁运动幅度增强。

(2)M 型超声心动图：三尖瓣运动曲线增粗，可见赘生物呈不规则的绒毛样回声。

(3)多普勒超声心动图：彩色多普勒可见收缩期右心房内源于三尖瓣口的蓝色为主的多色镶嵌血流束；频谱多普勒于三尖瓣右心房侧记录到收缩期负向高速湍流频谱。

4.肺动脉瓣

单纯累及肺动脉瓣的 IE 极为少见，多发生于原有器质性病变基础上，常为先天性心脏病患者，如肺动脉瓣狭窄、动脉导管未闭、法洛四联症和室间隔缺损；少数见于瓣膜原本正常而有明显诱因或发病条件者，如长期静脉营养输液、置放心导管及由药物依赖静脉注射而致病者。

(1)二维超声心动图：胸骨旁心底短轴、肺动脉长轴切面可见肺动脉瓣增厚，回声增强，有团块状或条带状赘生物附着，随瓣膜活动而在右心室流出道和肺动脉之间摆动。间接征象可见右心室增大。少数患者赘生物可附着于肺动脉主干、分叉处或一侧肺动脉壁内，随血流甩动，极易脱落造成栓塞(图 2-14)。

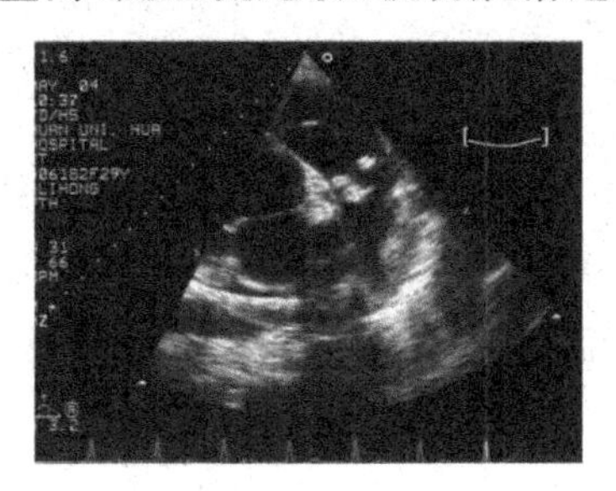

图 2-14 动脉导管未闭合并肺动脉赘生物

右心室流出道长轴切面见肺动脉左前及右后壁团状赘生物附着

(2)M 型超声心动图：在右心室流出道内，舒张期出现绒毛状赘生物回声，收缩期消失。

(3)多普勒超声心动图：肺动脉瓣关闭不全者，彩色多普勒显示舒张期右心室流出道内源于肺动脉瓣口的红色反流束；赘生物引起肺动脉瓣狭窄者，收缩期肺动脉内血流加快，频谱为负向高速湍流。动脉导管未闭合并肺动脉赘生物者，彩色多普勒显示主肺动脉内连续性左向右分流束。

5.人工瓣膜

赘生物多附着在生物瓣瓣膜及瓣环处，机械瓣则多附着在瓣片的基底部或瓣环处。多切面显示异常团状或条带状赘生物附着于人工瓣瓣环或瓣片上，可呈低回声或高回声，形态不规则，可随血流摆动。如果赘生物位于瓣叶交界处，相互融合，常导致人工瓣开放受限，闭合不严。如果 IE 侵及瓣周，常导致严重的瓣周漏。但由于人工瓣特殊的结构特点，如机械瓣金属瓣架及瓣片的强回声和后方明显声影的影响，经胸超声心动图很难早期发现人工瓣的赘生物，如高度怀疑应进行经食管超声心动图检查(图 2-15)。四川大学华西医院曾遇一例马方综合征主动脉瓣置换术后 2 个月患者，因发热，常规经胸超声心动图未发现异常，经食管超声心动图发现主动脉夹层合并感染性心内膜炎伴赘生物形成，再次行人造血管置换术。

(三)并发症的超声表现

感染性心内膜炎最常见的并发症是瓣膜穿孔、腱索断裂，超声图像上表现为相应瓣膜的反流及连枷样运动。此外，发生于瓣膜外的并发症最多见于主动脉瓣，感染从主动脉瓣叶扩展到瓣叶周围组织，其发展和严重程度取决于瓣膜和瓣膜外扩张的方向和程度。

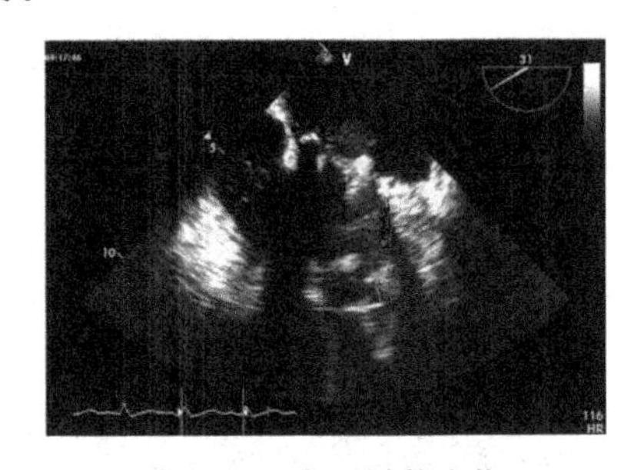

图 2-15 **人工瓣赘生物**

二尖瓣位人工机械瓣置换术后 2 年，经食管超声心动图显示瓣架左心房侧团状赘生物附着

1.瓣周脓肿

急性感染性心内膜炎较常见，尤以金黄色葡萄球菌和肠球菌为其致病菌。多位于前间隔、环绕主动脉根部，包括瓣膜脓肿、瓣环脓肿、心肌内脓肿。主动脉瓣周脓肿表现为在主动脉根部与右心室流出道，左心房前壁、肺动脉之间大小不等、形态各异的无回声区或回声异常的间隙，含有化脓物质，形成脓肿。脓肿可为单个或多个，位于瓣叶体部、瓣环或心肌内，其周围可见主动脉瓣膜赘生物(图 2-16)。感染因不同主动脉窦受累可向三个方向蔓延：①右冠窦，典型的感染途径经主动脉瓣根部蔓延到膜部或肌部室间隔，进而至右心室或右心室流出道；偶尔室间隔破裂形成室间隔缺损。②左冠窦及其相邻的部分无冠窦，感染经主动脉与二尖瓣间的纤维组织向二尖瓣前叶基底部蔓延；感染也可直接波及主动脉瓣与左心房间相对无血管组织区；偶尔进入房间隔。③无冠窦，感染可伸展到室间隔后部、右心房、偶尔可达右心室基底部。主动脉瓣环的感染延伸至室间隔可形成室间隔脓肿，表现为受累区室间隔增厚，回声增强，增厚的心肌内可见到无回声腔。

2.主动脉根部感染性膨出瘤

在主动脉根部，感染侵入内膜并在主动脉瓣环、主动脉窦或壁内形成一与主动脉管腔相通的盲囊。致病菌由赘生物的栓塞或从感染的主动脉瓣直接蔓延而抵达主动脉壁内，在该处生长并引起中层灶性坏死，乃至形成膨出瘤。该膨出瘤向内破裂形成心内瘘，使血流动力学恶化，常需外科干预。彩色多普勒超声有助于发现该瘤破裂，可见多色镶嵌血流束并可记录到连续性湍流频谱。

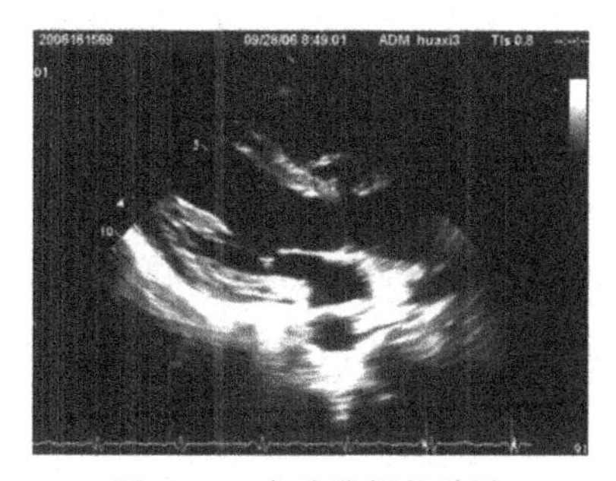

图 2-16 **主动脉根部脓肿**

左心室长轴切面二维超声见主动脉前壁与相邻室间隔内呈现无回声区

3.二尖瓣膨出瘤

因主动脉瓣感染性心内膜炎而引起。表现为二尖瓣前叶的左心房侧可见一风袋样结构，由于左心室压力较高，该膨出瘤总是突向左心房，在收缩期更明显，瘤体可完整，也可有不同程度的收缩期漏，甚至完全破裂，导致严重的二尖瓣反流。其产生机制为主动脉瓣破裂后，反流血液喷射冲击二尖瓣前叶造成损伤并继发感染，破坏二尖瓣的内皮及纤维体，使二尖瓣薄弱部位在左心室高压下逐渐向低压的左心房突出，从而导致二尖瓣膨出瘤的形成。

4.心内瘘

主动脉根部脓肿和感染性主动脉窦瘤均可破入邻近腔室，形成心内瘘管。心内瘘可单发或多发，通常从主动脉伸展到右心室、右心房或左心房，并引起相应的血流动力学改变和超声征象(图 2-17)。

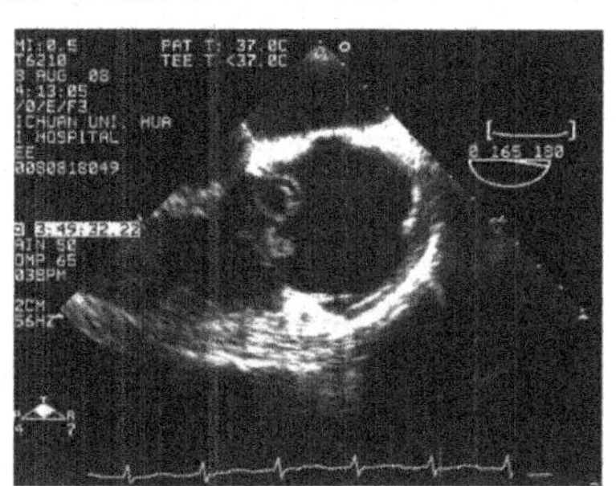

图 2-17 **人工瓣合并心内瘘**

主动脉瓣位人工机械瓣置换术后半月，经食管超声心动图显示无冠窦感染性窦瘤破入右心房，窦壁赘生物附着

5.冠状动脉阻塞

当左、右冠状动脉开口与受感染的主动脉瓣十分接近时，赘生物的碎片栓塞

至冠状动脉内，则可造成心肌梗死。二维超声可发现新出现的心肌节段性运动异常，也可观察到大的赘生物堵塞于冠状动脉开口。

6.化脓性心包炎

在急性感染性心内膜炎，可由血源性播种、心肌脓肿破裂或细菌性膨出瘤穿孔等诸多途径引起化脓性心包炎。在亚急性感染，偶可产生反应性浆液性积液。二维超声可确定积液的存在与分布。

三、诊断要点与鉴别诊断

（一）诊断要点

赘生物形成是IE最重要的诊断依据。超声心动图动态观察赘生物的变化，对临床正确诊断和处理具有重要意义。超声心动图诊断IE重要的阳性特征如下：①摆动的心内团块状、条带状或不规则形状赘生物，附着于瓣膜或支持结构上，或在反流以及分流喷射的路线上，或在植入的材料上，而缺乏其他的解剖学解释。②瓣周脓肿。③人工瓣瓣周漏。④新出现的瓣膜反流。如果患者上述特点不典型时还应结合患者有无易患因素、发热、栓塞等综合考虑。

（二）鉴别诊断

由于本病的临床表现多样，常易与其他疾病混淆。瓣膜赘生物主要需与下列疾病鉴别。

1.瓣膜黏液样变性

瓣膜黏液样变性可引起瓣叶不均匀性增厚、回声增强，当二尖瓣黏液样变性伴脱垂或腱索断裂时与赘生物相似。二者主要的鉴别点在于累及的范围：前者病变呈弥漫性，瓣叶冗长；后者多局限，常常发生在瓣尖。

2.风湿性心瓣膜病

风湿性心瓣膜病患者也可出现发热、瓣膜增厚、脱垂、腱索断裂以及风湿性赘生物等类似IE的临床和超声表现，但风湿性赘生物多呈小结节状，位于瓣膜关闭线，与瓣膜附着部位较宽，无独立活动，而IE赘生物活动度大，基底部窄。

3.心脏肿瘤

心脏肿瘤大的赘生物与小的瓣膜黏液瘤、纤维弹性组织瘤等有时很难鉴别。左心房黏液瘤临床最常见，偶也可发生于二尖瓣左心房面，导致二尖瓣关闭不全或狭窄，其活动度与二尖瓣赘生物相似，需结合病史、临床表现以及随访观察病情演变加以鉴别。

4.老年性瓣膜退行性病变

附着于瓣膜的钙化团块多同时伴有瓣环钙化，随瓣膜开闭而活动，活动度小，与陈旧性赘生物有时较难区别，可结合年龄、病史、临床表现进行鉴别。

第五节 二尖瓣疾病

超声心动图检查已经成为诊断心脏瓣膜病最常用、最重要的无创性检查方法。其中二尖瓣是心脏四个瓣膜中最先得到超声心动图观测评估的瓣膜。这是因为在超声心动图技术出现早期风湿性心脏病发病率较高，二尖瓣瓣叶的运动幅度相对较大并且有特征性运动轨迹，最容易被早期使用的M型超声技术检测到。现在广泛使用的二维和多普勒超声心动图技术以及正在发展完善之中的三维超声心动图极大提高了对瓣膜病变的诊断能力，可以对不同类型的二尖瓣病变作出诊断和定量评估。

一、二尖瓣狭窄

(一)病理解剖与血流动力学改变

在我国二尖瓣狭窄患者中，风湿热作为病因者高达90%。风湿热所导致的二尖瓣狭窄病理改变可分为3型。①隔膜型：二尖瓣前叶和后叶的边缘呈纤维性增厚、交界区粘连，偶有钙化点，使瓣孔狭窄。瓣膜的病变较轻，瓣体的活动一般不受限制。②隔膜漏斗型：除瓣孔狭窄外，前叶本身尤其后叶都有较严重病变，交界区粘连明显，同时腱索也发生粘连、缩短，使瓣膜边缘和部分组织受到牵拉，形成漏斗状。前叶的大部分仍可活动，但受到一定限制。③漏斗型：前叶和后叶的病变都发展为极严重的纤维化和(或)钙化，腱索和乳头肌异常缩短使整片瓣膜僵硬而呈漏斗状狭窄。由于前叶失去弹性活动，无论在收缩期或舒张期，二尖瓣均为一漏斗状的通道，故此型除狭窄外均伴有明显关闭不全。

二尖瓣狭窄形成之后，舒张期左心房血流排出受阻，左心房血液凝滞，可形成血栓。左心房压力增高，左心房扩大。左心房压力增高后，导致肺循环阻力增加，右心室负荷加重，后期有右心室扩大。如不合并二尖瓣关闭不全，左心室一般不扩大。

(二)超声心动图表现

1.二尖瓣狭窄的定性诊断

(1)M型超声:二尖瓣运动曲线呈“城墙”样改变。其中包括二尖瓣前叶EF斜率减低、运动幅度(D-E或E-E′间距)减小,曲线增粗回声增强。后叶与前叶同向运动,同时伴左心房继发性增大(图2-18)。

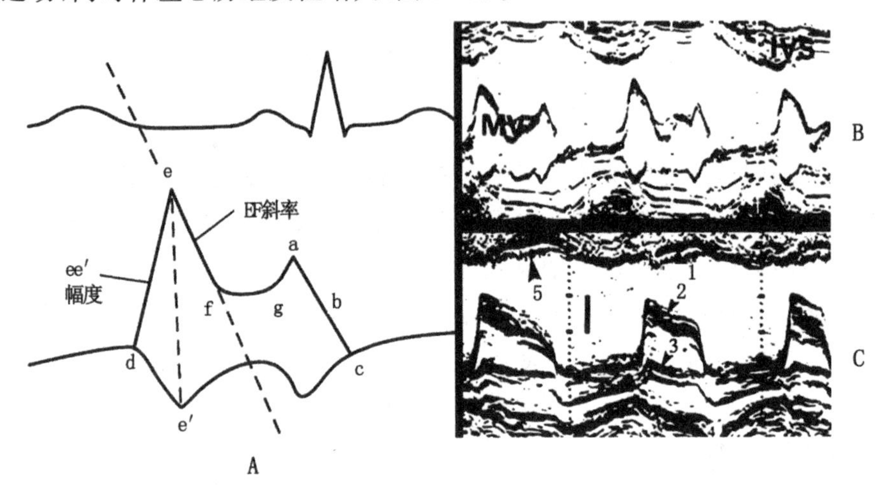

图2-18 风湿性心脏病二尖瓣狭窄M型超声表现

A.二尖瓣M型运动曲线模式图;B.正常二尖瓣的运动曲线;C.风湿性心脏病二尖瓣狭窄的运动曲线

(2)二维超声:左心室长轴可见二尖瓣瓣叶增厚,回声增强,瓣口开放活动减低,在风湿性心脏病患者呈“圆顶”征;左心室短轴可见前后叶交界区粘连,瓣口开放面积减小呈“鱼口”征(图2-19),瓣叶散在或弥漫性强点片或团块样强回声。同时伴有左心房增大,肺动脉增宽,右心腔增大等继发性改变。单纯性二尖瓣狭窄时,左心室较正常相对偏小。

(3)多普勒超声:频谱多普勒显示过二尖瓣流速增快,E峰减速时间延长,湍流导致的“空窗”充填。彩色多普勒显示瓣口左心房侧有血流汇聚,左心室侧有五色镶嵌的表现(图2-20)。

2.二尖瓣狭窄的半定量和定量诊断

(1)M型超声:①根据二尖瓣EF斜率半定量狭窄程度,EF斜率越慢,狭窄程度越重,正常人70～160 mm/s。轻度狭窄35～55 mm/s;中度狭窄10～35 mm/s;重度狭窄<10 mm/s。②根据D-E间距半定量狭窄程度,正常人D-E间距约28 mm。轻度狭窄13～20 mm;中度狭窄9～12 mm;重度狭窄<8 mm。

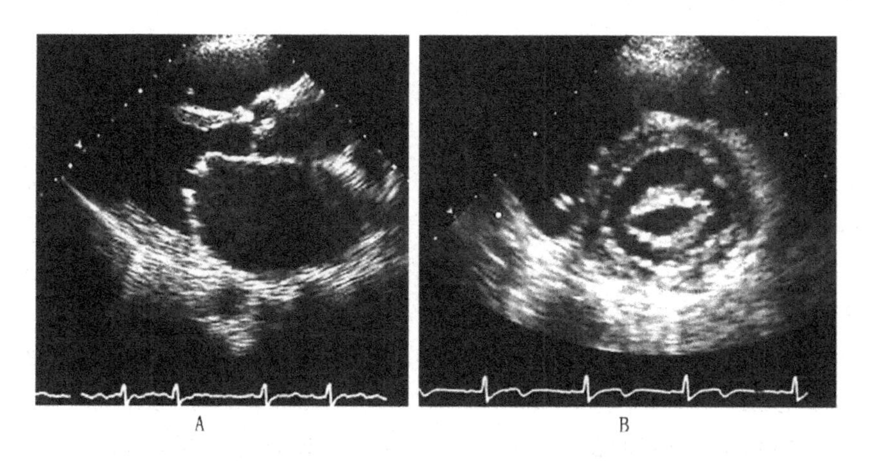

图 2-19 风湿性心脏病二尖瓣狭窄二维超声表现

A.胸骨旁长轴二尖瓣开放呈“圆顶”征；B.胸骨旁短轴二尖瓣开放呈“鱼口”征

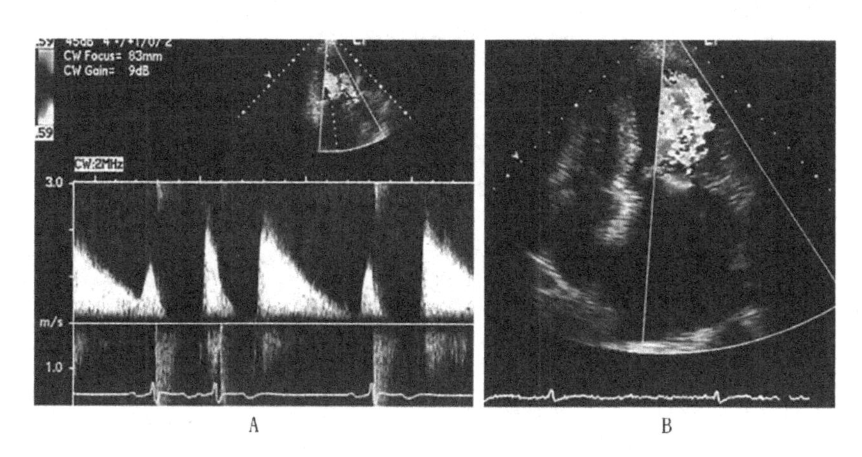

图 2-20 风湿性心脏病二尖瓣狭窄多普勒超声表现

A.频谱多普勒显示二尖瓣口流速加快，“空窗”充填；B.彩色多普勒显示二尖瓣口左心房侧血流汇聚及左心室侧湍流

(2)二维超声。根据瓣口面积定量狭窄程度：在左心室短轴二尖瓣口平面用仪器轨迹球沿瓣口回声内缘勾画瓣口面积，正常人为 3.5～6.0 cm^2，轻度狭窄＞1.5 cm^2；中度狭窄 1.0～1.5 cm^2；重度＜1.0 cm^2。此方法简便易行，在正确掌握操作要领的前提下准确性较高。本方法在操作时须注意几点：①声束方向须垂直通过前后叶瓣尖，即扫查到瓣口最狭小的平面。如果声束偏高通过的不是瓣尖而是瓣体部位，势必造成瓣口面积检测结果偏大。②采用电影回放功能，在舒张早期瓣口开放最大时进行检测，必要时以同步心电信号作为时间坐标。③当钙化明显，声影较重时，应适当减低仪器灵敏度和增益，避免回声增粗导致

的测量误差。④以左心室长轴瓣尖开放间距作为短轴瓣口开放间距的参考对照，沿瓣口内缘勾画面积。取多次检测平均值，特别是当心房纤颤或操作欠熟练时多次检测取平均值更为重要。

根据二尖瓣前后叶瓣尖开放间距半定量狭窄程度：正常人开放间距为 25～30 mm。极轻度狭窄17～20 mm；轻度狭窄 12～16 mm；中度狭窄 8～11 mm；重度狭窄<8 mm。须注意二尖瓣开放间距的检测与瓣口面积检测相同，应该在舒张早期瓣口开放最大时进行，否则结果出入较大。

根据二尖瓣的运动性、瓣叶厚度、瓣下组织增厚程度以及瓣叶钙化程度四个方面对二尖瓣狭窄进行综合评分（表 2-2）。每个方面分为 1～4 级。1 级记 1 分，随级别增加记分分数递增，4 级记4 分。每个患者从四个方面打分，最低 4 分，最高 8 分。当得分≤8 分时可考虑采用介入性球囊扩张术治疗二尖瓣狭窄。

表 2-2　二尖瓣狭窄综合评分

记分	瓣膜活动度	瓣下装置	瓣叶厚度	瓣叶钙化
1 分	仅瓣尖活动受限，其余部分活动尚好	仅二尖瓣叶下的腱索局限性轻度增粗	瓣叶厚度接近正常（4～5 mm）	回声光点增强局限于瓣尖的一个区域内
2 分	瓣叶下部活动受限，中部和基底部尚正常	腱索上 1/3 区域受累增粗	瓣叶中部正常，瓣尖明显 增厚（5～8 mm）	回声光点增强弥散到整个瓣尖区域
3 分	瓣叶中下部活动受限，基底部尚好	腱索增粗扩展到远端 1/3 处	整个瓣叶均有 增厚（5～8 mm）	回声增强扩展到瓣叶中部
4 分	舒张期瓣叶无或仅有微小前向运动	所有腱索广泛增租缩短并累及到乳头肌	整个瓣叶明显 增厚（>8 mm）	大部分瓣叶组织都有回声增强

（3）多普勒超声：①根据二尖瓣血流频谱的压力减半时间半定量狭窄程度，正常人压力减半时间<60 毫秒，轻度 90～150 毫秒，中度 150～220 毫秒，重度>220 毫秒。须注意本方法属于经验公式，适用于瓣口面积小于 1.8 cm^2 的单纯性二尖瓣狭窄，当存在二尖瓣反流或主动脉瓣病变时可能导致对瓣口面积的过低或过高评估，准确性欠佳。②二尖瓣口瞬时最大压力阶差和平均压力阶差定量狭窄程度，正常人最大压力阶差<0.5 kPa（4 mmHg）；平均压力阶差≤0.1 kPa（1 mmHg）。轻度狭窄最大压力阶差 1.1～1.6 kPa（8～12 mmHg），平均压力阶

差 0.4～0.8 kPa(3～6 mmHg)；中度狭窄最大压力阶差 1.6～3.3 kPa(12～25 mmHg)，平均压力阶差 0.8～1.6 kPa(6～12 mmHg)；重度最大压力阶差＞3.3 kPa(25 mmHg)，平均压力阶差＞1.6 kPa(12 mmHg)。须注意当合并二尖瓣反流时可能高估瓣口面积，当合并左心室功能减低时可能低估瓣口面积。

(4)连续方程法测定二尖瓣口面积：根据流体力学的连续方程原理，在一个连续的管道内，不同截面处的流量相等，即 $A_1 \times V_1 = A_2 \times V_2 = A_3 \times V_3$。公式中 A＝截面的面积，V＝截面处的血流速度。因为心血管系统内的血流为搏动性，所以公式中的流速(V)实际上要采用各截面的平均流速乘以射血时间，即血流速度时间积分。假设公式中的 A_2 为二尖瓣平面，只要知道了其上游或下游任一平面的流量，同时得到过二尖瓣的血流流速时间积分，就能求出二尖瓣口面积。即 $A_2 = (A_1 \times V_1)/V_2$ 或 $(A_3 \times V_3)/V_2$。换言之，只要把二维和多普勒超声在主动脉瓣平面或肺动脉瓣平面检测到的相关参数代入上述公式即可求出二尖瓣口面积。主动脉瓣或肺动脉瓣的面积可将相应瓣环的直径代入圆的面积公式($\pi D^2/4$)而求出。此方法涉及的测量参数较多，必须保证每一个参数检测的准确性，否则造成误差的机会和程度增大。另外，连续方程法不适用存在二尖瓣反流或其他瓣膜有功能异常的患者。

(5)血流会聚法测定二尖瓣口面积：应用血流会聚法评价二尖瓣狭窄严重程度，不受二维超声直接瓣口面积测量法和多普勒压力减半时间法许多影响因素的限制(如瓣口形状、增厚度、钙化度、合并反流、操作手法、仪器条件等)，经胸超声检查时可在心尖左心长轴切面、两腔切面或四腔切面上进行，经食管超声心动图检查时，由于左心房内血流会聚区显示范围大而清晰，尤其适宜应用该法进行定量研究(图 2-21)。

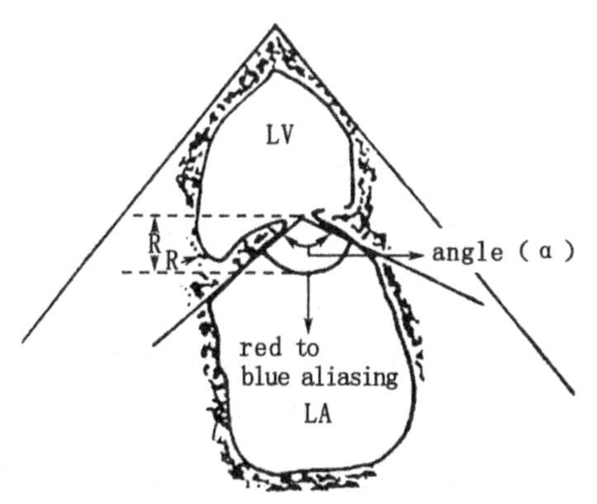

图 2-21 血流汇聚法检测二尖瓣口面积示意图

R 为会聚区的半径，Angle(α)为血流会聚区二尖瓣前后叶间夹角，red to blue aliasing 为血流红色转为蓝色的 Nyquist 速度倒错线

计算方法为：

$$MVA=Q/V$$

$$Q=2\times\pi\times R^2\times AV\times\alpha/180$$

式中 MVA 为二尖瓣口面积（cm^2），Q 为经过二尖瓣口的最大瞬时流量（mL/s），V 为经过二尖瓣口的最大流速（cm/s），R 为心动周期中最大血流会聚区红蓝交错界面至二尖瓣口（两瓣尖连线）的距离，AV 为Nyquist 速度（cm/s），α 为二尖瓣前后叶瓣尖的夹角。

（6）三维超声观测二尖瓣口面积：二尖瓣口的三维成像更直观形象，可以实现外科医师的手术切面观（图 2-22）。

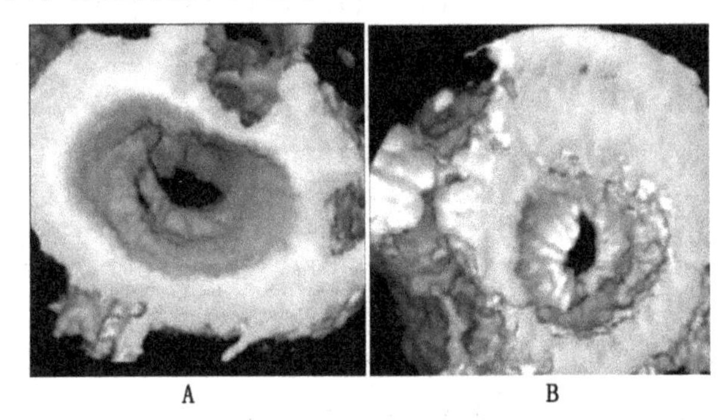

图 2-22　二尖瓣狭窄三维超声图像

A.从左心房往左心室方向观察；B.从左心室往左心房方向观察，均可见瓣口缩小

理论上在三维立体图像上配合相应软件检测瓣口面积更精确，特别是对于瓣口形态不规则，二维超声难以寻找与瓣尖平面真正平行的切面时用三维超声检测瓣口面积更具优势。但目前三维超声成像技术和相应的定量检测软件尚在研究发展成熟中，临床尚未普及应用。

3.二尖瓣狭窄并发症的超声所见

（1）心房纤颤：M 型二尖瓣运动曲线 E-E 间距或室壁运动曲线的收缩顶点间距绝对不等。二尖瓣血流频谱 A 峰消失，呈高低、宽窄、间距不等的单峰波。

（2）左心房血栓：二维超声表现为轮廓清晰的回声团，形状不规则，边界不规整，基底部较宽与左心房侧后壁或左心耳壁紧密相连，一般无活动性。少数随心房运动存在一定活动性，血栓内回声强度可不均匀甚至存在钙化（图 2-23）。左心耳的血栓经胸超声有时难以显示，需经食管超声检查明确诊断。

（3）肺动脉高压：二维超声可见主肺动脉增宽，右心腔扩大。多普勒超声可见不同程度的肺动脉瓣和（或）三尖瓣反流。肺动脉瓣反流速度增加≥2 m/s。

三尖瓣反流速度增加≥3 m/s。肺动脉高压明显时还可伴有下腔静脉扩张,塌陷指数减低。肝脏扩大、淤血等表现。

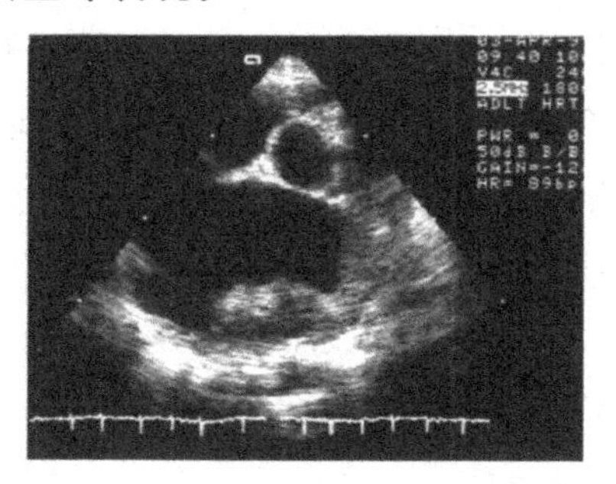

图 2-23 二尖瓣狭窄心底短轴切面

左心耳血栓延伸到左心房侧后壁

(三)鉴别诊断

1.左心房黏液瘤

左心房黏液瘤为最常见的心脏原发性肿瘤。临床症状和体征与二尖瓣狭窄相似,但存在间歇性,随体位而变更,心房颤动少见而易有反复的周围动脉栓塞现象等特征。超声心动图表现为二尖瓣后面收缩期和舒张期均可见一团云雾状团块样回声,多数有一窄蒂附着于房间隔上,活动度大,往往随心脏舒张运动甩到二尖瓣瓣口甚至进入左心室流入道,导致舒张期过二尖瓣血流受阻,流速加快。同时超声动态观察二尖瓣瓣叶本身的活动度、厚度以及回声无明显异常。能造成类似血流动力学改变的左心房内占位还有左心房内活动性血栓。

2.主动脉瓣关闭不全

当存在中度以上特别是向二尖瓣前叶一侧偏心性的主动脉瓣反流时,二尖瓣在心室舒张期受主动脉反流血液的冲击,同时还有主动脉瓣反流致左心室血容量增多,左心室舒张压增高等因素,二尖瓣前叶开放受限表现为相对性二尖瓣狭窄,听诊在心尖区可闻及舒张期隆隆样杂音。二维和 M 型超声心动图可见舒张期二尖瓣前叶开放受限,同时存在震颤现象,而二尖瓣后叶的结构形态及开放活动正常。同时明显主动脉瓣反流时往往存在左心室扩大、升主动脉增宽等超声表现。彩色多普勒在左心室长轴(包含主动脉瓣的五腔切面)可见舒张期来自主动脉瓣的反流束冲击二尖瓣前叶,但同时通过二尖瓣的血流也加速明亮,此时要特别注意,如果仅在左心室长轴四腔切面观察彩色多普勒,可能把主动脉瓣的偏心性反流误认为过二尖瓣的高速血流。只要多角度进行全面的超声观察,抓住上述与典型二尖瓣狭窄的不同之处,两者的鉴别并不困难。

3.扩张型心肌病

当左心收缩功能明显减低，左心室舒张压力明显增高时，二尖瓣开放活动幅度减小，特别是个别患者由于存在较长时间的二尖瓣关闭不全，瓣叶长时间受高速反流的冲击还存在轻度增厚回声增强。某些缺乏经验的超声工作者可能将其误诊为二尖瓣狭窄。鉴别的关键点在于扩张型心肌病舒张期过二尖瓣的血流速度在正常范围内。同时注意 M 型超声虽存在 D-E 或 E-E′间距减低，EF 斜率减低等表现，但前后叶运动始终呈镜像。而且超声存在着与“二尖瓣狭窄”明显不相称的左心室扩大，收缩功能明显减低。

二、二尖瓣关闭不全

（一）二尖瓣关闭不全的病理分类

为了阐明二尖瓣关闭不全的机制，以便指导二尖瓣关闭不全的外科治疗，二尖瓣修复术的开创者，Dr.Alain Carpentier 根据二尖瓣瓣叶开放和关闭运动特征，将二尖瓣关闭不全分为 3 类，又称 Carpentier 分类。以后经过补充修改分为四类及相应亚型，后者又称为改良的 Carpentier 分类。

1.Ⅰ类

二尖瓣叶运动正常并二尖瓣关闭不全，进一步分为Ⅰa 和Ⅰb 两个亚型，Ⅰa 是由于瓣环扩大导致二尖瓣关闭不全，Ⅰb 是由于瓣叶穿孔导致二尖瓣关闭不全。

2.Ⅱ类

二尖瓣叶运动过度并二尖瓣关闭不全，即二尖瓣脱垂或连枷运动导致收缩期二尖瓣叶越过二尖瓣环平面，到了左心房一侧。进一步分为Ⅱa、Ⅱb、Ⅱc 和Ⅱd 四个亚型，Ⅱa 是由于瓣叶和(或)腱索冗长所致；Ⅱb 是由于腱索断裂所致；Ⅱc 是由于乳头肌梗死或瘢痕所致；Ⅱd 是由于乳头肌断裂所致。

3.Ⅲ类

二尖瓣叶运动受限并二尖瓣关闭不全，进一步分为Ⅲa 和Ⅲb 两个亚型，Ⅲa 是由于风湿性瓣膜病变导致瓣叶(腱索)收缩期运动受限引起的关闭不全；Ⅲb 是由于心脏扩大、乳头肌移位导致瓣叶运动受限不能有效关闭。

4.Ⅳ类

二尖瓣叶运动状态不定并二尖瓣关闭不全，即由于动态乳头肌功能异常导致二尖瓣关闭活动呈动态变化并关闭不全。

(二)二尖瓣关闭不全的血流动力学变化

二尖瓣关闭不全的病理生理和临床表现取决于反流血量、左心室功能状态和左心房顺应性。多数慢性轻中度二尖瓣关闭不全患者可保持长期无症状。因为根据拉普拉斯定律,室壁张力与心室内压力和左心室半径的乘积相关。而二尖瓣关闭不全患者在收缩早期就有血液反流入左心房,从而左心室壁张力显著降低,心肌纤维缩短较多,表现为总的心搏量增加,EF 通常增高,但需注意有效心搏量并未增大,因此,二尖瓣关闭不全患者 EF 在正常低值范围,意味着心肌收缩功能已有减退。而患者的 EF 轻度降低(40%～50%),意味着患者已有明显心肌损害和心功能减低。一般单纯慢性二尖瓣反流患者的左心室压力低,左心室腔无明显变化,左心室和左心房往往有一个较长时间功能代偿期,在相当长时间内无明显左心房增大和肺淤血。然而,慢性中度以上反流,较多的血液在收缩期返回左心房,舒张期又进入左心室。这部分无效循环的反流血液导致左心房和左心室的容量负荷增加,长期的容量负荷加大可导致左心房压力逐渐升高,并进一步出现肺淤血和肺动脉高压,甚至右心负担加重,右心室肥大。同时导致左心室逐渐扩大和左心室功能失代偿,一旦出现左心室功能失代偿,不仅心搏出量降低,而且加重反流,病情往往短期内急转直下表现为全心力衰竭。急性严重二尖瓣反流,早期阶段左心房、左心室扩大不明显,由于起病急骤,左心房未能适应突然增多的反流充盈量,左心房来不及增大,顺应性差,左心房压力迅速升高,于是肺血管床压力升高,出现肺水肿、肺高压,有时肺动脉压力可接近体循环压力,但及时矫治二尖瓣关闭不全后仍可恢复正常。如未及时治疗,不长时间后左心室扩张,相对慢性二尖瓣关闭不全,左心室来不及产生代偿性肥厚,左心室心肌质量与舒张末期容积比值减小,左心室心肌质量与左心室舒张末压不相称,同时加上左心房顺应性差,左心室迅速衰竭。

(三)超声心动图表现

1.M 型超声心动图

由于超声心动图的飞速发展,彩色多普勒与二维超声已成为二尖瓣反流检测及反流病因诊断的主要手段,但 M 型超声在某些情况下,特别是对个别具有特征改变的疾病协助诊断方面仍有一定作用。

(1)二尖瓣波群:收缩期二尖瓣 CD 段明显下凹呈“吊床样”改变,提示二尖瓣脱垂,可能伴有反流(图 2-24)。腱索断裂时收缩期左心房内可见高速扑动的二尖瓣叶。

(2)心室波群:表现为左心室内径和室壁运动幅度增大。

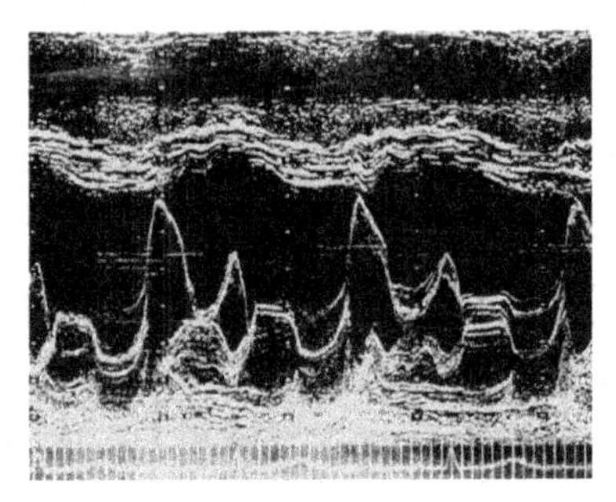

图 2-24　二尖瓣脱垂 M 型图像

图像显示收缩中晚期二尖瓣后叶呈“吊床”样改变

2.二维超声心动图

二维超声可以观察心脏形态，腔室大小，在提供反流原因与机制方面有其独特的价值，对评判瓣膜形态学与功能学方面有其重要的临床意义。不同病变的二尖瓣形态结构往往有某些特征性改变，这些改变常常是病因诊断的重要依据。

(1)二尖瓣反流的病因诊断。

风湿性二尖瓣关闭不全：可单独存在或与狭窄合并存在。超声往往有前后叶瓣尖增厚，回声增强。重度关闭不全者，大部分或整个瓣叶、腱索及乳头肌明显增厚、增粗，边缘不规则，回声反射增强，腱索间互相粘连缩短，腱索与瓣叶间结合点常已无法分辨，局部呈杂乱征象。部分重度关闭不全者可见前后叶对合不良或其间有裂隙。

二尖瓣脱垂：胸骨旁左心长轴切面为诊断二尖瓣脱垂的标准切面。二尖瓣瓣环前缘与瓣环后缘两点相连为瓣环线。正常二尖瓣收缩期前后叶关闭时，瓣叶不超过瓣环的连线，前后叶与左心房后壁的夹角均大于 90°。二尖瓣前叶或后叶脱垂收缩期瓣叶呈弧形弯曲进入左心房，弯曲的最大处至少超过瓣环线上 2 mm。二尖瓣前叶脱垂时，瓣叶活动幅度大，收缩期前叶与后叶的结合点后移，偏向左心房侧，两叶对合点错位。前叶体部与主动脉后壁之间夹角变小成锐角。二尖瓣后叶脱垂时，瓣体部活动幅度大，瓣环向左心房侧弯曲，前后瓣的结合点移向左心房侧，可有错位，二尖瓣后叶与左心房后壁间夹角亦变小(图 2-25)。此外收缩期左心房内出现脱垂瓣膜，舒张期消失。

二尖瓣腱索或乳头肌断裂：其典型超声特征是受损瓣叶以瓣环附着处为支点呈 180°或更大幅度的挥鞭样运动，又称连枷样运动，此时的病变瓣膜称为连枷瓣。舒张期瓣尖进入左心室腔，体部凹面朝向左心室，收缩期则全部瓣叶脱入瓣环水平以上，瓣尖进入左心房，体部凹面亦向着左心房(这种特征与瓣膜脱垂刚好相反；后者体部凹面始终朝向左心室），前后叶收缩期对合点消失（图 2-26）。由于连枷瓣常由腱索、乳头肌断裂引起，故瓣叶尖端或边缘常有断裂的腱索或乳头肌回声附着。

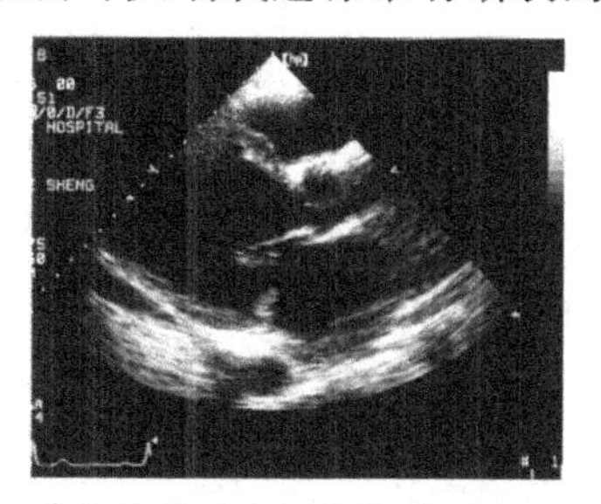

图 2-25 二尖瓣脱垂收缩期胸骨旁左心长轴切面

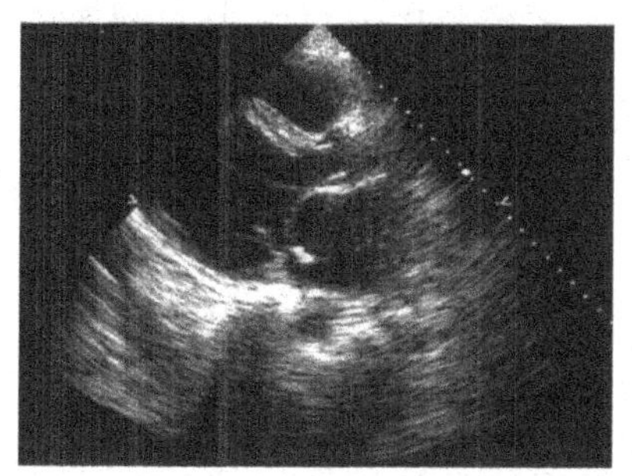

图 2-26 二尖瓣乳头肌断裂胸骨旁左心室长轴

收缩期二尖瓣前叶呈连枷样运动甩入左心房，顶端附着断裂的乳头肌残端，前后叶不能对合，前叶凹面朝向左心房

二尖瓣环钙化：是一种老年性退行性病变，随年龄增大发病率增高，糖尿病患者更易罹患，女性发病较男性多见，尤其在超过 90 岁的女性患者可高达 40%。二尖瓣环钙化可与钙化性主动脉瓣狭窄、肥厚型心肌病、高血压、二尖瓣脱垂等同时存在，但病理机制尚不明确。钙化通常局限于二尖瓣环，以后叶基底部钙化多见，病变可延伸到前叶，沿着纤维层或瓣叶的下面进行，但较少累及瓣叶体部。由于瓣叶基底部钙化使瓣叶正常活动受限，易出现二尖瓣反流。此外，钙化的瓣环在收缩期不能缩小，可能是引起瓣膜关闭不全的另一机制。直接征象为二尖瓣环后叶或前叶基底部（即二尖瓣后叶与左心室后壁、前叶与室间隔之间）出现浓密的反射增强的新月形回声。

乳头肌功能不全：乳头肌功能不全指房室瓣腱索所附着的乳头肌由于缺血、坏死、纤维化或其他原因，发生收缩功能障碍或位置异常，导致对二尖瓣牵拉的力量改变而产生的二尖瓣反流。急性心肌梗死后的二尖瓣关闭不全发生率平均约为 39%，其中下后壁心肌梗死发生二尖瓣反流的比例高于前壁心肌梗死。对此类患者，在超声检查时除了注意二尖瓣对合运动和反流之外，还需注意观察室壁运动异常等相关改变。

先天性二尖瓣异常：可引发二尖瓣关闭不全的瓣膜畸形包括瓣叶裂、双孔型二尖瓣、二尖瓣下移畸形与瓣膜缺损；乳头肌发育不良包括拱形二尖瓣、乳头肌缺失、吊床形二尖瓣；腱索发育障碍包括腱索缩短、腱索缺失等。其中最常见引起二尖瓣关闭不全的先天性畸形是二尖瓣叶裂，多为心内膜垫发育异常的一部分，系二尖瓣某一部分发育不全形成完全或不完全的裂隙，多发生在二尖瓣前叶，常伴原发孔房间隔缺损或完全性房室通道。

感染性心内膜炎：以二尖瓣赘生物为主要表现，同时可能存在二尖瓣穿孔、膨出瘤、腱索断裂等瓣膜装置被破坏的表现，前叶受累多于后叶。往往同时存在主动脉瓣的赘生物。不少二尖瓣感染性心内膜炎原发部位为主动脉瓣，当发生主动脉瓣反流后，由于反流冲击二尖瓣前叶使之产生继发感染。超声可见病变二尖瓣瓣叶局部有絮状或团块状回声随瓣膜运动在二尖瓣口来回甩动，穿孔部位可见开放和关闭时形态异常甚至裂隙，形成膨出瘤时可见局部菲薄呈“球形”膨出，腱索断裂时可见瓣膜脱垂或连枷样运动。

(2)二尖瓣反流的继发改变。①左心房：较短时间的轻度二尖瓣反流，一般无继发改变。中度以上反流，或时间较长的轻度反流，往往有相应的左心房容积及前后径扩大表现。②左心室：中度以上反流，左心室腔多扩大，左心室短轴切面可见圆形扩大的左心室腔，室间隔略凸向右心室侧。室壁运动幅度相对增强，呈左心室容量负荷过重现象。③肺动、静脉和右心腔：肺静脉因为淤血和压力增加常常增宽。晚期患者肺动脉增宽，肺动脉压力增高，右心房右心室也可扩大，右心室流出道亦较正常增宽。④心功能：在心功能代偿期，各种心功能参数的检测可正常，重症晚期心功能失代偿时，左心室运动幅度减低，但射血分数减低程度与其他病变导致的收缩功能减低有所不同，由于大量反流的原因，射血分数减低幅度相对较小，有时与临床心力衰竭表现程度不成比例。

(3)二尖瓣瓣叶病变的定位诊断：二尖瓣关闭不全的治疗最主要和有效的手段是二尖瓣修复或二尖瓣置换。对于二尖瓣修复手术，术前明确二尖瓣叶的病理损害性质和位置十分重要。因为术中心脏停搏状态下的注水试验结果与正常心跳状态下的实际情况不完全相同，甚至有较大出入。而超声心动图是目前无创观测正常心跳状态下瓣膜状况首选方法。经过大量实践和总结，现已归纳出二尖瓣前后瓣分区与二维超声检查不同切面之间的关系。如果将二尖瓣前后瓣的解剖结构按照 Carpenter 命名方法分区，即从左到右将前叶和后叶分别分为

A1、A2、A3，以及 P1、P2、P3 共 6 个区域(图 2-27)；则标准的左心室长轴切面主要显示 A2 和 P2 区；标准的左心室两腔心切面主要显示 A3 和 P3 区，A3 位于前壁一侧，P3 位于后壁一侧；标准的左心室四腔心切面主要显示 A1 和 P1，A1 位于室间隔一侧，P1 位于左心室游离壁一侧。在左心室两腔与四腔心切面之间，还可观测到前后叶交界区，此切面主要显示 P1、A2 和 P3 区，P1 和 P3 位于两侧，A2 位于中间。需注意，每个患者病变累及的部位可能不止一个区域，检查时不但应对所有切面认真观察，还需要与短轴切面，以及多角度的非标准切面结合才能更全面和准确地定位。

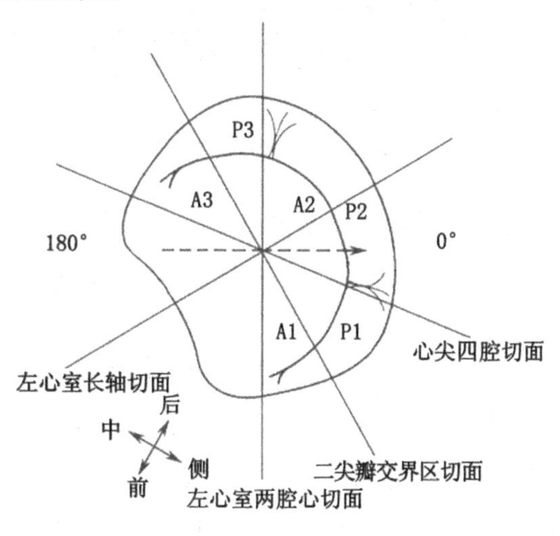

图 2-27 常规检查切面与二尖瓣瓣叶分区关系

3.三维超声心动图

三维超声心动图可以从心房向心室角度，或从心室向心房的角度直观地显示整个二尖瓣口及瓣叶的形态、大小、整个对合缘的对合和开放状态，而这些是二维超声所无法显示的。在上述三维直观显示的基础上可以直接定量检测二尖瓣口甚至反流口的开放直径和面积。当存在瓣膜结构和功能异常时，可以从多角度取图观察测量瓣叶的对合状态，当病变明显时可直接观测到增厚的瓣膜、瓣膜交界处的粘连、增粗的腱索、对合缘存在的细小裂隙、前后叶错位、某个瓣叶或瓣叶的一部分呈“瓢匙状”脱垂(图 2-28)、附着在瓣膜上的团块样赘生物、随连枷瓣运动而甩动的断裂的腱索或乳头肌。

4.经食管超声心动图

经食管超声心动图相对于经胸超声心动图在二尖瓣关闭不全中的作用有如下特点。

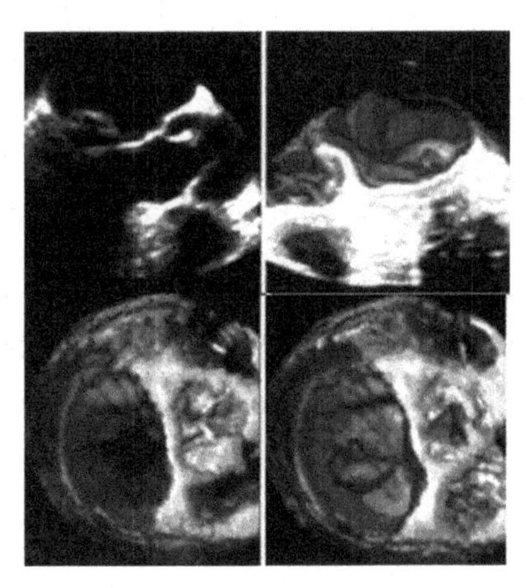

图 2-28　二尖瓣脱垂三维超声图像

图像显示脱垂呈“瓢匙状”

(1)扫查二尖瓣反流束更敏感:有研究比较 118 例患者使经食管超声与经胸壁超声两种方法扫查的结果,发现有 25%的二尖瓣反流仅能由经食管多普勒探及,其中 14%反流程度达到 2~3 级。

(2)判断病变的形态与性质准确率更高:经食管超声对细微病变(小于 5 mm 赘生物)的高分辨力以及更近距离和更多角度的观察,明显提高了对瓣膜赘生物、穿孔、腱索断裂、脓肿、瘘管等病变的诊断能力。

(3)经食管超声在二尖瓣手术中有重要作用:由于经食管扫查不妨碍手术视野,故在二尖瓣关闭不全成形的外科治疗中可进行实时监测。在手术前可再次评估瓣膜结构与反流量的改变是否属整形术适应证,整形后可即刻观察反流改善情况,决定是否还需进一步整形或改做换瓣手术。在二尖瓣置换手术中经食管超声也可及时观察术后机械瓣的活动情况,判断有无瓣周漏等并发症。

5.彩色多普勒超声心动图

(1)二尖瓣反流的定性诊断:二尖瓣口左心房侧出现收缩期反流束是二尖瓣关闭不全的特征性表现,是诊断二尖瓣反流最直接根据。比较严重的二尖瓣反流,在二尖瓣反流口的左心室侧可见近端血流会聚区。由左心扩大、二尖瓣环扩张导致的继发性二尖瓣关闭不全多为中心型反流。由瓣叶、腱索、乳头肌等器质性损害造成的反流多为偏心型。如果反流的原因为瓣膜运动过度所致,如瓣膜脱垂、腱索或乳头肌断裂、瓣叶裂缺等病变,偏心反流走行偏向正常或病变、相对病变较轻的瓣膜一侧,例如,后瓣脱垂时,偏心反流朝向前瓣一侧走行,在心尖四腔切面表现为向房间隔一侧走行。

（2）二尖瓣反流的半定量诊断：现临床应用最广泛、最简便易行的方法是通过彩色多普勒观测左心房内反流束长度、宽度、面积以及反流束宽度等参数作出半定量评估。必须注意，反流束大小除与反流量有关外，还受血流动力学状态（如动脉血压）和仪器参数设置（如 Nyquist 速度、彩色增益、壁滤波）、评估切面与时相的选择等有关。

（3）彩色多普勒血流会聚法测定反流量：二尖瓣关闭不全时，大量左心室血通过狭小的反流口反流入左心房中，在反流口的左心室侧形成血流会聚区，根据此血流会聚区的大小可定量计算二尖瓣反流量。其计算公式为：

$$Q=2\times\pi\times R^2\times AV\times VTI/V$$

式中 Q 为反流量（mL），R 为血流会聚区半径（cm），AV 为 Nyquist 速度（cm/s），VTI 为二尖瓣反流频谱的速度时间积分（cm），V 为二尖瓣反流峰值流速（cm/s）。

最新的实时三维超声心动图除能对二尖瓣关闭不全的相关结构进行立体观测外，还可对二尖瓣反流束进行三维成像。这有利于客观评价反流束的起源、走行途径、方向及其截面，尤其对附壁的偏心性反流的评价更有价值。理论上讲，在三维成像基础上对反流束进行容量计算可使定量评估二尖瓣反流程度更具有可信度及客观性。但目前这一技术还未完全成熟普及，相信随着电子技术的进步，这一技术将在不远的将来真正应用于临床。

6.频谱多普勒超声心动图

（1）二尖瓣舒张期血流频谱变化：由于舒张期左心房除排出由肺静脉回流血液外，尚需将收缩期二尖瓣反流的血液一并排出，故舒张期二尖瓣口血流速度较正常人增快。E 波峰值升高＞1.3 m/s 时，提示反流严重。

（2）肺静脉血流频谱变化：肺静脉血流频谱在二尖瓣反流尤其是中重度反流时出现明显改变，收缩期正向 S 波低钝或消失并出现负向波形。

（3）主动脉瓣血流频谱变化：二尖瓣反流较重时，收缩期主动脉血流量减少，主动脉瓣血流频谱峰值降低、前移，减速支下降速度增快，射流持续时间缩短。在重度二尖瓣反流时，有可能仅记录到收缩早中期的主动脉瓣血流信号。当收缩期主动脉流速低于舒张期二尖瓣流速时，提示为重度反流。

（4）流量差值法测定反流量与反流分数：利用脉冲多普勒检测二尖瓣和主动脉瓣前向血流速度积分（$VTImv$ 和 $VTIav$）并结合二维检测二尖瓣和主动脉瓣口面积（MVA 和 AVA），可以计算二尖瓣反流分数作为二尖瓣关闭不全的一种定量诊断参数。根据连续方程的原理，在无二尖瓣反流的患者中，通过主动脉血流量($AVF=AVA \times VTIav$)等于通过二尖瓣血流量($MVF=MVA \times VTImv$),而在单纯二尖瓣反流的患者中,主动脉血流量加上二尖瓣反流量才是全部左心室心搏量,亦即收缩期二尖瓣反流量应为舒张期二尖瓣前向血流量(代表总的每搏排血量)与收缩期主动脉瓣前向射血量(代表有效的每搏排血量)的差值,各瓣口血流量计算方法是各瓣口的多普勒速度时间积分乘以该瓣口的面积。由于反流量随心搏量变化而变化,瞬间测值代表性差,计算反流分数可克服此缺点。用公式表示为:

$$RF=\frac{(MVF-AVF)}{MVF}=1-\frac{AVF}{MVF}$$

RF 为反流分数。反流分数可具体计算出反流血流占每搏排血量的百分比,有较大的定量意义。这一评估反流程度的方法已得到临床与实验室的广泛验证,有较高的准确性。一般认为轻度反流者反流分数为 20%～30%,中度反流者反流分数为 30%～50%,重度反流者反流分数为>50%,其结果与左心室造影存在良好相关性,相关系数为 0.82。但此方法也有其局限性:①必须排除主动脉瓣反流。②当二尖瓣口变形严重时需进行瓣口面积的校正,或应改用二尖瓣环水平计算流量。③计算步骤烦琐,需要参数值较多,测算差错的概率增加。④对于轻度二尖瓣反流不敏感。

(5)流量差值法测算有效反流口面积:有效反流口面积(effective regurgitant orifice area;EROA)不受腔内压力变化的影响,故而逐渐受到临床重视。由上述流量差值法可进一步计算有效反流口面积,具体计算公式为:

$$EROA=\frac{(MVF-AVF)}{VTI}$$

公式中 EROA 为二尖瓣反流口有效面积,VTI 为二尖瓣反流流速积分。

(6)连续多普勒频谱特征:连续多普勒取样线通过二尖瓣口可记录到收缩期负向、单峰、充填、灰度较深、轮廓清晰完整的反流频谱,在左心室和左心房压力正常者,在整个收缩期均存在着较高的压力阶差,因此频谱的加速支和减速支均较陡直,顶峰圆钝,频谱轮廓近于对称。左心室收缩功能减退者,左心室压力上升迟缓,故频谱的加速支上升缓慢,流速相对于心功能正常者减低。左心室收缩功能正常情况下,二尖瓣关闭不全的反流频谱峰值速度一般均超过 4 m/s。反流量大、左心房收缩期压力迅速升高者,左心室-左心房间压差于收缩中期迅速减低,故频谱曲线减速提前,顶峰变尖、前移,加速时间短于减速时间,曲线变为不对称的三角形。

(四)诊断要点及鉴别诊断

二尖瓣反流的定性诊断并不困难。诊断要点是彩色多普勒超声和频谱多普勒超声在收缩期发现起自二尖瓣口左心室侧进入左心房的异常血流。罕见碰到需要与之鉴别的病变。极少数情况下，需要与位于二尖瓣口附近的主动脉窦瘤破入左心房以及冠状动脉左心房瘘相鉴别。前者的鉴别点在于异常血流呈双期连续性，后者的鉴别点在于异常血流以舒张期为主。加上相应的主动脉窦和冠状动脉结构形态异常不难作出鉴别。

第六节 心包肿瘤

心包肿瘤非常罕见，但种类繁多，大体分为继发性肿瘤和原发性肿瘤。原发性良性心包肿瘤有脂肪瘤、分叶状纤维性息肉、血管瘤和畸胎瘤。原发性恶性心包肿瘤为间皮细胞瘤和肉瘤，分布广泛，常浸润组织。继发性肿瘤，直接从胸腔内扩散累及心包，最常见的是肺癌、乳腺癌和白血病等。

一、病理解剖

原发性肿瘤可能从胚胎残余发展而来，良性肿瘤形态较规则，而恶性肿瘤浸润心包，常伴有大量心包积液。继发性肿瘤常引起血性心包积液且量较大，部分转移灶附着心包呈“菜花样”，部分肿瘤浸润心包，使心包增厚，产生类似缩窄性心包炎表现。

二、血流动力学

肿瘤较小且心包积液量较少时，对血流动力学无明显影响，随肿瘤增大及心包积液量增多，心包腔内压力升高，渐渐地对血流动力学产生影响，主要表现为局部压迫、心室舒张受限，心室充盈不足，心排出量减少，导致心功能衰竭。

三、诊断要点

(一)二维超声心动图

继发性肿瘤多呈“菜花样”形状，从心包壁层或脏层突向心包腔。原发性恶性肿瘤肿块不规则，基底较宽，若肿瘤出血坏死，可探及不规则无回暗区形成。继发性肿瘤及原发性恶性肿瘤常合并心包积液，于心包腔内可探及液性暗区。原发性良性肿瘤一般外形较规则，可探及包膜回声，其内回声依肿瘤类型不同而异(图 2-29)。

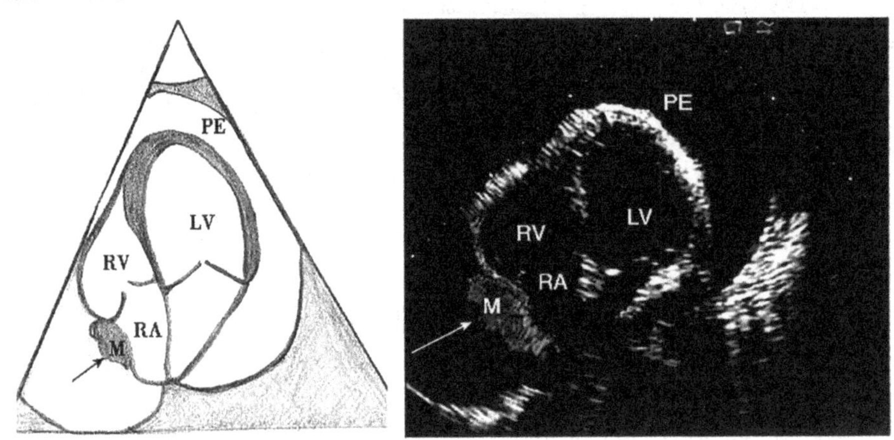

图 2-29　心尖四腔心切面显示右心房外上侧心包脏层见一不规则略高回声团

(RV：右心室；LV：左心室；RA：右心房；PE：心包积液；M：心包肿瘤)

(二)彩色多普勒及频谱多普勒超声心动图

心包内小肿瘤受心脏搏动影响，血流信号一般不显示，较大肿瘤内可见血流信号，并可探及相应的动脉血流频谱。

四、诊断注意点

(1)心包肿瘤瘤体较小或继发性肿瘤仅浸润心包增厚，容易漏诊，应注意观察，特别是有心包积液及原发肿瘤病史者。

(2)心包原发性或继发性肿瘤在超声表现有所不同，但有时难以区别，应结合病史或其他影像技术资料。

五、鉴别诊断

心包血肿如血凝块应与心包肿瘤鉴别。心包内血凝块多呈高回声，游离于心包腔内，部分可随体位改变而移动，彩色多普勒未见血流信号，常有心脏手术或外伤病史。

第七节 川 崎 病

川崎病又名皮肤黏膜淋巴结综合征(mucocutaneous lymph node syndrome，MCLS)。本病由日本人川崎富作(Tomisaku Kawasaki)于1961年首先发现。近年来已取代风湿热成为我国小儿后天性心脏病的主要病种之一。本病在婴幼儿均可发病，但80%～85%的患者在5岁以内，好发于6～18个月的婴幼儿。无论发病率或病死率，男性较女性为高(1.35∶1～1.5∶1)。复发率为1%～3%。亚裔人发病率较高，日本民族尤甚。本病病因及发病机制迄今未明，目前多认为川崎病是一定易感宿主对多种感染病原触发的一种免疫介导的全身性血管炎。累及中小血管，冠状动脉易受累。血管内皮免疫性损伤、内皮功能障碍是川崎病发生、发展的始动环节。超声心动图检查可显示扩张的冠状动脉，对典型川崎病的诊断能提供重要的信息。

一、病理解剖与血流动力学改变

川崎病的临床表现主要为发热、皮肤黏膜损害、淋巴结肿大等，其主要病理变化是以冠状动脉损害为主的全身血管炎。本病血管炎病变可分为4期。

(1)第一期(初期1～2周)：弥漫性心肌炎、微血管、小动静脉、大中型动静脉内膜炎、外膜炎和血管周围炎。

(2)第二期(极期2～4周)：微血管炎及大血管炎减轻，以中型动脉炎为主，特别是冠状动脉炎，易形成冠状动脉瘤和冠状动脉血栓，并可导致心肌梗死。

(3)第三期(肉芽期4～7周)：小血管及微血管炎消退，中型动脉肉芽肿形成。

(4)第四期(陈旧期7周以后)：血管急性炎症消失，中型动脉(尤其是冠状动脉)管壁瘢痕化、内膜增厚、钙化等。约有5%的患儿可遗留有无症状的冠状动脉瘤，其中部分患儿可因冠状动脉狭窄或血栓导致急性心肌梗死、猝死或心功能不全。

在急性发热期，如心尖部出现收缩期杂音，心音低钝，心律不齐和心脏扩大，提示冠状动脉炎、冠状动脉扩张。起病1～6周发生冠状动脉瘤，在亚急性期与恢复期，可因冠状动脉瘤而发生心肌梗死。冠状动脉瘤多数于1～2年内消退。3%～19%的冠状动脉瘤患者可发展为狭窄性病变，心肌梗死的危险性很高。未出现冠状动脉扩张者也会残留血管内膜增厚等后遗损害。患儿发生动脉瘤的高危因素如下：男性，年龄<1岁，C反应蛋白阳性，血细胞比容比>0.35，血浆清蛋白<35 g/L，其他体动脉瘤或末梢小动脉闭塞还可致肢端坏疽。

二、检查方法与注意事项

检查时患儿最好处于睡眠或安静状态，不能配合的患儿检查前予以6%水合氯醛口服(或灌肠)，地西泮或苯巴比妥钠肌内注射以镇静，待患儿安静后再行检查。患儿仰卧位或左侧卧位，常规检查心脏各标准切面，测量房室内径，观察室壁运动情况、有无心包积液等，彩色多普勒检测瓣膜反流。

超声心动图可以观察冠状动脉的起源、走行、形态及其内血流，从而为川崎病患者冠状动脉病变提供诊断依据。正常冠状动脉分别起源于左、右冠状动脉窦，内径较细，二维超声扫查可以清晰显示冠状动脉主干和分支的近端。左冠状动脉起源于左冠窦，在心底短轴切面于主动脉根部4～5点钟处可见左冠状动脉的开口；右冠状动脉起源于右冠窦，在主动脉根部约10点钟处可见右冠状动脉的起源。当显示胸骨旁主动脉根部短轴切面后，稍稍调整探头方位，于主动脉根部4～5点钟处可见左冠状动脉的主干向左走行，然后顺时针方向旋转探头30°可显示其长轴图像，其中左冠状动脉主干分叉处指向肺动脉瓣者为左前降支，其下方者为左回旋支。必须注意勿因切面关系将分支开口处误认为是冠状动脉扩张，可结合管壁有无增厚、内膜是否光滑、连续性是否完整来判断。一般而言，管壁内膜光滑完整者为正常冠状动脉分支开口。将探头稍向上倾斜，于主动脉根部10～11点钟处可见右冠状动脉长轴图像。部分患者可清晰显示右冠状动脉的开口，也有部分患者右冠状动脉的开口显示不理想，但右冠状动脉近段可清晰显示。此外，于左心室长轴切面清晰显示主动脉前壁后向内旋转探头，再略向上扬，亦可见右冠状动脉。右冠状动脉自右冠窦起源后迅速右行。左冠状动脉主干向肺动脉倾斜15°～30°，而后平直走行，左前降支顺室间隔下行，而左回旋支向左后走行。

正常冠状动脉壁薄，内腔面光整清晰，在超声图像上显示为两条平行的线状回声，分别由冠状动脉前后壁产生；两条线状回声之间为管腔无回声区，左冠状动脉主干分叉处呈Y字形。冠状动脉及其分支不在同一水平，难以显示其全貌，在一个切面上常只能显示一段冠状动脉，因此超声扫查时需不时变换探头的方向方能观察到冠状动脉的连续情况。远端冠状动脉显示困难。冠状动脉瘤形成后冠状动脉内径明显增大，按冠状动脉主干和分支的走行方位，采用相应的切面即可显示病变的冠状动脉。虽然经食管超声心动图可更为清楚地显示冠状动脉病变的情况，但由于川崎病患者多为小儿，一般不采用经食管超声心动图观察。

对于川崎病患儿伴有冠状动脉病变者应密切随访，定期复查超声心动图。通常在发病 4 周内每周检查 1 次，以后 2 个月、半年复查。然后根据病变程度至少每年检查 1 次。对有症状的患者及冠状动脉严重受累者应作冠状动脉造影检查，以准确评价冠状动脉狭窄及闭塞程度以及远端病变。

三、超声心动图表现

(一)冠状动脉病变

1.冠状动脉病变的分级和冠状动脉瘤的诊断标准

川崎病的主要病变在冠状动脉。据日本 1984 年确定的标准，经心血管造影或超声心动图检查 5 岁以下婴幼儿冠状动脉内径绝对值＞3 mm，5 岁及 5 岁以上冠状动脉内径绝对值＞4 mm；或某节段冠状动脉内径为邻近节段的 1.5 倍及以上；或冠状动脉管腔明显不规则，均为冠状动脉异常。冠状动脉内径与主动脉根部内径之比值不受年龄影响，各年龄组均＜0.3。综合川崎病的冠状动脉造影及超声成像特征，将川崎病的冠状动脉表现分为 4 度。

(1)正常(0 度)：冠状动脉管壁光滑，不存在任何部位的扩张。冠状动脉内径与年龄、体表面积呈正相关。依体表面积评估冠状动脉正常值：体表面积＜0.5 m^2，冠状动脉内径＜2.5 mm；体表面积为 0.5～1.0 m^2，冠状动脉内径为 2.5～3.0 mm；体表面积＞1.0 m^2，直径可超过 3.0 mm。冠状动脉内径与主动脉根部内径之比＜0.16。依年龄评估冠状动脉正常值：3 岁以内＜2.5 mm，3～9 岁＜3 mm，9～14 岁＜3.5 mm。

(2)轻度：或称为冠状动脉扩张，冠状动脉轻度损害，其内径增宽，但＜4 mm，冠状动脉与主动脉内径的比值＜0.3。大多数在发病第 30～60 天内径恢复正常。

(3)中度：又称为冠状动脉瘤，冠状动脉相应部位出现球状、囊状、梭形扩张，或呈串珠样改变。冠状动脉内径一般为 4～8 mm，冠状动脉与主动脉内径的比值大于 0.3(图 2-30)。大多数在发病第 1～2 年内消退，但有一部分可转为狭窄。

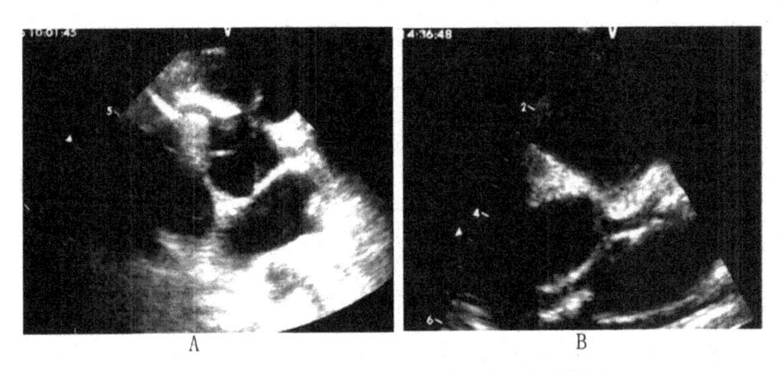

图 2-30　川崎病患者的冠状动脉中度损害

A.左、右冠状动脉轻度增宽，左冠状动脉主干呈串珠样改变；B.左冠状动脉主干及前降支内径均匀增宽

(4)重度：也称为巨大冠状动脉瘤，发生率约为 5%。冠状动脉明显扩张，内径达到或超过 8 mm，冠状动脉与主动脉内径的比值>0.6。病变多为广泛性，累及 1 支以上。其大多数由于血栓形成或者内膜增厚而转化为狭窄或闭塞性病变(图 2-31)。

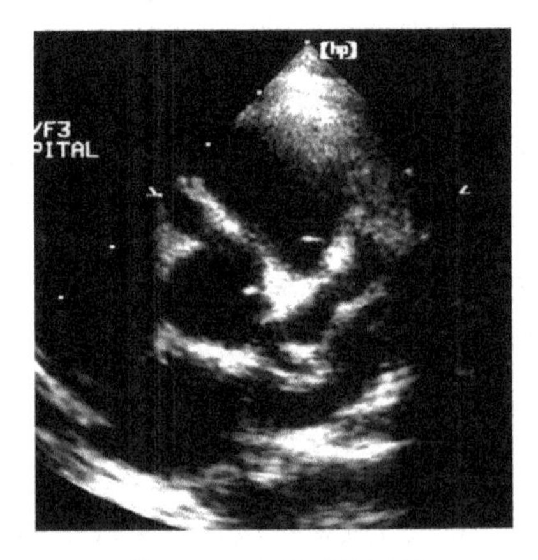

图 2-31　左冠状动脉瘤

5 岁川崎病患儿的心底短轴切面，见左、右冠状动脉呈瘤样扩张，内径分别为 6.5 mm 和 4.9 mm；左前降支及回旋支亦明显扩张

2.冠状动脉瘤的发生率及发生部位

经多数学者研究报道，川崎病急性期冠状动脉扩张性病变发生率为 35%～45%。根据日本 1 009 例川崎病观察结果，提示一过性冠状动脉扩张占 46%，冠状动脉瘤占 21%。另组 1 215 例川崎病报道，64 例并发冠状动脉瘤，其发生率为 5.3%。国内西安医科大学赵晓兰等通过 12 年对川崎病的冠状动脉超声成像分析，在 502 例川崎病患儿中，检出冠状动脉瘤 70 例

(13.94%)(图 2-32)。根据超声心动图随访观察,冠状动脉扩张自发病第 5 天开始,多在第 14 天达到最大直径。

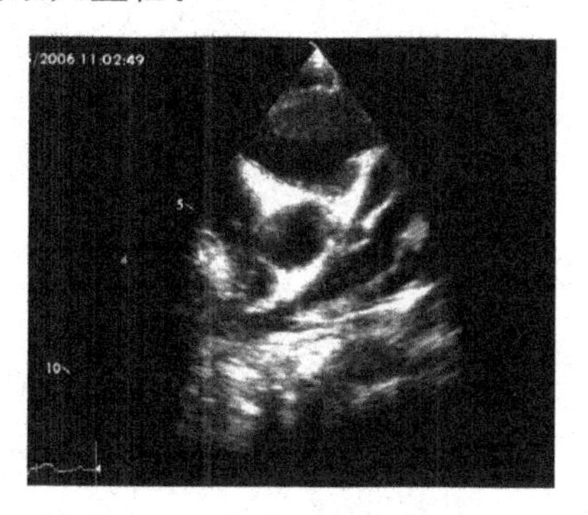

图 2-32 川崎病患者的冠状动脉瘤

川崎病患者冠状动脉前降支呈梭形扩张

冠状动脉瘤可发生于冠状动脉的任何部位,以左冠状动脉主干、右冠状动脉主干和前降支为多发。病变可累及一支冠状动脉,亦可累及多支,并且同一支冠状动脉可多处发生。

彩色多普勒成像于冠状动脉瘤处见血流信号缓慢,可呈旋涡样流动。

3.冠状动脉病变的并发症

(1)冠状动脉内血栓形成:冠状动脉瘤内可形成血栓,表现为冠状动脉内出现异常回声,多见于左冠状动脉主干和左前降支分叉处,血栓较大者可使冠状动脉管腔变窄,阻塞冠状动脉血流(图 2-33,图 2-34)。

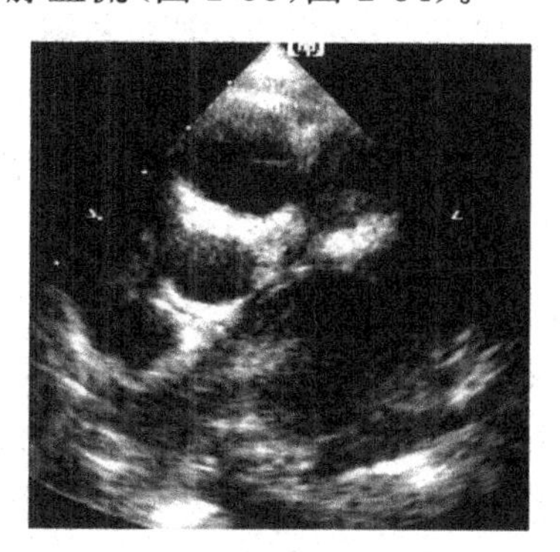

图 2-33 川崎病左冠状动脉瘤并血栓

2 岁川崎病患儿,左、右冠状动脉呈瘤样扩张,左冠状动脉远端巨大冠状动脉瘤,范围约 21 mm×13 mm,其内有血栓形成

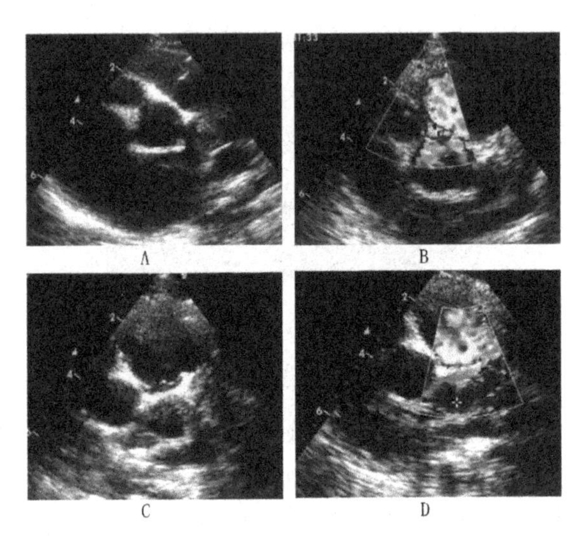

图 2-34 川崎病患者的巨大冠状动脉瘤并血栓

A.主动脉根部短轴切面示左、右冠状动脉起始段均瘤样扩张，左冠状动脉主干内可见中低回声的血栓；B.彩色多普勒示右冠状动脉开口处相对狭窄，主干内血流呈漩流；C.更清晰地显示左冠状动脉主干内附壁血栓；D.彩色多普勒提示血栓（星号）致左冠状动脉主干管腔狭窄，冠状动脉内血流呈五彩镶嵌状

(2)心肌梗死：冠状动脉内血栓形成可使冠状动脉管腔变窄，严重者可导致心肌梗死。瘤内血栓脱落也可导致远端冠状动脉栓塞，发生心肌梗死。

(二)心脏功能和血管内皮功能

川崎病急性期可出现心肌炎，川崎病后即使没有冠状动脉损伤，也会出现心肌细胞肥大、变性、排列杂乱、间质纤维化，川崎病后光镜下可见组织细胞聚集，电镜下可见肌纤维变性，糖原含量增加。心肌的这种病理和超微结构的改变可引起心功能的改变。核素、单光子发射计算机断层成像术和正电子发射断层扫描术等方法证实恢复期川崎病患儿无论冠状动脉扩张与否都存在冠状动脉储备降低、心肌缺血。我们对恢复期川崎病患儿 30 例进行了超声心动图及组织多普勒超声检查，虽然患病组的左心室射血分数，二尖瓣口舒张期血流速度与正常儿童比较无显著性差异，但组织多普勒所测二尖瓣环收缩期速度和位移以及舒张期速度均低于正常儿童，表明川崎病患儿即使在恢复期也存在左心室收缩功能异常。

应用超声技术可无创性评价川崎病后冠状动脉及外周血管（肱动脉、股动脉）内皮功能。研究表明，川崎病患者冠状动脉内皮功能和肱动脉内皮功能持续性减低，提示川崎病患者存在系统性血管内皮功能障碍。

血管内超声是近年来用于临床诊断血管病变的一种新的诊断手段，可用于评价冠状动脉的形态改变，在川崎病的研究中已经开始应用。借助冠状动脉内多普勒技术，血管内超声还可评价冠状动脉功能。血管内超声成像在冠状动脉瘤节段发现内膜增厚伴钙化，对部分冠状动脉造影显示正常的冠状动脉节段也发现内膜增厚、钙化等病变。血管内超声成像是有前途的随访手段，但其技术要求高、仪器昂贵，且有侵入性，因而应用受到限制。

多巴酚丁胺负荷超声心动图一般用于评价成人冠状动脉的病变，近来也有人将其用于川崎病患儿以评价冠状动脉狭窄情况。室壁运动异常加重或出现新的室壁运动异常提示结果为阳性。多巴酚丁胺负荷超声心动图尤其对不能完成足量运动者和小孩也是一个可行的方法。

（三）其他表现

1.心脏改变

川崎病早期可发生心肌炎、心包炎、二尖瓣关闭不全、心力衰竭等心血管并发症。发热末期可出现充血性心力衰竭、心包炎和二尖瓣关闭不全等。心肌炎、心包积液及瓣膜病多于 1 个月内消失。患儿可表现为左心室扩大，二尖瓣不同程度的反流，左心室收缩、舒张功能减低，心包积液。冠状动脉血流受阻时造成局部心肌供血不足或发生心肌梗死，室壁可出现运动异常。

2.外周血管改变

冠状动脉瘤可与周围动脉瘤并存，可于腋动脉、髂动脉等部位发生动脉瘤。

四、诊断与鉴别诊断

川崎病的诊断至今无确诊的实验室方法，主要依据临床症状和体征诊断。日本川崎病研究会和美国疾病控制中心的诊断要点可以参考：不明原因发热 5 天以上，抗生素治疗无效；同时具有以下 5 条。

（1）双侧球结膜弥漫性充血。

（2）口唇潮红，皲裂，口咽黏膜充血，杨梅舌。

（3）急性期（1～11 天）手足指趾肿胀、掌跖潮红，亚急性期（11～21 天）出现指趾端膜状脱屑。

（4）躯干、四肢多形性红斑，无疱疹，无结痂。

（5）颈部淋巴结非化脓性肿大，直径达 1.5 cm 或更大。

除外其他疾病。如发热只伴有其他 3 条，但见冠状动脉瘤者亦可诊断。

多数川崎病患儿冠状动脉正常，仅少数患儿伴有冠状动脉扩张或冠状动脉瘤形成。在诊断川崎病的冠状动脉瘤时，应注意与先天性冠状动脉瘤和冠状动脉瘘相鉴别。

先天性冠状动脉瘤与川崎病的超声表现相似，二者的鉴别关键在于病史及有无川崎病的症状和体征。

冠状动脉瘘患者冠状动脉为全程扩张，于冠状动脉瘘的瘘口处亦可有冠状动脉瘤形成。冠状动脉瘘与心腔和大血管间有异常交通，这是二者鉴别的关键。但极少数川崎病患者可合并有冠状动脉瘘，且川崎病的冠状动脉瘤可破裂而形成冠状动脉瘘，因此，在诊断中应结合患者的超声表现和临床表现综合判断。

五、临床价值与存在问题

二维超声扫查可以清晰显示冠状动脉主干和分支的近端，为冠状动脉病变最方便可靠的方法，为临床诊断川崎病提供了有价值的信息。冠状动脉左右主干及前降支近端有95%超声可以显示，右支、左前降支、回旋支及后降支的远端仅有70%～80%可显示。按冠状动脉的走行方位采用一些显示冠状动脉的特殊切面，尤其是冠状动脉瘤形成后其内径明显扩张，超声对冠状动脉病变显示的准确性较高。对冠状动脉病变的检出率可达80%～90%，狭窄的病变亦可查到，但较难显示。约有一半患者7～8天内因血管炎出现冠状动脉扩张，左冠状动脉较多，常位于近端，远端亦可累及，但超声不易发现。反复超声心动图扫查为最方便可靠的跟踪手段。冠状动脉超声成像研究川崎病冠状动脉瘤，与冠状动脉造影比较，文献报道其敏感性和特异性分别为100%和97%，具有安全、简便、可重复性强等优点。

近年来有学者通过对川崎病患儿冠状动脉病变的超声心动图与冠状动脉造影的对照研究，表明超声心动图左冠状动脉主干、右冠状动脉近端和左冠状动脉前降支近端冠状动脉瘤的发现率分别为97%、100%和72%，而右冠状动脉、左冠状动脉远端和回旋支发现率在36%以下，狭窄或血管性病变除在左冠状动脉主干外发现率在33%以下。二维超声心动图检查重复性好，特异性和敏感性与冠状动脉造影相比分别为97%和100%。二维超声心动图检查对于左冠状动脉主干、右冠状动脉近端和左冠状动脉前降支冠状动脉瘤的发现率高，但对冠状动脉瘤远端以及狭窄和阻塞病变显示不理想。

第八节　房室间隔缺损

一、概述

(一)定义

房室间隔缺损(atrioventricular septal defect，AVSD)是以房室瓣周围的间

隔组织缺损及房室瓣发育异常为特征的一组先天性心血管畸形，由心脏胚胎发育期心内膜垫的不完全发育和房室间隔的不完全发育所致，亦称为心内膜垫缺损或房室通道缺损。

（二）胚胎发育

胚胎发育第四周末，原始心管的背、腹两侧分别向管腔内突出，形成一对隆起，即前、后心内膜垫，两隆起相对继续向腔内生长，融合形成中间隔，将房室管分为左、右两侧房室管。心内膜垫向上生长参与构成原发隔，封闭原发孔；向下参与构成室间隔膜部，封闭室间孔；向左形成二尖瓣，向右形成三尖瓣。胚胎早期各种因素会导致心内膜垫发育异常，由于异常所发生的时间和受累组织结构不同，而产生一系列不同类型的病理改变。

（三）病理分型

AVSD 根据病变程度不同分为部分型、过渡型、中间型、完全型四种(图 2-35)。

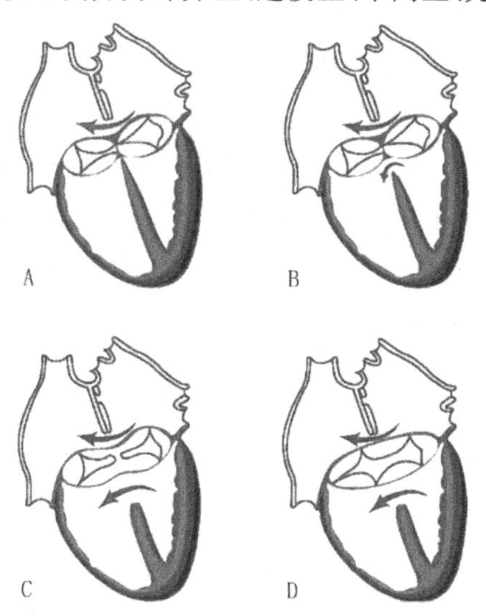

图 2-35　房室间隔缺损病理分型示意图

A.部分型；B.过渡型；C.中间型；D.完全型

(1)部分型：二尖瓣和三尖瓣的瓣环是分开的，常见的形式包括原发隔缺损和二尖瓣前叶裂。

(2)过渡型：是部分型中的一个特殊类型，二尖瓣和三尖瓣的瓣环也是分开的，除了包括原发隔缺损和二尖瓣前叶裂外，还有小的膜部室间隔缺损。

(3)完全型：包括大的室间隔及原发孔房间隔的缺损，共同房室瓣及房室环，共同房室瓣跨在缺损的室间隔上。Rastelli 根据前桥瓣形态及其腱索附着点分为A、B、C三个亚型：A型，前桥瓣的腱索附着在室间隔嵴上，能有效地分为“两瓣”，即左上桥瓣完全在左心室，右上桥瓣完全在右心室；B型，左前桥瓣发出腱索附着在室间隔右心室面；C型，前桥瓣悬浮在室间隔上，没有腱索附着。

(4)中间型：是完全型中的一个特殊类型，其共同房室瓣由一个舌样组织连接两个桥瓣分为左右两个瓣口，形成中间型。

(四)发病率、合并畸形及预后

AVSD约占活产新生儿的3.6/10 000，占所有先天性心脏畸形的2%左右，有40%～45%的唐氏综合征患儿有先天性心脏病，其中，大约有40%为AVSD，常为完全型。完全型AVSD也出现于患有遗传性内脏异位的患者(无脾综合征比多脾综合征更常见)。性别比例大约相等，或是女性稍多见。遗传性资料显示，孕妇既往分娩1胎AVSD患儿，下次妊娠再发风险2.5%；孕妇既往分娩两胎AVSD患儿，下次妊娠再发风险8%；如胎儿母亲为AVSD，妊娠发生风险6%；如胎儿父亲为AVSD，妊娠发生风险1.5%。

胎儿AVSD在母体内能够存活，如不合并其他畸形，心脏大小及左右心比例正常。出生后的预后取决于房、室间隔缺损的大小及房室瓣膜受累程度，以及是否合并其他畸形。完全型AVSD需尽早修复，修复应该选择在出生后6个月之内，不可逆性的肺血管阻力性疾病产生之前。对于有症状的婴儿，外科手术的选择包括姑息性肺动脉环缩术，以及心脏畸形的完全修复，包括一个或两个补片修补房间隔缺损和室间隔缺损，双侧房室瓣的构建，但是术后易残留房室瓣反流，应对孕妇及家属进行告知。

二、临床所见

(一)病例一

胎儿心脏畸形，完全型房室间隔缺损，永存左上腔静脉；家属选择胎儿引产，产后尸检证实诊断。孕妇27岁，G1P0，单活胎，孕妇妊娠期无不良病史，唐氏筛查低危，妊娠26周时来医院行胎儿超声心动图检查。胎儿超声心动图表现如下：胎儿内脏正位，心脏位于胸腔左侧，心尖指向左侧，心胸比例正常。心房正位，静脉回流未见异常，心室右袢，房室连接一致，Ⅰ孔房间隔缺失2.4 mm，共同房室缺损5.3 mm。双侧房室瓣位于同一水平形成共同房室瓣；彩色血流多普勒显示收缩期共同房室瓣房侧见少量反流信号。多切面(三血管切面及矢状长轴切面)探查可见左上腔静脉与增宽的冠状静脉窦相连，引流入右心房，左上腔静脉与上腔静脉之间未见左无名静脉相连。心室-大动脉连接关系一致，主动脉起源于左心室，肺动脉起源于右心室，大动脉比例正常，两者呈交叉走行，主动脉弓、降部及动脉导管正常(图 2-36)。

小儿心脏外科咨询:完全型房室间隔缺损,永存左上腔静脉,常合并唐氏综合征。永存左上腔静脉引流入右心房,无病理生理学意义,可不予处理,但大部分病例永存左上腔静脉入左心房顶部,术中要将其隔入右心房。房室间隔缺损也称为心内膜垫缺损、房室管畸形和完全性房室通道,它是胚胎发育过程中的心内膜垫融合障碍所致,主要包括房室间隔缺损和房室瓣畸形。该病自然预后差,如不治疗,近半数患儿在 6 个月内死亡,80%在 2 岁以内死亡。完全性房室间隔缺损的预后取决于两个心室的发育是否平衡,房室瓣的反流程度,手术时肺动脉压力情况和是否合并其他畸形,如法洛四联症、主动脉弓病变。如果两个心室对称,一般可以在 4~6 个月解剖根治;两个心室不对称,则可先行肺动脉环缩手术,以后行 Fontan 类手术完成生理矫治。房室瓣反流重的患儿,心功能不全的症状出现较早,先行强心利尿治疗一阶段后行根治手术;如反复呼吸道感染,顽固性充血性心力衰竭,可在新生儿期手术根治,无法根治则先行肺动脉环缩术;一部分患儿房室瓣反流较轻,症状出现晚,发现较迟,肺血管梗阻性病变严重,失去手术机会。手术包括房室间隔缺损的修补和房室瓣的成形,根据房室缺损修补的方法可分为单片法,将共同房室瓣剪开,分割为左右心房室瓣后,使用一个补片同时修补房间隔缺损和室间隔缺损;双片法采用两个补片分别修补房间隔缺损和室间隔缺损,保持共同瓣完整的情况下分隔成左右心房室瓣,可有效、充分地利用瓣叶;改良单片法则在修补房间隔缺损时将房室瓣下压到室隔嵴上,用一个补片修补房间隔缺损同时关闭室间隔缺损。单片法由于对瓣叶的损伤,瓣环开口面积小,缝合部位易撕裂,现在很少应用,如室间隔缺损较大,一般采用双片法,而缺损较小,则改良单片法更常用。手术根治效果良好,通常,根治手术死亡率为 2%~5%;大多数患儿术后都有不同程度的瓣膜反流,10%~20%需要远期处理。由于传导束发育异常和手术损伤,2%的患儿会出现房室传导阻滞。根治手术花费通常 60 000~70 000 元。如合并高危因素或其他复杂畸形,无法行根治手术,建议家属慎重考虑是否继续妊娠。

(二)病例二

胎儿复杂心脏畸形:右心室双出口,不均衡性完全型房室间隔缺损,肺动脉狭窄,永存左上腔静脉,左无名静脉缺如。

孕妇 22 岁,G2P0,单活胎,孕 2 个月时曾服用保胎药物,有贫血病史,唐氏筛查阴性,孕期无其他危险因素,外院检查发现左心发育不良,妊娠 26 周时来医院行胎儿超声心动图检查。胎儿超声心动图表现如下:胎儿内脏正位,心脏位于胸腔左侧,心尖指向左侧,心轴正常,心胸比正常。心房正位,肺静脉似回流入左心房，但是左心房与降主动脉间距偏大（不除外肺静脉畸形引流）。心室右袢，左、右心比例失常，左心发育小，右心比例增大。四腔心切面十字交叉消失，舒张期共同房室瓣口大部分朝向右心室，左右心房血流均流向右心室，提示不均衡性房室间隔缺损，左心比例偏小，收缩期分别显示Ⅰ孔房间隔及流入道室间隔回声中断；主动脉及肺动脉均起自于右心室，两者平行走行（黑色箭头所示）；肺动脉瓣增厚，开放受限，肺动脉主干及分支发育差，动脉导管未显示。大动脉短轴切面显示两个大动脉的横断面，主动脉位于右前方，肺动脉位于左后方，大动脉比例失常，主动脉内径明显大于肺动脉，主动脉弓长轴切面显示主动脉自右心室右前方发出，走行跨度较大（类似正常动脉导管弓），但外侧可见头臂血管分支。三血管切面显示增宽的主动脉，未显示肺动脉（肺动脉发育不良），左无名静脉未显示，主动脉左侧可见一管状回声，内径与右侧上腔静脉相似，追踪观察管状回声与冠状静脉窦相连，汇入右心房，故考虑为永存左上腔静脉（图 2-37、图 2-38）。

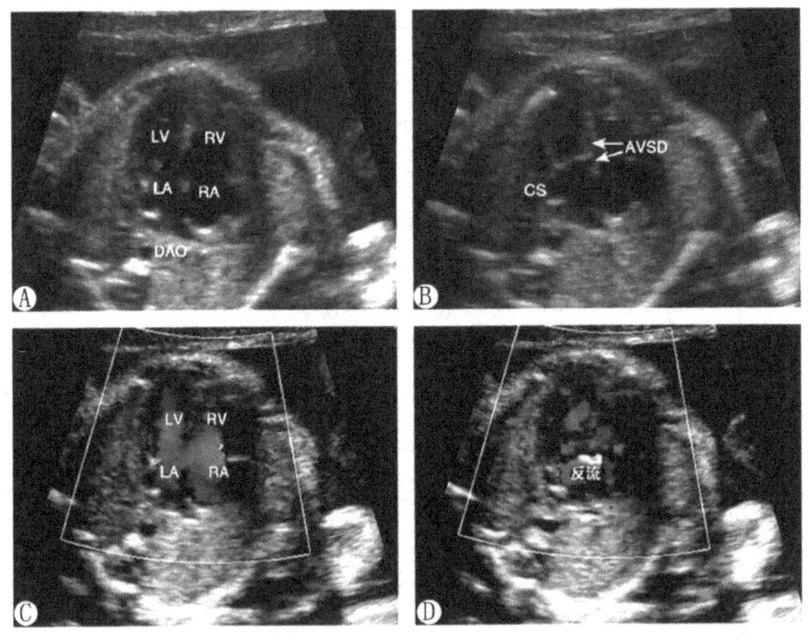

图 2-36　完全型房室间隔缺损并永存左上腔静脉胎儿超声心动图表现

A.舒张期共同房室瓣开放，房室间隔共同缺损，十字交叉消失，房室比例正常，房室连接一致；B.收缩期共同房室瓣关闭，分别显示Ⅰ孔房间隔缺损及流入道室间隔缺损，冠状静脉窦增宽；C.彩色血流显像显示舒张期双侧房室瓣口血流信号混合，形成共同房室瓣口；D.彩色血流显像显示收缩期共同房室瓣口反流信号。LV：左心室；RV：右心室；LA：左心房；RA：右心房；CS：冠状静脉窦；AVSD：房间隔缺损；DAO：降主动脉

三、超声诊断要点

AVSD根据病变程度及病理分型不同，其胎儿超声心动图表现不尽相同。

(一)部分型 AVSD

胎儿部分型AVSD的超声心动图表现如下：房间隔原发隔缺失，二尖瓣和三尖瓣位于同一水平，收缩期形成一条直线，房室瓣附着点位置差异消失，部分型AVSD可合并二尖瓣前叶和三尖瓣隔叶裂，胎儿期二维超声观察瓣叶裂直接征象有一定难度，但彩色血流多普勒显示二尖瓣和(或)三尖瓣瓣根处反流有提示作用。另外，垂位四腔心切面容易出现房间隔的假性回声失落，应用斜位或横位四腔心切面观察可避免伪像的发生。过渡型AVSD的胎儿超声心动图表现基本同部分型AVSD，在其基础上同时合并室间隔膜部小缺损，但胎儿期检出较困难。

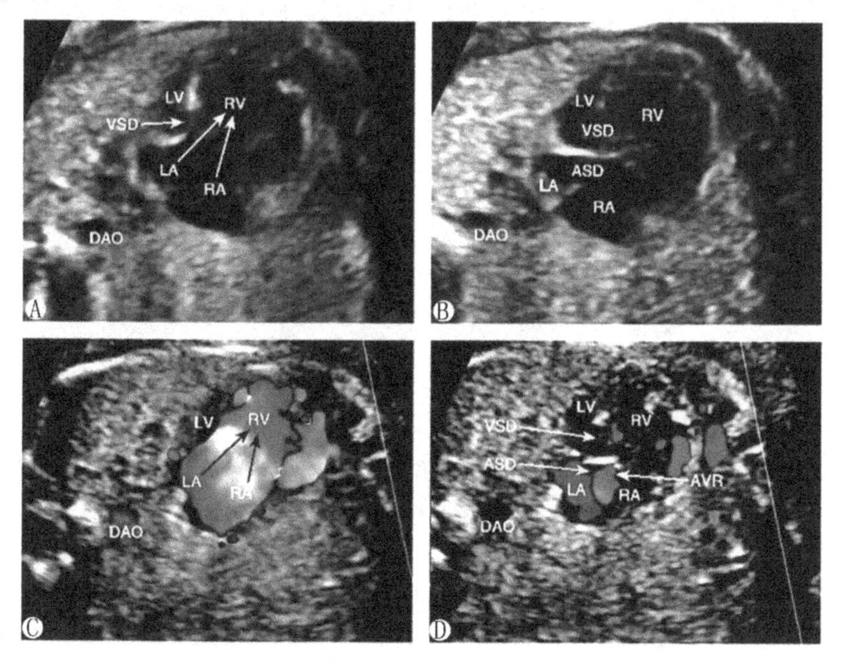

图2-37 不均衡性完全型房室间隔缺损胎儿超声图像

A、C.四腔心切面舒张期左右心房血流均流向右心室(箭头所示)，提示不均衡性房室间隔缺损，导致左心发育不良；B、D.四腔心切面收缩期分别显示房、室间隔缺损，彩色血流显像显示少量房室瓣反流。LV：左心室；RV：右心室；LA：左心房；RA：右心房；ASD：房间隔缺损；VSD：室间隔缺损；AVR：房室瓣反流；DAO：降主动脉

(二)完全型 AVSD

四腔心切面显示房间隔下部和室间隔上部共同缺失，十字交叉消失，左右心

房室瓣异常,形成一个较大的房室通道。叠加彩色多普勒血流显像时表现为舒张期心腔中央四个心腔血流信号相互混合交通,收缩期大部分病例合并房室瓣反流。完全型 AVSD 在四腔心切面的特征性表现使胎儿期 AVSD 的产前超声诊断有较高的灵敏度及准确性。

Machlitt A 等发现 AVSD 的胎儿房室长度比(atrioventricular length ratio, AVLR)增加(正常值0.5),这一表现有助于 AVSD 的检出。当 AVLR 截断值超过 0.6 时 83%的胎儿患有 AVSD,假阳性率为 5.7%(图 2-39)。

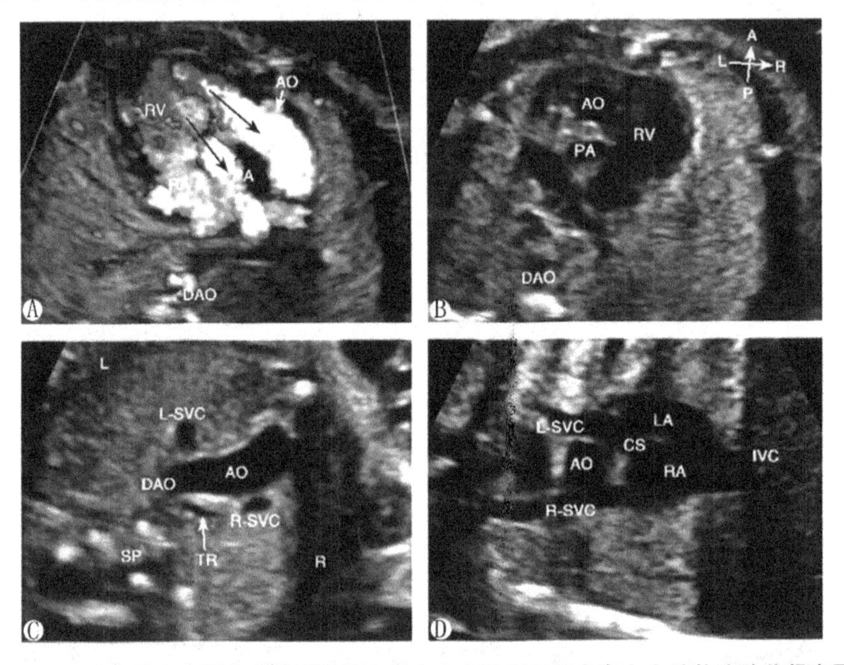

图 2-38 不均衡性完全型房室间隔缺损合并右心室双出口及永存左上腔静脉胎儿超声图像

A.主动脉及肺动脉均起自于右心室,两者平行走行(黑色箭头所示);B.大动脉短轴切面同时显示两个大动脉的横断面,主动脉位于右前方,肺动脉位于左后方,大动脉比例失常,主动脉内径明显大于肺动脉;C.三血管切面显示增宽的主动脉,由于肺动脉发育不良,此切面未显示,左无名静脉缺如,主动脉左侧可见一管状回声,内径与右侧上腔静脉相似;D.追踪观察管状回声与冠状静脉窦相连,汇入右心房,故考虑为永存左上腔静脉。RV:右心室;RA:右心房;PA:肺动脉;AO:主动脉;DAO:降主动脉;R-SVC:右上腔静脉;L-SVC:左上腔静脉;TR:气管;SP:脊柱;CS:冠状静脉窦;IVC:下腔静脉

四、鉴别诊断

完全型 AVSD 在四腔心切面有特征表现,胎儿期较容易诊断,有时需与大的继发孔房间隔缺损、大的膜周部室间隔缺损、单心室等鉴别,主要鉴别点在于

AVSD的十字交叉消失，而其他疾病均存在中心纤维体，房室瓣附着点位置差异仍然存在，因此，产前超声鉴别诊断不难。但是应多切面观察，避免因假性回声失落而造成假阳性。

部分型AVSD胎儿期诊断容易漏诊和误诊，注意与增宽的冠状静脉窦鉴别，鉴别关键点在于冠状静脉窦位置更靠后，原发隔位置略靠前。当扫查切面靠后时，易将冠状静脉窦右心房开口误认为是Ⅰ孔房间隔缺失，此时注意观察是完全显示二尖瓣的启闭还是仅显示为二尖瓣瓣环。若显示为瓣环，则说明扫查切面靠后，回声缺失有可能是冠状静脉窦的右心房开口；反之，若完全显示二尖瓣的启闭，这时紧邻房室瓣环的房间隔缺失则为Ⅰ孔房间隔缺损。对于增宽的冠状静脉窦，还应排除永存左上腔静脉或肺静脉异位引流入冠状静脉窦。

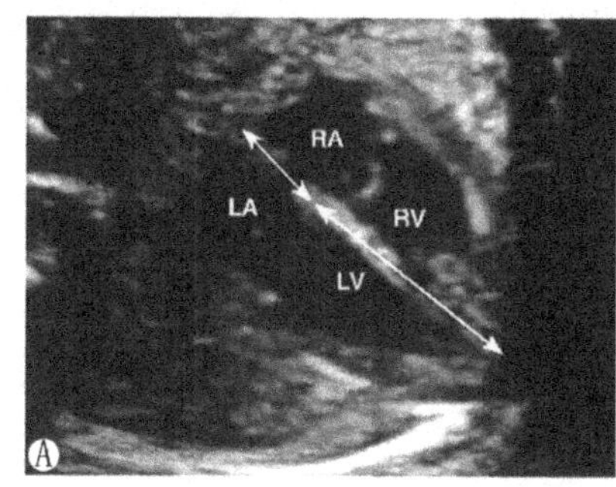

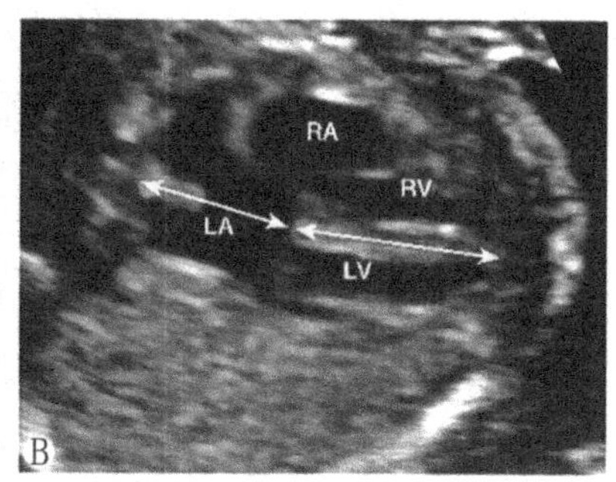

图 2-39 正常胎儿及房室间隔缺损胎儿的房室长度比

A.正常胎儿 AVLR 约为 0.5；B.房室间隔缺损胎儿的 AVLR 增加。

LV：左心室；RV：右心室；LA：左心房；RA：右心房

完全型AVSD与部分型AVSD的鉴别比较容易，但过渡型AVSD与中间型AVSD的鉴别比较困难，尽管两者都有一孔房间隔缺损及室间隔缺损，但过渡型两个瓣环，两个瓣口；中间型是一个瓣环，两个瓣口，并且室间隔缺损相对较大。

第九节 完全型大动脉转位

一、概述

(一)定义

完全型大动脉转位(transposition of great arteries，TGA)是大动脉解剖关

系颠倒的一种常见的心脏畸形，即房室连接一致而心室大动脉连接不一致。两条大动脉平行排列走行，主动脉大多位于肺动脉的右前方，故亦称为大动脉右转位。

(二)胚胎发育

TGA 由胚胎期动脉圆锥发育异常所致，由于主动脉下圆锥肌异常存在并发展，而肺动脉下圆锥肌吸收消失，致主动脉瓣位于肺动脉瓣的前方，主动脉和肺动脉间位置关系异常，导致其与心室连接关系异常。

(三)病理分型

TGA 的病理分型包括以下 3 型。

(1) Ⅰ型：室间隔完整型，占 50%，胎儿期体-肺循环之间靠未闭的动脉导管和卵圆孔相交通，胎儿出生后必须依赖于此交通而存活，否则在出生后就会死亡(图 2-40A)。

(2) Ⅱ型：伴室间隔缺损型，占 25%，体-肺循环之间主要依靠室间隔缺损相交通，出生后肺动脉血流量较大，早期容易出现肺动脉高压(图 2-40B)。

(3) Ⅲ型：伴室间隔缺损及肺动脉狭窄型，占 25%，左心室压力较大，肺血流量较少(图 2-40C)。

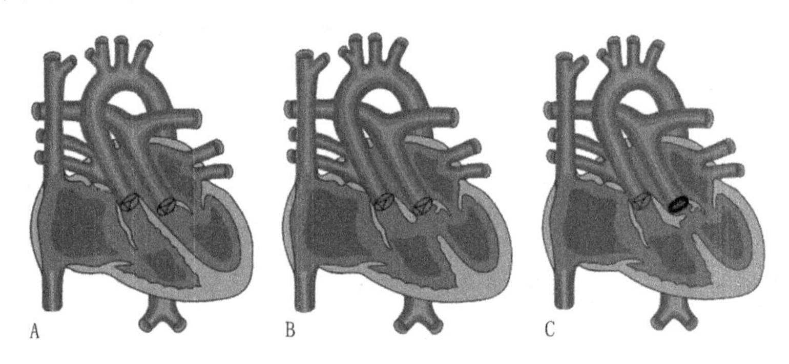

图 2-40　完全型大动脉转位病理分型示意图

A. Ⅰ型；B. Ⅱ型；C. Ⅲ型

(四)发病率、合并畸形及预后

大动脉右转位是婴儿期常见的发绀型心脏畸形，占所有先天性心脏畸形的 5%～10%，活产儿发病率为0.3‰，男女比例为 2∶1，以男婴居多。TGA 很少伴发心外畸形，可伴发其他心脏畸形，包括室间隔缺损、肺动脉狭窄等，也可孤立存在，称为室间隔完整型 TGA。

由于胎儿期卵圆孔和动脉导管处于开放状态，无论是室间隔完整型或是室间隔缺损型 TGA，对胎儿的血流动力学影响都不大，胎儿在宫内均能很好地存活。出生后的预后差及新生儿期死亡率高与卵圆孔和（或）动脉导管的关闭有密切关系。有研究报道，室间隔完整型 TGA 出生后即出现明显发绀，一周内自然死亡率约 30%，1 个月内自然死亡率约 50%，一年内自然死亡率高达 80%～90%（图 2-41）。

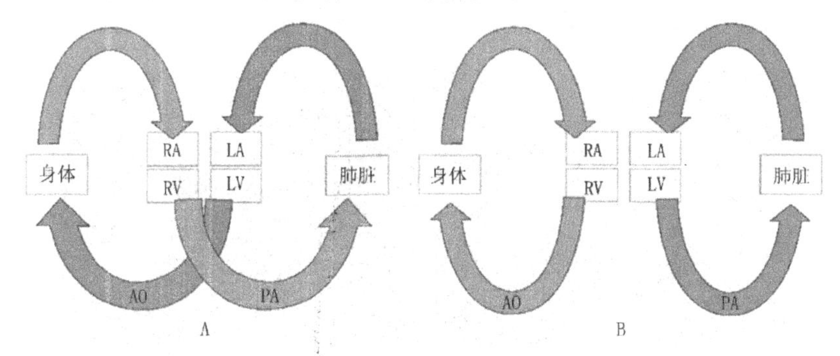

图 2-41 完全型大动脉转位血流动力学示意图

A.正常心脏血流动力学；B.完全型大动脉转位血流动力学。RA：右心房；RV：右心室；LA：左心房；LV：左心室；AO：主动脉；PA：肺动脉

因此，对于室间隔完整型 TGA，应在出生后及时行心导管房间隔造孔术，同时还应给予前列腺素 E，以维持动脉导管的开放，从而提高术前存活率，为日后的手术赢得时间。

TGA 的根治手术治疗方法包括心房补片血流改道术和大动脉调转术（Switch 手术）。随着医学技术的发展，Switch 手术日趋成熟，手术预后较好，但由于患儿最好在生后 1 个月内行此手术，因此，不仅手术费用昂贵，而且对于低体重儿的手术风险很高，应向胎儿家属进行详细告知。

二、临床所见

（一）病例一

胎儿心脏畸形，室间隔完整型 TGA，卵圆瓣活动度过大；家属选择胎儿引产，产后尸检证实诊断。

孕妇 34 岁，G3P0，单活胎，唐氏筛查低危，妊娠早期曾服用中药，妊娠 24 周时来医院行胎儿超声心动图检查。胎儿超声心动图表现如下：胎儿右枕后位，内脏正位，心脏位于胸腔左侧，心尖指向左侧，心胸比例正常。心房正位，静脉回流未见异常，心室右袢，房室连接一致，室间隔未见明确连续中断；左心室流出道切面显示一条大动脉由左心室发出，但追踪观察此大动脉可见分叉并入肺组织，判断为肺动脉;右心室流出道切面显示一条大动脉由右心室发出,追踪观察此大动脉连续为主动脉弓,提示为主动脉;主动脉与肺动脉两者呈平行排列走行,失去正常环绕关系(图 2-42)。断层超声成像由三维容积数据获得不同层面的超声切面图(图 2-43),可同时显示室间隔完整型 TGA 胎儿的左、右心室流出道切面及四腔心切面,对于大动脉的起源及走行排列关系的判断具有非常重要的价值。胎儿引产后尸检证实超声诊断。

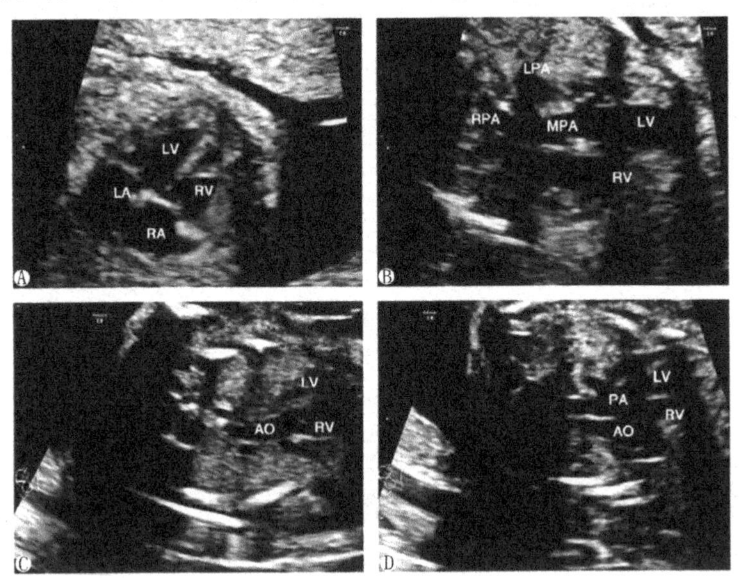

图 2-42 胎儿心脏畸形,室间隔完整型 TGA 超声表现

A.心脏位于胸腔左侧,心尖指向左侧,心尖四腔心切面显示心胸比例正常,心室右袢,房室连接一致,室间隔连续性完整;B.左心室流出道切面显示一条大动脉由左心室发出,但追踪观察此大动脉可见分叉并入肺组织,提示为肺动脉;C.右心室流出道切面显示一条大动脉由右心室发出,追踪观察此大动脉连续为主动脉弓,提示为主动脉;D.主动脉与肺动脉两者呈平行排列走行,失去正常环绕关系。LV:左心室;RV:右心室;LA:左心房;RA:右心房;MPA:主肺动脉;AO:主动脉;LPA:左肺动脉;RPA:右肺动脉;PA:肺动脉

(二)病例二

胎儿心脏畸形,室间隔完整型 TGA。

孕妇 28 岁,G2P0,单活胎,妊娠早期曾患感冒,并有用药输液史,妊娠 29 周时来医院行胎儿超声心动图检查。胎儿超声心动图表现如下:胎儿左枕前位,内脏正位,心脏位于胸腔左侧,心尖指向左侧,心胸比例正常。心房正位,静脉回流未见异常,心室右袢,房室连接一致,卵圆孔大小正常,室间隔未见明确回声中断;肺动脉

起自左心室，主动脉起自右心室，主动脉与肺动脉失去正常环绕关系，两者呈平行排列走行，主动脉位于肺动脉的前方，主动脉、肺动脉比例正常(图 2-44)。

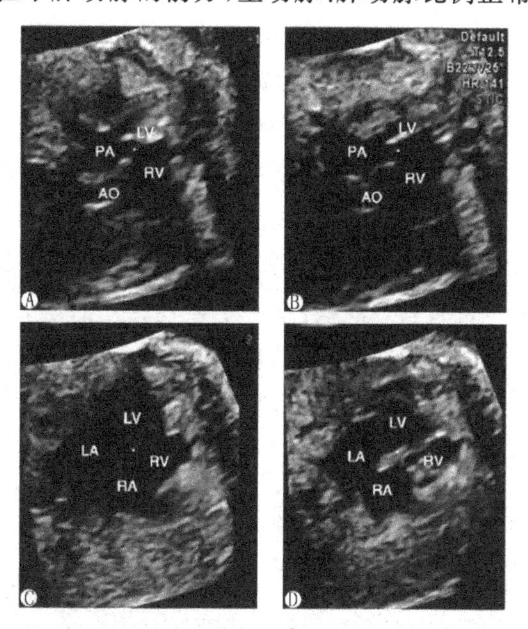

图 2-43 室间隔完整型 TGA 胎儿断层超声成像

A 及 B.肺动脉起自于左心室，其远端可见分叉入肺组织，主动脉起自于右心室，主动脉与肺动脉呈平行排列走行；C 及 D.心尖指向左侧，四腔心切面显示心胸比例正常，心室右袢，房室连接一致，室间隔连续性完整。LV：左心室；RV：右心室；LA：左心房；RA：右心房；PA：肺动脉；AO：主动脉

(三)病例三

胎儿心脏畸形，伴室间隔缺损型 TGA，主动脉弓偏细。

孕妇 30 岁，G4P1，第一胎正常，此次妊娠为单活胎，孕妇本人及妊娠期无不良病史，妊娠 24 周时来医院行胎儿超声心动图检查。胎儿超声心动图表现如下：胎儿内脏正位，心脏位于胸腔左侧，心尖指向左侧，心胸比例正常。心房正位，静脉回流未见异常，心室右袢，房室连接一致，室间隔上段连续中断约 2.3 mm，彩色血流多普勒显示室水平双向分流信号。主动脉起源于右心室，肺动脉起源于左心室，两者交叉关系消失，呈平行排列走行，双动脉瓣上瓣下未见梗阻征象，主动脉横弓内径稍细(约 3 mm)(图 2-45)。

小儿心脏外科咨询：患本症的患儿出生后自然生存率较低。如不治疗，80%～90%的患儿死于婴儿期。

本病的预后与患儿是否同时合并心内其他畸形，能否得到两循环血液合适的混合以维持一定的血氧浓度有很大关系。如果是室间隔完整型同时无房间隔缺损和动脉导管未闭并存时，患儿会严重缺氧，早期死亡，因此，应在出生后尽快手术治疗；如果同时合并较大的房间隔缺损，出生后可以较平稳的生活一段时间，但会早期发生左心室"失用性萎缩"的现象，因此，应在新生儿期完成手术治疗；如果同时合并室间隔缺损或动脉导管未闭，体循环中得以较多的含氧血混合，患儿将可能得以较长时间生存，但同时会早期发生肺动脉高压，因此，应尽可能在出生后 6 个月内手术治疗；如果患儿存在较大室间隔缺损，并同时伴有肺动脉狭窄，其生存时间也可较长，在这种情况下要视患儿的缺氧情况处理。如果缺氧严重，可早期采用体-肺动脉分流术，以改善缺氧，以后再行双心室矫治手术。如果缺氧不严重，可等到 2～3 岁直接行根治手术。以上治疗费用根据目前具体情况平均在5 万～10 万元。

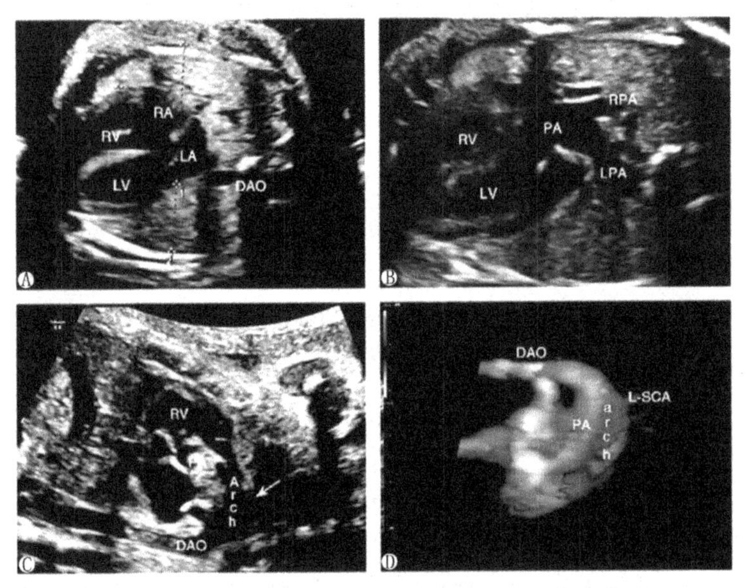

图 2-44　胎儿心脏畸形，室间隔完整型 TGA 超声表现

A.心尖四腔心切面显示基本正常，房室连接一致，室间隔连续性完整；B.左心室流出道切面显示肺动脉起自左心室（远端可见左、右肺动脉分叉）；C 及 D.主动脉弓、动脉导管弓长轴切面的二维图像及空间-时间关联成像高分辨血流显像模式图，显示主动脉与肺动脉的空间位置关系及头臂干分支，两者呈平行排列走行，主动脉位置靠前，主动脉弓为大弓，肺动脉靠后，动脉导管弓为小弓（正常胎儿主动脉弓为小弓，动脉导管弓为大弓）。LV：左心室；RV：右心室；LA：左心房；RA：右心房；PA：肺动脉；AO：主动脉；LPA：左肺动脉；RPA：右肺动脉；DAO：降主动脉；Arch：主动脉弓；L-SCA：左锁骨下动脉

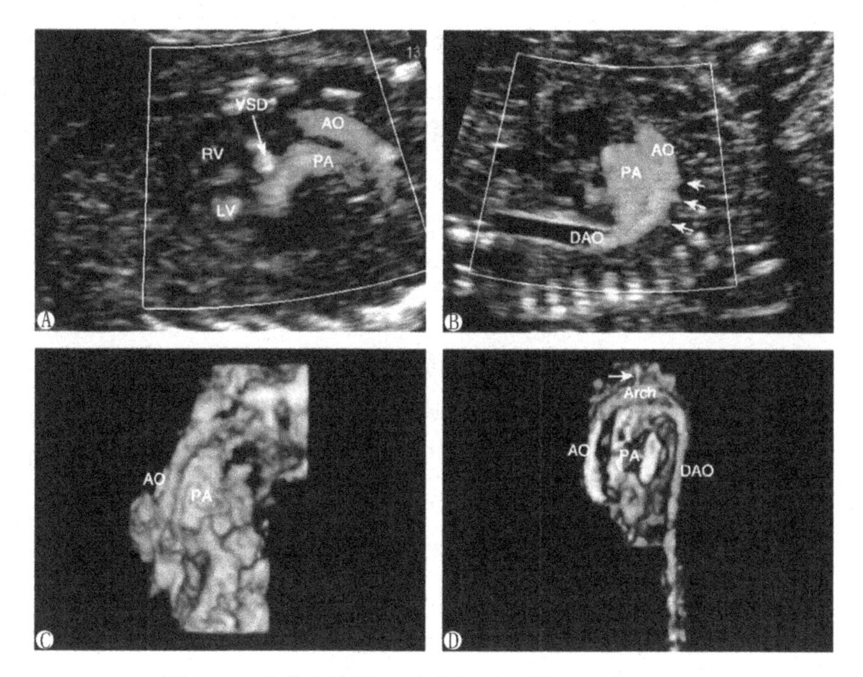

图 2-45 胎儿心脏畸形,室间隔缺损型 TGA 超声表现

A.左、右心室流出道切面显示肺动脉起自后方左心室,主动脉起自前方右心室,两者呈平行排列走行,肺动脉靠后,室间隔可见连续中断及室水平分流信号(双向);B.主动脉弓、动脉导管弓长轴切面 E-flow 模式显示主动脉弓及分支(箭头所示);C 及 D.空间-时间关联成像反转模式显示主动脉与肺动脉的空间位置关系及头臂干分支,两者呈平行排列走行,主动脉位置靠前,主动脉弓为大弓,肺动脉靠后,动脉导管弓为小弓。LV:左心室;RV:右心室;LA:左心房;RA:右心房;VSD:室间隔缺损;PA:肺动脉;AO:主动脉;DAO:降主动脉;Arch:主动脉弓

TGA 不合并肺动脉狭窄者采用的手术方法是动脉调转术,TGA 合并肺动脉狭窄者采用 Rastelli 术或动脉根部移位术。上述术式均为双心室根治手术,从生理学上完全得到根治,可明显提高患儿的生存率,术后早期生活质量与正常无异。远期有部分患者需要再次手术,主要原因是随着生长发育,新生儿主动脉根部(原肺动脉)长期经受体循环压力而发生扩张和主动脉瓣关闭不全;另外,还有因人工管道退化而需要再次更换的情况。

三、超声诊断要点

(一)大动脉位置关系异常

胎儿完全型 TGA 心房心室连接一致,左心房与左心室相连,右心房与右心室相连,由于胎儿期肺不张,左心、右心前负荷基本相当,故左、右心腔比例正常,四腔心切面显示正常，尤其是室间隔完整型 TGA，容易漏诊。TGA 的心室与大动脉连接不一致，主动脉起源于解剖右心室，主动脉与三尖瓣间可见圆锥肌；肺动脉起源于解剖左心室，肺动脉与二尖瓣间呈纤维连接。两条大动脉呈平行排列走行，连续追踪扫查左、右心室流出道长轴切面至肺动脉分叉及主动脉弓有利于准确判断。大动脉短轴切面可观察主动脉与肺动脉的空间位置关系，大动脉右转位时肺动脉与主动脉正常交叉环绕关系消失，两条大动脉均显示为短轴，主动脉位于肺动脉右前方，此切面有利于判断主动脉与肺动脉的空间位置关系。

胎儿超声心动图探查时需注意主动脉和肺动脉的辨别。

一方面，正常胎儿主动脉相对于肺动脉偏细，起自于解剖左心室，肺动脉内径相对于主动脉稍宽，起自于解剖右心室，两者呈交叉环绕关系。单纯依靠大动脉内径的粗细来判断哪条动脉为主动脉和肺动脉是 TGA 诊断中的陷阱，因为当发生主动脉增粗或是肺动脉及肺动脉瓣下狭窄等其他情况，AO/PA 的比例就会发生异常，应注意避免。正确的方法是以动脉的解剖结构来确定。具体要点如下：主动脉自心室发出后延续为升主动脉、主动脉弓及降主动脉，在主动脉弓的外侧壁可见头臂干分支；而肺动脉自心室发出后经过较短的主干即向左、右和后三个方向分成左、右肺动脉分支和动脉导管，所以根据走向头颈的外分支来界定主动脉弓，根据走向肺内的内分支来确定为肺动脉。这是判断主动脉及肺动脉的重要标志，进而准确识别大动脉与心室连接关系。

另一方面，大动脉右转位胎儿主动脉常前移，位于肺动脉右前方，因此，主动脉弓长轴切面显示主动脉起源位置靠前，主动脉弓形态失去正常的“拐杖征”，而表现为弯度较小，前后跨度较大，类似“曲棍球杆”。而动脉导管弓跨度较小，如合并肺动脉狭窄时不容易显示。所以不能机械地根据“拐杖征”和“曲棍球杆征”形态来判断主动脉弓和动脉导管弓。

此外，大动脉右转位胎儿多数三血管-气管切面仅显示一条大动脉(主动脉)及上腔静脉，肺动脉位于主动脉下方，斜切面才能显示两者关系，两者均位于气管左侧，因此，三血管-气管切面也是 TGA 诊断的重要切面。

(二)室间隔缺损

约有一半的完全型 TGA 胎儿伴有较大的室间隔缺损，常为膜周部及肌部缺损。室间隔缺损位于两条大动脉之间，无大动脉骑跨。

如室间隔缺损位于肺动脉瓣下，肺动脉骑跨，主动脉完全起自解剖右心室，则为右心室双出口；如室间隔缺损位于主动脉瓣下，主动脉骑跨，肺动脉完全起自解剖左心室，则为左心室双出口，从解剖学来说，左/右心室双出口也可称为部分型 TGA,应注意鉴别。

(三)左心室流出道及肺动脉狭窄

完全型 TGA 胎儿约有 25%合并有左心室流出道梗阻及肺动脉狭窄。由于胎儿期血流动力学状态较特殊,因此,左心室流出道梗阻及肺动脉狭窄仅能由二维图像来诊断,一般情况下,轻度及中度狭窄时血流速度增快不明显,频谱多普勒对明确诊断帮助不大。但是重度狭窄时,常合并动脉导管的血流逆灌,对诊断有提示作用。

四、鉴别诊断

TGA 需要与右心室双出口相鉴别,右心室双出口也称为部分型大动脉转位,在有大动脉骑跨的情况下容易与完全型 TGA 相混淆,其主要鉴别点在于大动脉的骑跨程度及动脉下圆锥肌的情况。典型 TGA 大动脉无骑跨,主动脉下有圆锥肌,肺动脉下无圆锥肌;而右心室双出口可有大动脉骑跨,双动脉下均有圆锥肌。

另外,完全型 TGA 和功能矫正型 TGA 以及解剖矫正型 TGA 的鉴别点如下:完全型 TGA 为房室连接一致,而心室大动脉连接不一致;功能矫正型 TGA 为房室连接及心室大动脉连接均不一致;解剖矫正型 TGA 为房室连接不一致而心室大动脉连接一致。

第三章　消化系统超声诊断

第一节　肝血管瘤

一、病理与临床表现

肝血管瘤是肝脏最常见的良性肿瘤，占肝良性肿瘤的41.6%～70%。肝血管瘤分海绵状血管瘤和毛细血管性血管瘤；前者多见，后者少见甚至罕见，可发生于肝脏任何部位，常位于肝脏被膜下或边缘区域。大小可在几毫米至几十厘米。肝血管瘤在组织学上是门静脉血管分支的畸形，表面可呈黄色或紫色，质地柔软，切面呈海绵状，组织相对较少，内含大量暗红色静脉血。肝血管瘤有时可出现退行性变，内部可出现新鲜或陈旧的血栓或瘢痕组织及钙化灶，并可完全钙化。镜下见肝血管瘤由衬以扁平内皮细胞的大小不等的血管腔构成，由数量不等的纤维组织分隔开来，血管腔中可有新鲜或机化血栓，少数血栓中可有成纤维细胞长入，这可能是“硬化性血管瘤”瘢痕形成的原因。临床表现：发病年龄一般为30～70岁，平均45岁，女性略多于男性，可单发或多发，儿童肝血管瘤与成人不同，常合并皮肤或其他内脏血管瘤，肝血管瘤自发性破裂的机会多于成人，约50%合并皮肤血管瘤。肝血管瘤较小时，一般无临床症状，中期出现症状常提示肿瘤增大，可有肝区不适感；当肝血管瘤较大时，可引起上腹胀痛，扪及腹部包块等。

二、超声影像学表现

(一)常规超声

1.形态

形态以圆形者为多。在实时状态下缺乏球体感，有时呈“塌陷”状，肿瘤较大时，呈椭圆形或不规则形，并可向肝表面突起，巨大者可突向腹腔甚至盆腔。

2.直径

超声可发现小至数毫米的肝血管瘤，大者可达 35 cm 以上。上海复旦大学附属中山医院报道的最大 1 例肝海绵状血管瘤为 63 cm。

3.边界

边界多清晰，典型者可在肿瘤周边见一 2～4 mm 的高回声带，呈“花瓣”状围绕，光带与周围肝组织和肿瘤之间均无间断现象，有称它为“浮雕状改变”，这一征象在肝血管瘤中具有较高特异性，其重要性不亚于肝癌中“晕圈”征的改变，但出现率仅 50%～60%。此外，有时可见肝血管瘤边缘有小管道进入，呈现“边缘裂开”征等改变。

4.内部回声

根据近年来的报道，肝血管瘤的回声类型主要有以下 4 种。

(1)高回声型：最多见，占肝血管瘤的 50%～60%，多出现于较小的肝血管瘤中(<5 cm)，内部回声均匀，致密，呈“筛孔状”(图 3-1)，如肝血管瘤位于膈肌处，可产生镜面反射，即在膈肌对侧的对称部位出现与肝血管瘤一致但回声略低的图像。

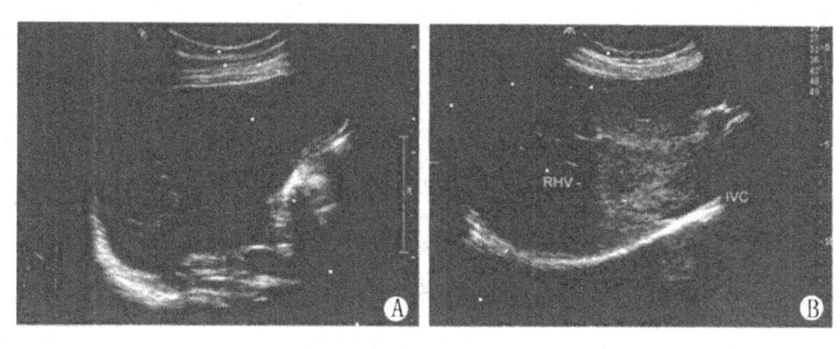

图 3-1 高回声型肝血管瘤

A.周边有高回声带，呈“浮雕”状；B.边界清晰，内呈“筛孔”状

(2)低回声型：较少见，占 10%～20%，近年有增多趋势，多见于中等大小(3～7 cm)的肝血管瘤中，其内部以低回声为主，主要由于肝血管瘤中血管腔较大，管壁较薄所致。个别在实时超声下可见较大管腔内有缓慢的血液流动，瘤体内以细网络状表现为主，其中的纤维隔回声亦较高回声型肝血管瘤为低。

(3)混合回声型：约占 20%，为前二者之混合。主要见于较大的肝血管瘤中，平均 7～15 cm，内呈现“粗网络”状或“蜂窝”状结构，分布不均，强弱不等，有时与肝癌较难鉴别。

(4)无回声型:极少见,占1%～2%,瘤体内无网状结构等表现,但透声较肝囊肿略差,边界亦较囊肿欠清。除上述四种表现外,由于肝血管瘤在演变中可发生栓塞、血栓、纤维化等改变,故在瘤体内可出现不均质团块、高回声结节及无回声区等,可使诊断发生困难。

5.后方回声

肝血管瘤的后方回声多稍增高,呈扩散型,但比肝囊肿后方回声增高要低得多。

6.加压形变

在一些位于肋下或剑突下的较大肝血管瘤中,轻按压后可见瘤体外形发生改变,出现压瘪或凹陷等现象,放松后即恢复原状。

7.肝组织

肝血管瘤患者中,周围肝组织多正常,无或少有肝硬化和纤维化征象。

8.动态改变

正常情况下,肝血管瘤变化较慢,短期内不会很快增大。据报道部分肝血管瘤,可随时间而逐渐缩小甚至消失。另有报道,用超声连续观察半小时,血管瘤内部回声可短暂变化,或做蹲起运动可见肝血管瘤回声、大小等发生改变,有别于其他肿瘤。

(二)彩色多普勒

尽管肝血管瘤内中血流丰富,但由于瘤体内血流速度较低,彩色多普勒常不易测及其血流信号,血流检出率仅占10%～30%。彩色多普勒血流成像(CDFI)多呈Ⅱb型或Ⅰc型图像(图3-2),偶可有Ⅲa型或Ⅲb型表现,脉冲多普勒可测及动脉血流,阻力指数多<0.55,搏动指数>0.85。彩色多普勒能量图可显示“绒球”状、“环绕”状改变,据报道彩色多普勒能量图中,肝血管瘤血流检出率高达87.9%,而对照组彩色多普勒显示率仅51.7%,但彩色多普勒能量图的特异表现还需进行深入研究。

三、鉴别诊断

(一)肝癌

高回声型肝血管瘤的诊断较容易,但有时与高回声型均质型肝癌较难鉴别。此型肝癌相对少见,内部回声比肝血管瘤更高更密,周边有浅淡暗环,可资鉴别。而低回声型肝血管瘤被误认为肝癌的比例较高,有报道误诊率可达30%。肝癌内部多为不均质回声,呈结节镶嵌状,如有“晕圈”容易鉴别。另外,彩色多普勒亦有助诊断。肝血管瘤可与肝癌同时存在，除了掌握肝血管瘤与肝癌的特征外，在肝内出现不同回声类型的占位时，要考虑到两种疾病并存的可能。同时，肝硬化声像图背景对间接支持肝癌的诊断有一定帮助。

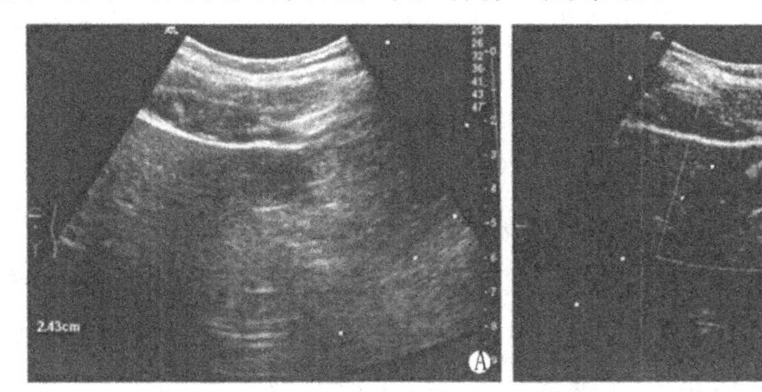

图 3-2 肝血管瘤

A.左肝下缘低回声结节，肝表面平滑；B.CDFI 显示周边血流信号，呈Ⅱb 型

（二）肝囊肿

无回声型肝血管瘤，多误认为肝囊肿，但肝囊肿壁回声更纤细、更高，内部回声更为清晰；无回声型肝血管瘤的囊壁回声较低且较厚而模糊，内部回声信号亦多于肝囊肿。

（三）肝肉瘤

肝肉瘤较少见，原发性者更少见，如平滑肌肉瘤、脂肪肉瘤、纤维肉瘤、淋巴肉瘤等。形态呈椭圆形，边界尚清，内部回声致密、增高，亦可高低不等或出现液化。彩色多普勒不易测及血流信号，有时与肝血管瘤甚难鉴别，超声引导下穿刺活检对诊断有帮助。

以往认为小型高回声型肝血管瘤多为毛细血管型血管瘤，而较大的蜂窝状的肝血管瘤为海绵状血管瘤。目前认为根据回声的改变来区别毛细血管型或海绵状型是没有根据的。有一组 113 个超声表现各异的肝血管瘤，手术病理证实均为肝海绵状血管瘤。因此，肝毛细血管型血管瘤少见甚至罕见。同时，原先认为肝血管瘤不能进行穿刺活检的概念已逐渐更新，对影像技术检查疑为肝血管瘤且位于肝深部的病灶仍可进行超声引导下的穿刺活检，甚少出现出血等并发症的报道。

第二节 肝弥漫性病变

肝脏弥漫性病变为一笼统的概念，是指多种病因所致的肝脏实质弥漫性损害。常见病因有病毒性肝炎、药物性肝炎、化学物质中毒、血吸虫病、肝脏淤血、淤胆、代谢性疾病、遗传性疾病、自身免疫性肝炎等。上述病因均可引起肝细胞变性、坏死，肝脏充血、水肿、炎症细胞浸润，单核吞噬细胞系统及纤维结缔组织增生等病理变化，导致肝功能损害和组织形态学变化。肝脏弥漫性病变的声像图表现，可在一定程度上反映其病理形态学变化，但是对于诊断而言，大多数肝脏弥漫性病变声像图表现缺乏特异性，鉴别诊断较为困难，需结合临床资料及相关检查结果进行综合分析。

一、病毒性肝炎

(一)病理与临床概要

病毒性肝炎是由不同类型肝炎病毒引起，以肝细胞的变性、坏死为主要病变的传染性疾病。按病原学分类，目前已确定的病毒性肝炎有甲型、乙型、丙型、丁型、戊型肝炎 5 种，通过实验诊断排除上述类型肝炎者称非甲至戊型肝炎。各型病毒性肝炎临床表现相似，主要表现为乏力、食欲减退、恶心、厌油、肝区不适、肝脾大、肝功能异常等，部分患者可有黄疸和发热。甲型和戊型多表现为急性感染，患者大多在 6 个月内恢复；乙型、丙型和丁型肝炎大多呈慢性感染，少数病例可发展为肝硬化或肝细胞癌，极少数呈重症。因临床表现相似，需依靠病原学诊断才能确定病因。

病毒性肝炎的临床分型：①急性肝炎；②慢性肝炎；③重型肝炎；④淤胆型肝炎；⑤肝炎后肝硬化。

病毒性肝炎的基本病理改变包括肝细胞变性、坏死，炎症细胞浸润，肝细胞再生，纤维组织增生等。其中，急性肝炎主要表现为弥漫性肝细胞变性、坏死，汇管区可见炎症细胞浸润，纤维组织增生不明显；慢性肝炎除炎症坏死外，还有不同程度的纤维化；重型肝炎可出现大块或亚大块坏死；肝硬化则出现典型的假小叶改变。

(二)超声表现

1.急性病毒性肝炎

(1)二维超声：①肝脏不同程度增大，肝缘角变钝。肝实质回声均匀，呈密集细点状回声（图 3-3A）。肝门静脉管壁、胆管壁回声增强。②脾大小正常或轻度增大。③胆囊壁增厚、毛糙，或水肿呈“双边征”，胆汁透声性差，胆囊腔内可见细弱回声。部分病例胆囊缩小，或胆囊腔暗区消失呈类实性改变（图 3-3A）。④肝门部或胆囊颈周围可见轻度肿大淋巴结（图 3-3B）。

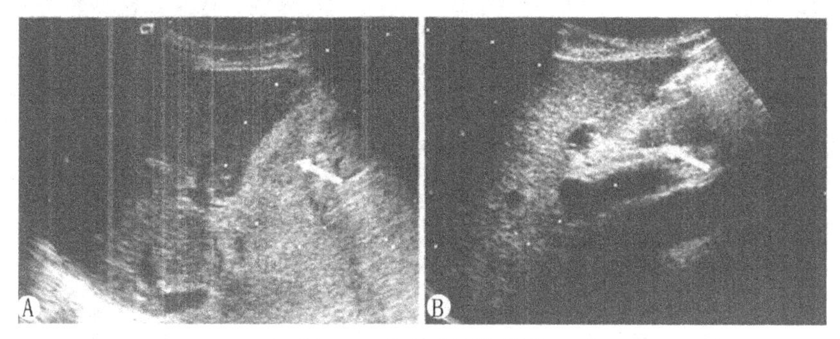

图 3-3　急性病毒性肝炎

二维超声显示肝实质回声均匀，呈密集细点状回声，胆囊缩小，胆囊壁增厚，胆囊腔暗区消失呈类实性改变（A，↑）；肝门部淋巴结轻度肿大（B，↓）

（2）彩色多普勒超声：有研究报道，肝动脉收缩期、舒张期血流速度可较正常高。

2.慢性病毒性肝炎

（1）二维超声：①随肝脏炎症及纤维化程度不同，可有不同表现。轻者声像图表现类似正常肝脏；重者声像图表现与肝硬化接近。肝脏大小多无明显变化。肝脏炎症及纤维化较明显时，肝实质回声增粗、增强，呈短条状或小结节状，分布不均匀，肝表面不光滑（图 3-4A）。肝静脉及肝门静脉肝内分支变细及管壁不平整。②脾可正常或增大（图 3-4B），增大程度常不及肝硬化，脾静脉直径可随脾增大而增宽。③胆囊壁可增厚、毛糙，回声增强。容易合并胆囊结石、息肉样病变等。

（2）彩色多普勒超声：随着肝脏损害程度加重，特别是肝纤维化程度加重，肝门静脉主干直径逐渐增宽，血流速度随之减慢；肝静脉变细，频谱波形趋于平坦；脾动、静脉血流量明显增加。

3.重型病毒性肝炎

（1）二维超声：①急性重型病毒性肝炎，肝细胞坏死明显时，肝脏体积可缩小，形态失常，表面欠光滑或不光滑（图 3-5A），实质回声紊乱，分布不均匀，肝静脉逐渐变细甚至消失；亚急性重型病毒性肝炎，如肝细胞增生多于坏死，则肝脏缩小不明显；慢性重型病毒性肝炎的声像表现类似慢性肝炎，如在肝硬化基础上发生重症肝炎,则声像图具有肝硬化的特点。②胆囊可增大,胆囊壁水肿增厚,胆汁透声性差,可见类实性回声(图 3-5A)。③脾脏可增大或不大。④腹水(图 3-5A)。

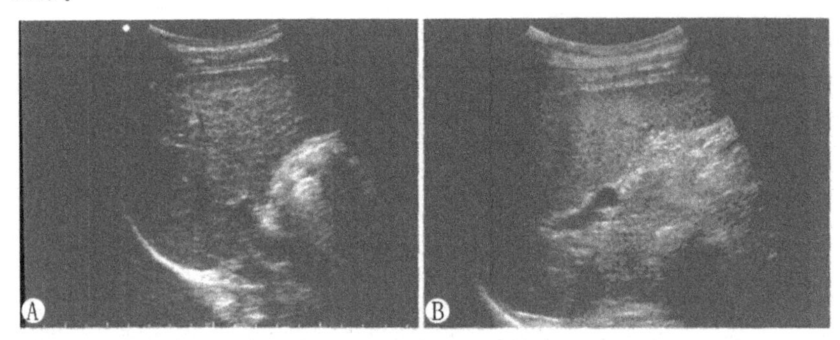

图 3-4 慢性病毒性肝炎

二维超声显示肝表面不光滑,肝实质回声增粗呈短条状,分布不均匀,肝内血管显示欠佳(A);脾增大,下缘角变钝,脾实质回声均匀(B)。肝穿刺活检病理:慢性乙型肝炎 G3/S3(炎症 3 级/纤维化 3 期)

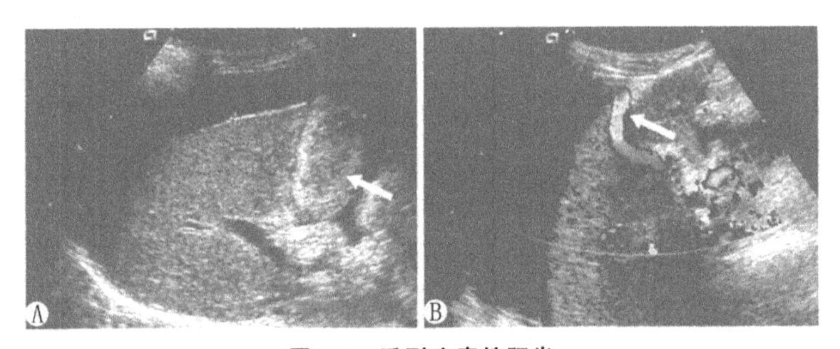

图 3-5 重型病毒性肝炎

二维超声显示肝脏形态失常,右肝缩小,肝表面欠光滑,肝实质回声增粗,分布不均匀,胆囊壁增厚,不光滑,胆囊腔内充满类实性回声(A,↑),后方无声影,肝前间隙见液性暗区(A);CDFI 显示附脐静脉重开,可见出肝血流显示(B,↑)

(2)彩色多普勒超声:重型病毒性肝炎患者较易出现肝门静脉高压表现,如附脐静脉重开(图 3-5B),肝门静脉血流速度明显减低或反向等。

4.其他

淤胆型肝炎声像图表现无特异性。肝炎后肝硬化超声表现见肝硬化。

(三)诊断与鉴别诊断

病毒性肝炎主要需与下列疾病鉴别。

1.淤血肝

淤血肝继发于右心功能不全,声像图显示肝大,肝静脉及下腔静脉扩张,搏动消失，血流速度变慢或有收缩期反流，肝门静脉一般不扩张。急、慢性肝炎肝脏可增大，肝静脉及下腔静脉无扩张表现，且慢性肝炎及肝炎后肝硬化者多数肝静脉变细。

2.脂肪肝

肝大，肝缘角变钝，肝实质回声弥漫性增强，但光点细密，并伴有不同程度的回声衰减，肝内管道结构显示模糊，肝门静脉不扩张。

3.血吸虫性肝病

患者有流行区疫水接触史，声像图显示肝实质回声增强、增粗，分布不均匀，以汇管区回声增强较明显，呈较具特征性的网格状或地图样改变。

4.药物中毒性肝炎

由于毒物影响肝细胞代谢和肝血流量，导致肝细胞变性、坏死。声像图显示肝脏增大，肝实质回声增粗、增强，分布欠均匀，与慢性病毒性肝炎类似，鉴别诊断需结合临床病史及相关实验室检查结果综合分析。

5.酒精性肝炎

声像图表现可与病毒性肝炎类似，诊断需结合临床病史特别是饮酒史。

二、肝硬化

(一)病理与临床概要

肝硬化是一种常见的由不同原因引起的肝脏慢性、进行性、弥漫性病变。肝细胞变性、坏死，炎症细胞浸润，继而出现肝细胞结节状再生及纤维组织增生，致肝小叶结构和血液循环途径被破坏、改建，形成假小叶，使整个肝脏变形、变硬而形成肝硬化。

根据病因及临床表现的不同有多种临床分型。我国最常见为门脉性肝硬化，其次为坏死后性肝硬化以及胆汁性、淤血性肝硬化等。肝硬化按病理形态又可分为小结节型、大结节型、大小结节混合型。门脉性肝硬化主要病因有慢性肝炎、酒精中毒、营养缺乏和毒物中毒等，主要属小结节型肝硬化，结节最大直径一般不超过 1 cm。坏死后性肝硬化多由亚急性重型肝炎、坏死严重的慢性活动性肝炎、严重的药物中毒发展而来，属于大结节及大小结节混合型肝硬化，结节大小悬殊，直径为 0.5～1 cm，最大结节直径可达6 cm。坏死后性肝硬化病程短，发展快，肝功能障碍明显，癌变率高。

肝硬化的主要临床表现：代偿期多数患者无明显不适或有食欲减退、乏力、右上腹隐痛、腹泻等非特异性症状，肝脏不同程度增大，硬度增加，脾轻度增大或正常。失代偿期上述症状更明显，并出现腹水、脾增大、食管-胃底静脉曲张等较为特征性表现，晚期有进行性黄疸、食管静脉曲张破裂出血、肝性脑病等。

(二)超声表现

1.肝脏大小、形态

肝硬化早期肝脏可正常或轻度增大。晚期肝形态失常，肝脏各叶比例失调，肝脏缩小，以右叶为著；左肝和尾状叶相对增大，严重者肝门右移。右叶下缘角或左叶外侧缘角变钝。肝脏活动时的顺应性及柔软性降低。

2.肝表面

肝表面不光滑，凹凸不平，呈细波浪、锯齿状、大波浪状或凸峰状。用5 MHz或7.5 MHz高频探头检查，显示肝表面更清晰，甚至可见细小的结节。有腹水衬托时，肝表面改变亦更清晰。

3.肝实质回声

肝实质回声弥漫性增粗、增强，分布不均匀，部分患者可见低回声或等回声结节(图 3-6)。

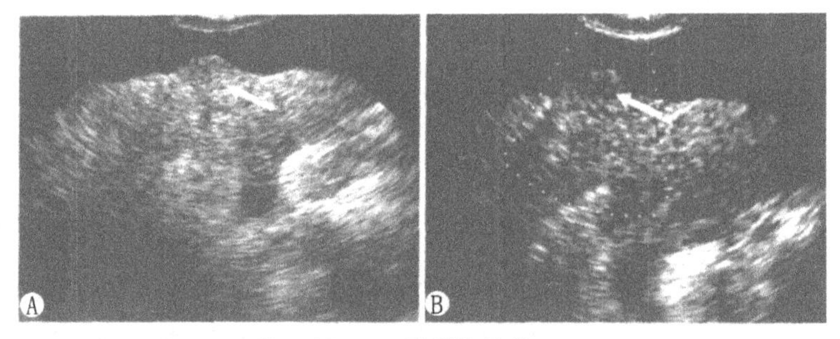

图 3-6 肝硬化结节

二维超声显示肝缩小，肝表面凹凸不平，右肝前叶肝包膜下一稍低回声结节，向肝外突出，结节边界不清，内部回声均匀(A，↑)；CDFI 显示等回声结节内部无明显血流显示(B，↑)

4.肝静脉

早期肝硬化肝内管道结构无明显变化。后期由于肝内纤维结缔组织增生、肝细胞结节状再生和肝小叶重建挤压管壁较薄的肝静脉，致肝静脉形态失常，管径变细或粗细不均，走行迂曲，管壁不光滑，末梢显示不清。CDFI 显示心房收缩间歇期肝静脉回心血流消失，多普勒频谱可呈二相波或单相波，频谱低平，可能与肝静脉周围肝实质纤维化和脂肪变性使静脉的顺应性减低有关。

5.肝门静脉改变及门静脉高压征象

(1)肝门静脉系统内径增宽，主干内径＞1.3 cm，随呼吸内径变化幅度小或无变化，CDFI 显示肝门静脉呈双向血流或反向血流，肝门静脉主干血流反向是肝门静脉高压的特征性表现之一。肝门静脉血流速度减慢，血流频谱平坦，其频谱形态及血流速度随心动周期、呼吸、运动和体位的变化减弱或消失。

(2)侧支循环形成：也是肝门静脉高压的特征性表现之一。

1)附脐静脉开放：肝圆韧带内或其旁出现无回声的管状结构，自肝门静脉左支矢状部向前、向下延至脐，部分附脐静脉走行可迂曲(图 3-7A)，CDFI 显示为出肝血流(图 3-7B)，多普勒频谱表现为肝门静脉样连续带状血流。

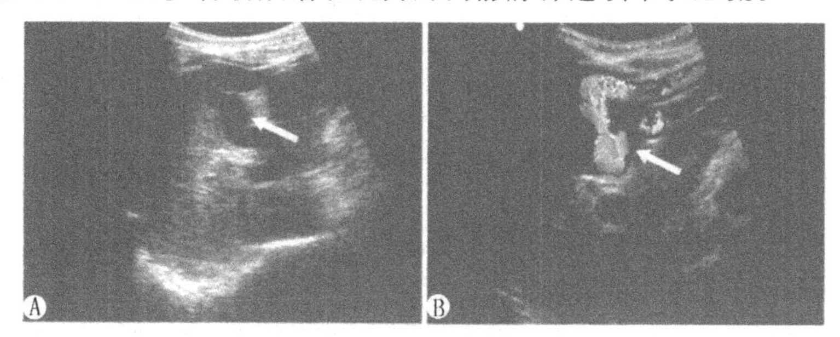

图 3-7 附脐静脉重开

二维超声显示附脐静脉迂曲扩张，自肝门静脉左支矢状部行至肝外腹壁下(A，↑)；CDFI 显示为出肝血流(B，↑)

2)胃冠状静脉(胃左静脉)扩张、迂曲，内径>0.5 cm。肝左叶和腹主动脉之间纵向或横向扫查显示为迂曲的管状暗区或不规则囊状结构，CDFI 显示其内有不同方向的血流信号充填(图 3-8A、B)，为肝门静脉样血流频谱。胃冠状静脉是肝门静脉主干的第 1 个分支，肝门静脉压力的变化最先引起胃冠状静脉压力变化，故胃冠状静脉扩张与肝门静脉高压严重程度密切相关。

3)脾肾侧支循环形成：脾脏与肾脏之间出现曲管状或蜂窝状液性暗区，可出现在脾静脉与肾静脉之间、脾静脉与肾包膜之间或脾包膜与肾包膜之间，呈肝门静脉样血流频谱。

脾胃侧支循环形成：脾静脉与胃短静脉之间的交通支，表现为脾上极内侧迂曲管状暗区或蜂窝状暗区(图 3-9A、B)，内可探及门静脉样血流频谱。

(3)脾脏增大，长度>11 cm，厚度>4 cm(男性)、厚度>3.5 cm(女性)，脾实质回声正常或增高。如有副脾者亦随之增大。脾静脉迂曲、扩张，内径>0.8 cm(图 3-10A、B)。

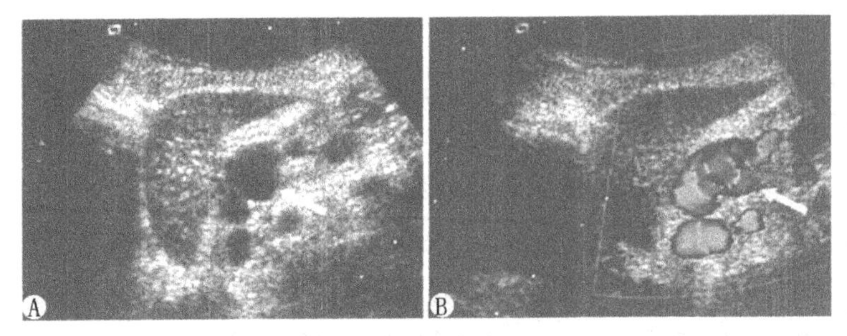

图 3-8 胃冠状静脉扩张

二维超声显示胃冠状静脉呈囊状扩张，边界清晰（A，↑）；CDFI 显示暗区内红蓝相间不同方向的彩色血流信号（B，↑）

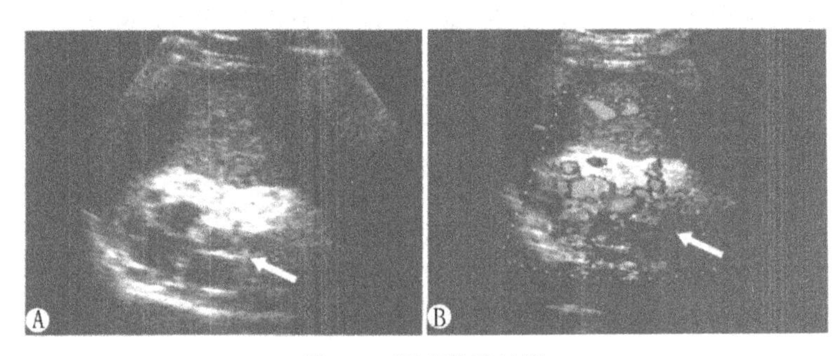

图 3-9 胃底静脉扩张

二维超声显示脾上极内侧相当于胃底部蜂窝状暗区（A，↑）；CDFI 显示暗区内充满血流信号（B，↑）

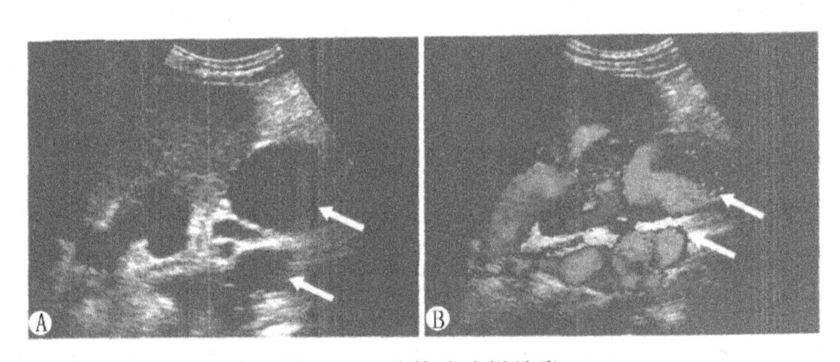

图 3-10 脾静脉瘤样扩张

二维超声显示脾门区血管迂曲扩张，部分呈囊状改变（A，↑）；CDFI 显示扩张管腔内充满彩色血流信号（B，↑）

(4)肠系膜上静脉扩张，内径＞0.7 cm，部分可呈囊状扩张。

(5)腹水：多表现为透声性好的无回声区。少量腹水多见于肝周或盆腔；大量腹水则可在肝周、肝肾隐窝、两侧腹部、盆腔见大片液性暗区，肠管漂浮其中。如合并感染，液性暗区内可见细弱回声漂浮或纤细光带回声。

(6)肝门静脉血栓及肝门静脉海绵样变。

6.胆囊

胆囊壁增厚、毛糙,回声增强。肝门静脉高压时,胆囊静脉或淋巴回流受阻,胆囊壁可明显增厚呈“双边”征。

(三)不同类型肝硬化特点及超声表现

1.门脉性肝硬化及坏死后性肝硬化

门脉性肝硬化及坏死后性肝硬化以上述超声表现为主。

2.胆汁性肝硬化

胆汁性肝硬化的发生与肝内胆汁淤积和肝外胆管长期梗阻有关。前者多由肝内细小胆管疾病引起胆汁淤积所致,其中与自身免疫有关者,称原发性胆汁性肝硬化,较少见。后者多继发于炎症、结石、肿瘤等病变引起肝外胆管阻塞,称为继发性胆汁性肝硬化,较多见。主要病理表现为肝大,呈深绿色,边缘钝,硬度增加,表面光滑或略有不平。主要临床表现为慢性梗阻性黄疸和肝脾大,皮肤瘙痒,血清总胆固醇及碱性磷酸酶、谷氨酰转肽酶显著增高。晚期可出现肝门静脉高压和肝衰竭。

二维超声:肝脏大小正常或轻度增大,原发性胆汁性肝硬化则进行性增大。肝表面可平滑或不平整,呈细颗粒状或水纹状。肝实质回声增多、增粗,分布不均匀。肝内胆管壁增厚、回声增强,或轻度扩张。如为肝外胆管阻塞可观察到胆管系统扩张及原发病变声像。

3.淤血性肝硬化

慢性充血性心力衰竭,尤其是右心衰竭使肝脏淤血增大。长期淤血、缺氧,使肝小叶中央区肝细胞萎缩变性甚至消失,继之纤维化并逐渐扩大,与汇管区结缔组织相连,引起肝小叶结构改建,形成肝硬化。淤血性肝硬化肝脏可缩小,肝表面光滑或呈细小颗粒状,断面呈红黄相间斑点,状如槟榔,红色为肝小叶中央淤血所致,黄色为肝小叶周边部的脂肪浸润。临床以右心衰竭及肝硬化的表现为主。

二维超声:早期肝脏增大,晚期缩小,肝表面光滑或稍不平整,肝实质回声增粗、增强,分布尚均匀。下腔静脉、肝静脉扩张,下腔静脉内径达 3 cm,肝静脉内径可达 1 cm 以上,下腔静脉管径随呼吸及心动周期变化减弱或消失(图 3-11A)。彩色多普勒超声显示收缩期流速减低,或呈反向血流,舒张期血流速度增加(图 3-11B)。肝门静脉扩张,脾增大,腹水。

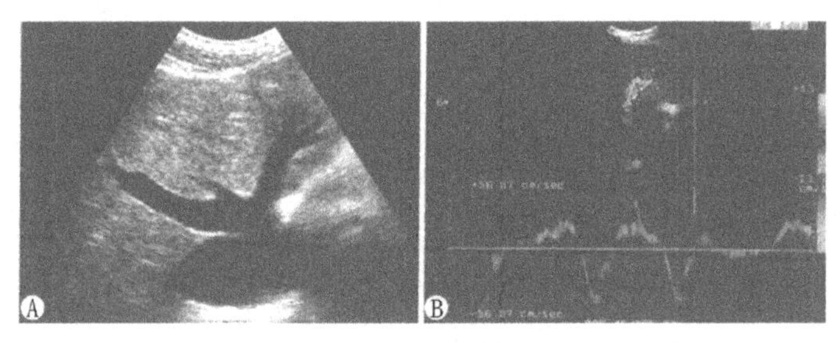

图 3-11 淤血肝

二维超声显示肝静脉、下腔静脉管径增宽(A);频谱多普勒显示肝静脉(B)及下腔静脉频谱呈三尖瓣反流波形,V 波、D 波波幅较高,S 波降低

(四)诊断与鉴别诊断

典型肝硬化,特别是失代偿期肝硬化,其声像图表现具有一定的特点,诊断并不困难,但不能从声像图上区分门脉性、坏死后性、原发性胆汁性肝硬化等肝硬化类型。早期肝硬化超声表现可与慢性肝炎类似,超声诊断较困难,需肝穿刺活检病理确定。继发性胆汁性肝硬化、淤血性肝硬化则需结合病史及原发病变表现以及肝脏声像改变、脾脏大小、有无肝门静脉高压等表现,综合判断分析。肝硬化需与下列疾病鉴别。

1.弥漫型肝癌

弥漫型肝癌多在肝硬化基础上发生,肿瘤弥漫分布,与肝硬化鉴别有一定难度,鉴别诊断要点见表 3-1。

表 3-1 弥漫型肝癌与肝硬化鉴别

鉴别项目	弥漫型肝癌	肝硬化
肝脏大小、形态	肝脏增大,形态失常,肝表面凹凸不平	肝脏缩小(以右叶明显),形态失常
肝内管道系统	显示不清	可显示,特别是较大分支显示清楚,但形态及走行失常,末梢显示不清
肝门静脉栓子	肝门静脉管径增宽、管壁模糊或局部中断,管腔内充满实性回声,其内可探及动脉血流信号,超声造影栓子在动脉期有增强(癌栓)	无或有,后者表现肝门静脉较大分支内实性回声,其内部无血流信号,超声造影无增强(血栓)。肝门静脉管壁连续,与肝门静脉内栓子分界较清
CDFI	肝内血流信号增多、紊乱,可探及高速高阻或高速低阻动脉血流信号	肝内无增多、紊乱的异常血流信号
临床表现	常有消瘦、乏力、黄疸等恶病质表现。甲胎蛋白可持续升高	无或较左侧所述表现轻

2.肝硬化结节与小肝癌的鉴别

部分肝硬化再生结节呈圆形、椭圆形,球体感强,需要与小肝癌鉴别。肝硬化再生结节声像表现与周围肝实质相似,周边无“声晕”;而小肝癌内部回声相对均匀,部分周边可见“声晕”。CDFI:前者内部血流信号不丰富或以静脉血流信号为主,若探及动脉血流信号则为中等阻力;后者内部以动脉血流信号为主,若探及高速高阻或高速低阻动脉血流信号更具诊断价值。超声造影时,肝硬化结节与肝实质呈等增强或稍低增强;而典型小肝癌动脉期表现为高增强,门脉期及延迟期表现为低增强。动态观察肝硬化结节生长缓慢,小肝癌生长速度相对较快。

3.慢性肝炎及其他弥漫性肝实质病变

早期肝硬化与慢性肝炎及其他弥漫性肝实质病变声像图表现可相似,鉴别诊断主要通过肝穿刺活检。

三、酒精性肝病

(一)病理与临床概要

酒精性肝病是由于长期大量饮酒导致的中毒性肝损害,主要包括酒精性脂肪肝、酒精性肝炎、酒精性肝硬化。酒精性肝病是西方国家肝硬化的主要病因(占 80%～90%)。在我国酒精性肝病有增多趋势,成为肝硬化的第二大病因,仅次于病毒性肝炎。

酒精性脂肪肝、酒精性肝炎及酒精性肝硬化是酒精性肝病发展不同阶段的主要病理变化,病理特点如下。

1.酒精性脂肪肝

肝小叶内＞30%的肝细胞发生脂肪变,以大泡性脂肪变性为主,可伴有或不伴有小坏死灶及肝窦周纤维化。戒酒 2～4 周后轻度脂肪变可消失。

2.酒精性肝炎

肝细胞气球样变、透明样变,炎症坏死灶内有中性粒细胞浸润。可伴有不同程度的脂肪变性及纤维化。

3.酒精性肝硬化

典型者为小结节性肝硬化,结节直径为 1～3 mm;晚期再生结节增大,结节直径可达 3～5 mm,甚至更大。结节内有时可见肝细胞脂肪变或铁颗粒沉积,可伴有或不伴有活动性炎症。

(二)超声表现

1.酒精性脂肪肝

声像图表现类似脂肪肝,肝脏增大,肝实质回声较粗、较高、较密集,深部回声逐渐衰减,膈肌回声显示欠清,肝内管道结构模糊。由于声波衰减,CDFI 显示肝门静脉、肝静脉血流充盈不饱满。脾无明显增大。

2.酒精性肝炎

肝脏增大,肝实质回声增粗、增强,分布均匀或欠均匀,回声衰减不明显,肝内管道结构及膈肌显示清楚。肝门静脉、肝静脉血流充盈饱满。

3.酒精性肝硬化

声像图表现与门脉性肝硬化相似。早期肝脏增大,晚期缩小。肝表面不光滑,肝实质回声增粗,分布不均匀,肝门静脉增宽,脾大。晚期可出现腹水、肝门静脉高压表现。

(三)诊断与鉴别诊断

酒精性肝病超声表现无特异性,诊断需结合病史,特别是酗酒史。而准确诊断不同类型酒精性肝病,则需通过肝穿刺活检病理诊断。需要与下列疾病鉴别。

(1)脂肪肝:声像图表现与酒精性脂肪肝相似,病因诊断需结合病史。

(2)病毒性肝炎:不同病程阶段病毒性肝炎声像图表现不一,部分表现与酒精性肝炎相似,病因诊断需结合病史及相关实验室检查。

(3)淤血肝:声像图显示肝大,肝静脉及下腔静脉扩张,搏动消失,收缩期血流速度变慢或有收缩期反流,肝门静脉不扩张;而酒精性肝炎则无肝静脉及下腔静脉扩张和相应血流改变。

四、脂肪肝

(一)病理与临床概要

随着生活水平的不断提高,脂肪肝的发病率也正在逐渐上升。脂肪肝是一种获得性、可逆性代谢疾病,当肝内脂肪含量超过肝重量的 5%时可称为脂肪肝。早期或轻度脂肪肝经治疗后可以逆转为正常。引起脂肪肝的主要原因如下:肥胖、过度的酒精摄入、高脂血症、糖尿病、长期营养不良、内源性或外源性的皮质类固醇增多症、怀孕、长期服用药物(肼类、磺胺类药物、部分化疗药物等)、化学品中毒(四氯化碳、磷、砷等)等。此外,重症肝炎、糖原沉积病、囊性纤维病、胃肠外营养等也可引起脂肪肝。肝内脂肪含量增高时,肝细胞会出现脂肪变性,以大泡性肝细胞脂肪变性为主，偶可见点、灶状坏死，并可伴轻度纤维组织增生。脂肪肝进一步发展会转变为肝纤维化，甚至肝硬化，导致肝功能明显下降。脂肪肝一般以弥漫浸润多见，也可表现为局部浸润，导致局限性脂肪肝。脂肪肝一般无特征性临床症状，可有疲乏、食欲缺乏、嗳气、右上腹胀痛等症状，可伴有肝脏增大体征，血脂增高或正常，肝功能可轻度异常。

(二)超声表现

脂肪肝的声像图表现与肝脏脂肪沉积的量及形式有关，可分为弥漫浸润型脂肪肝及非均匀性脂肪肝两大类。

1.弥漫浸润型脂肪肝

弥漫浸润型脂肪肝是脂肪肝常见的类型，其声像图特点如下。

(1)肝实质前段回声增强，光点密集、明亮，呈云雾状，故有“亮肝”之称；肝实质后段回声随着深度增加而逐渐减弱，即回声衰减，且与前段增强回声无明显分界(图 3-12A)。膈肌因回声衰减可显示不清。

(2)肝肾对比征阳性(图 3-12B)。正常情况下肝脏回声略高于肾实质。脂肪肝时，肝脏回声与肾实质回声对比，增强更加明显。轻度脂肪肝肝脏内部回声改变不明显时，可通过此征象进行判断。

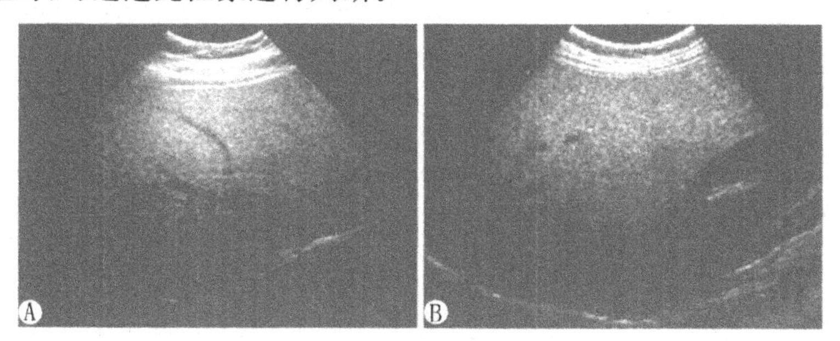

图 3-12 脂肪肝

二维超声显示肝实质前段回声增强，光点密集、明亮，呈“亮肝”改变，后段回声衰减(A)；肝脏回声与肾实质回声对比明显增强，即肝肾对比征阳性(B)

(3)肝脏内部管道结构显示欠清，较难显示肝门静脉及肝静脉的较小分支。管道壁回声亦相对减弱。因回声衰减，CDFI 显示肝内肝门静脉及肝静脉血流充盈不饱满或欠佳(图 3-13A)，适当降低频率有助于更清楚地显示肝门静脉血流(图 3-13B)。

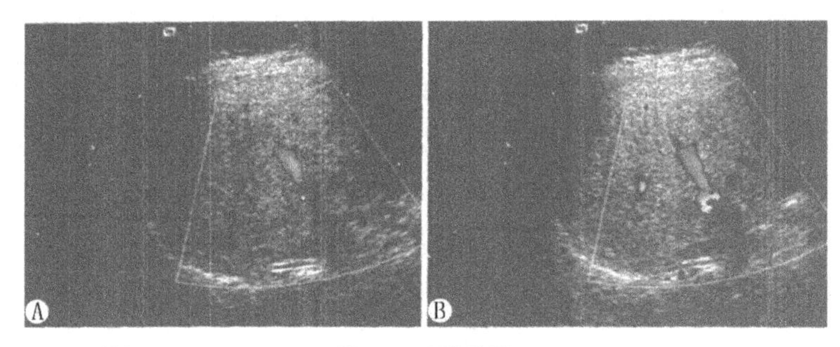

图 3-13 脂肪肝

因脂肪肝后方回声衰减，CDFI 显示肝内肝门静脉及肝静脉血流充盈不饱满，适当降低频率有助于更清楚显示肝门静脉血流（A 为 3 MHz，B 为 1.75 MHz）

(4)脂肪肝明显时，可伴有肝脏弥漫性增大，肝形态饱满，边缘变钝。文献报道可根据肝实质回声、肝内管道及膈肌显示情况，将弥漫性脂肪肝分为轻度、中度和重度 3 型（表 3-2）。但超声判断中度及重度脂肪肝往往容易出现误差，而分辨中度及重度脂肪肝的临床意义不大，故可参考上述标准，只对轻度及中、重度脂肪肝进行区分。

表 3-2 脂肪肝程度的超声分型

分型	肝脏前段回声	肝脏后段回声	肝内管道及膈肌显示情况
轻度	稍增强	稍衰减	正常显示
中度	增强	衰减	显示欠佳，提高增益可显示
重度	明显增强	明显衰减	显示不清

2.非均匀性脂肪肝

非均匀性脂肪肝是由于肝脏内局限性脂肪浸润，或脂肪肝内出现局灶性脂肪沉积缺失区，该区域为正常肝组织。非均匀性脂肪肝可表现为局灶性高或低回声区，容易误认为肝脏肿瘤。

(1)二维超声可表现为以下类型：①弥漫非均匀浸润型（图 3-14），或称肝脏局灶性脂肪缺失，即肝脏绝大部分区域脂肪变，残存小片正常肝组织。声像图表现为背景肝呈脂肪肝声像，肝内出现局灶性低回声区，好发于肝脏左内叶及右前叶近胆囊区域或肝门静脉左、右支前方，也可见于尾状叶以及肝右叶包膜下区域。可单发或多发，其范围不大，形态多样，多呈类圆形或不规则长条形，一般边界清晰，无包膜回声，内部回声尚均匀。②叶段浸润型（图 3-15），脂肪浸润沿叶段分布。声像表现为部分叶段呈脂肪肝表现，回声密集、增强；而另一部分叶段呈相对低回声，两者间分界明显，有“阴阳肝”之称，分界线与相应间裂吻合，线条平直，边界清楚。③局限浸润型及多灶浸润型，肝内局限性脂肪浸润。前者单发或2～3个，后者弥漫分布，呈局灶性致密的高回声，形态圆形或不规则，部分后方回声衰减。背景肝实质相对正常，表现为相对较低的回声区。部分局限脂肪浸润型声像随时间变化较快，可在短期内消失。

(2)彩色多普勒超声：病变区域内部及周边可见正常走行肝门静脉或肝静脉分支，无明显异常血流信号(图3-14B，图3-15B、C)。

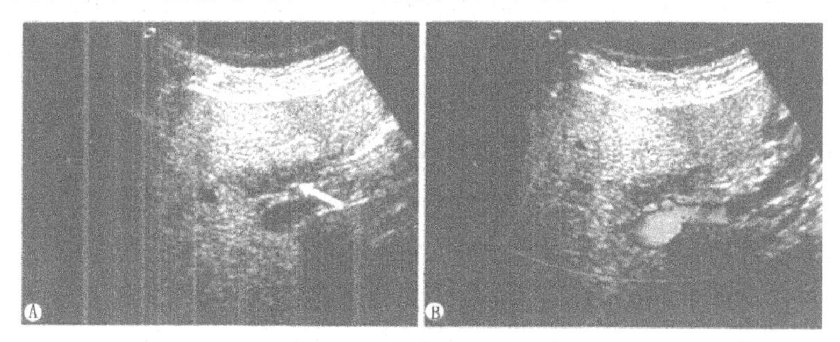

图3-14 非均匀性脂肪肝

二维超声显示左肝内叶实质内肝门静脉左支前方局灶性片状低回声区，边界尚清，内部回声尚均匀(A↑)；CDFI显示低回声区内部无血流信号(B)，为弥漫非均匀浸润型脂肪肝

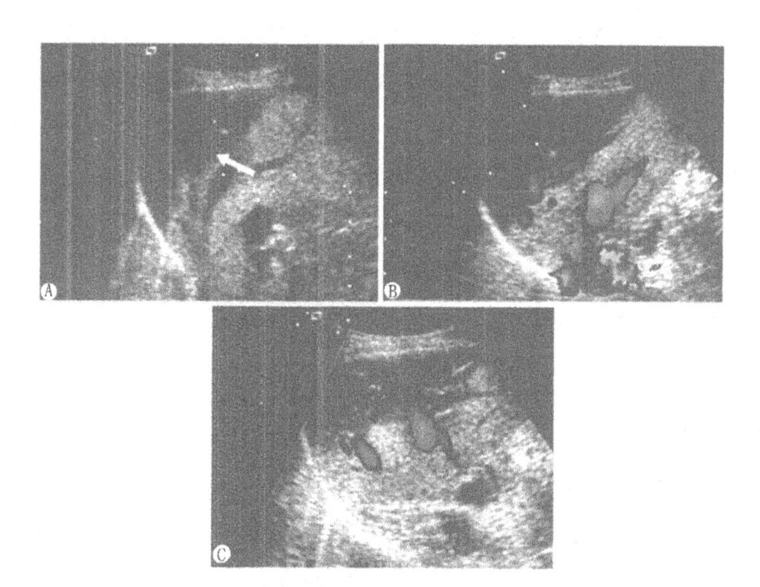

图3-15 非均匀性脂肪肝

二维超声显示肝内部分叶段呈脂肪肝表现，回声密集、增强，而另一部分叶段呈相对低回声，两者间分界明显(A，↑)，呈“阴阳肝”改变；CDFI显示肝内血管走行正常，血流充盈饱满(B，C)，为叶段浸润型脂肪肝

当肝脏出现以下脂肪肝典型表现，即肝实质回声弥漫增强，肝肾回声对比增强，伴深部回声衰减；肝内血管壁回声减弱，显示欠清，则脂肪肝诊断较容易，其诊断敏感性可达85%以上，特异性达95%。

(三)诊断与鉴别诊断

(1)弥漫性脂肪肝应与表现为强回声的肝脏弥漫性病变鉴别，如慢性肝炎、肝硬化。肝硬化也可出现肝后段回声衰减，但回声多呈不均匀增粗，或呈结节状低回声，且出现肝门静脉高压表现，如肝门静脉扩张、侧支循环、脾脏增大、腹水等。

(2)体型肥胖者因腹壁皮下脂肪较厚，可出现回声衰减，需与脂肪肝鉴别，但其衰减对肝、肾均有影响，故肝肾对比不明显；而脂肪肝则肝肾对比征阳性。

(3)非均匀性脂肪肝与肝脏肿瘤的鉴别：①表现为局灶性低回声区时(弥漫非均匀浸润型)需与肝癌鉴别；②表现为局灶性高回声区时(局限浸润型)需与高回声型肝血管瘤及肝癌鉴别；③表现为弥漫分布高回声区时(多灶浸润型)需与肝转移瘤鉴别。

非均匀性脂肪肝无占位效应，无包膜，病变靠近肝包膜时无向肝表面局部膨出的表现；穿行于病变区域的肝门静脉或肝静脉走行正常，无移位或变形，内部及周边未见明显异常血流信号；另外，在两个相互垂直的切面测量病变范围时，径线差别较大，表明不均匀脂肪变呈不规则片状浸润。而血管瘤边缘清晰，多呈圆形或椭圆形，内部回声呈筛网状改变，周边可见线状高回声，较大者内部可见少许低阻动脉血流信号。肝癌及转移瘤均有明显占位效应，边界较清楚，部分可见声晕，周边及内部可见较丰富高阻动脉血流信号，周边血管移位、变形、中断，肝转移瘤可出现“靶环征”等特征性改变。鉴别时应注意肝脏整体回声改变，非均匀性脂肪肝往往有脂肪肝背景，另外需要结合临床检验甲胎蛋白结果来分析，必要时行超声造影检查，有利于明确诊断。

五、肝血吸虫病

(一)病理与临床概要

血吸虫病是由血吸虫寄生于人体引起的寄生虫病。日本血吸虫病在我国主要流行于长江流域及其以南地区。主要病理改变是由于虫卵沉积在肝脏及结肠壁组织，引起肉芽肿和纤维化等病变。在肝脏，虫卵随肝门静脉血流达肝门静脉小分支，在汇管区形成急性虫卵结节，汇管区可见以嗜酸性粒细胞为主的细胞浸润。晚期肝门静脉分支管腔内血栓形成及肝门静脉周围大量纤维组织增生致管壁增厚,增生的纤维组织沿肝门静脉分支呈树枝状分布,形成特征性的血吸虫病性干线型肝纤维化。由于肝内肝门静脉分支阻塞及周围纤维化最终导致窦前性肝门静脉高压。此外,肝门静脉阻塞还可致肝营养不良和萎缩,肝脏体积缩小,但左叶常增大。严重者可形成粗大突起的结节(直径可达 2～5 cm),表面凸凹不平。肝细胞坏死与再生现象不显著。

临床表现因虫卵沉积部位、人体免疫应答水平、病期及感染度不同而有差异。一般可分为急性、慢性、晚期 3 种类型。急性期主要表现为发热、肝大与压痛、腹痛、腹泻、便血等,血嗜酸性细胞显著增多。慢性期无症状者常于粪便普查或因其他疾病就医时发现;有症状者以肝脾大或慢性腹泻为主要表现。晚期主要为肝门静脉高压的表现,如腹水、巨脾、食管静脉曲张等。

(二)超声表现

1.急性血吸虫病

(1)肝脏超声表现无明显特异性,主要表现为肝脏轻度增大,肝缘角圆钝。肝实质回声稍增高、增密,分布欠均匀。病情较重者可在汇管区旁见边界模糊的小片状低回声区。肝内管道结构清晰,走向正常,肝门静脉管壁可增厚,欠光滑。

(2)脾脏增大。

2.慢性期血吸虫病及血吸虫性肝硬化

(1)肝形态正常或失常。可见肝右叶萎缩,左叶增大,肝缘角圆钝。

(2)肝表面呈锯齿状或凸凹不平。

(3)肝实质回声根据肝门静脉主干及其分支周围纤维组织增生程度不同而异,二维超声表现如下:①鳞片状回声,肝内弥漫分布纤细稍高回声带,将肝实质分割形成小鳞片状,境界不清楚,范围为 3～5 cm;②斑点状强回声,在肝实质内弥漫分布大小不一的斑点状强回声,可伴声影,多为虫卵钙化所致;③网格状回声(图 3-16),肝实质内见纤细或增粗的高回声带,形成大小不一的网格状回声,网格内部肝实质呈低至中等回声,范围 2～5 cm,网格境界较模糊,也可境界清楚,形成近似圆形的低回声,易误诊为肝肿瘤。网格回声的高低及宽窄,反映了肝纤维化程度。

(4)肝门静脉管壁增厚、毛糙,回声增强。肝静脉末梢变细、回声模糊或不易显示。

(5)脾脏增大,脾静脉增宽,内径超过 0.8 cm,脾实质回声均匀。

(6)腹水,病变晚期,腹腔内可探及大片液性暗区。

(7)彩色多普勒超声,肝门静脉高压时,肝门静脉、脾静脉及肠系膜上静脉不同程度扩张，血流速度减慢，侧支循环形成。

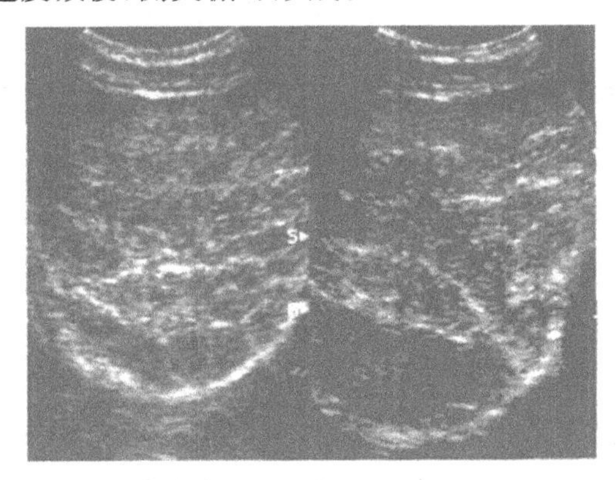

图 3-16　**肝血吸虫病**

二维超声显示肝脏大小、形态基本正常，肝表面欠光滑，肝实质回声增粗、分布不均匀，肝内弥漫分布条索状高回声呈网格状，肝内血管显示不清

(三)诊断与鉴别诊断

1.肝炎后肝硬化

肝炎后肝硬化多为病毒性肝炎等引起，肝脏弥漫性纤维组织增生，肝细胞再生结节形成，直径多在1 cm以内，肝内回声增粗、增强，分布不均匀，可见散在分布的小结节状低回声团，边界模糊，但无血吸虫病肝纤维化时出现的“网格状”回声或“鳞片状”回声，脾大程度不及血吸虫性肝硬化；而血吸虫病由血吸虫卵的损伤引起，主要累及肝内肝门静脉分支，其周围纤维组织增生，肝实质损害轻、肝内出现粗大龟壳样纹理，呈“网格状”，脾大明显。

2.肝细胞癌

血吸虫性肝硬化，肝内出现较粗大的“网格状”高回声，分割包绕肝实质，形成低或中等回声团，可类似肝癌声像，但其病变为弥漫分布，改变扫查切面时无球体感，是假性占位病变；而结节型肝癌病灶数目可单个或多个，肿块周围常有“声晕”，球体感明显，可有肝门静脉癌栓、肝门部淋巴结肿大，结合肝炎病史及甲胎蛋白检查不难鉴别。

六、肝吸虫病

(一)病理与临床概要

肝吸虫病又称华支睾吸虫病，是华支睾吸虫寄生在人体胆管系统内引起的一种疾病。此病多发生在亚洲，在我国主要流行于华南地区。因进食未煮熟的鱼虾而感染，盐腌鱼干不能杀死虫卵也可引起本病。

1.病理变化

由于虫体和虫卵的机械刺激和代谢排泄物毒性作用，造成胆管上皮细胞脱落，并发生腺瘤样增生，管壁增厚，管腔逐渐狭窄。虫体和虫卵阻塞引起胆汁淤积，胆管发生囊状或柱状扩张。肝细胞脂肪变性、萎缩、坏死。肝脏病变以左肝为著。胆管阻塞常继发细菌感染，导致胆管炎、胆囊炎、胆管源性肝脓肿。死虫碎片、虫卵、脱落胆管上皮细胞还可成为胆石的核心。长期机械刺激及毒性产物作用，可造成胆管上皮腺瘤样增生，有可能演变成胆管细胞癌。

2.临床表现

本病症状及病程变化差异较大。轻度感染者可无症状；中度感染者可出现食欲缺乏、消化不良、疲乏无力、肝大、肝区不适；重度感染者有腹泻、营养不良、贫血、水肿、消瘦等症，晚期可出现肝硬化、腹水，胆管细胞癌。粪便及十二指肠引流液中可发现虫卵，免疫学试验有助于本病诊断。

（二）超声表现

（1）肝脏轻度增大，以左肝为著，可能左肝管较平直，虫卵更易入侵所致。肝包膜尚光滑，重症者肝包膜可增厚并凸凹不平。

（2）肝实质回声增粗、增强，分布不均匀，可见模糊的小片状中等回声沿胆管分布（图 3-17）。

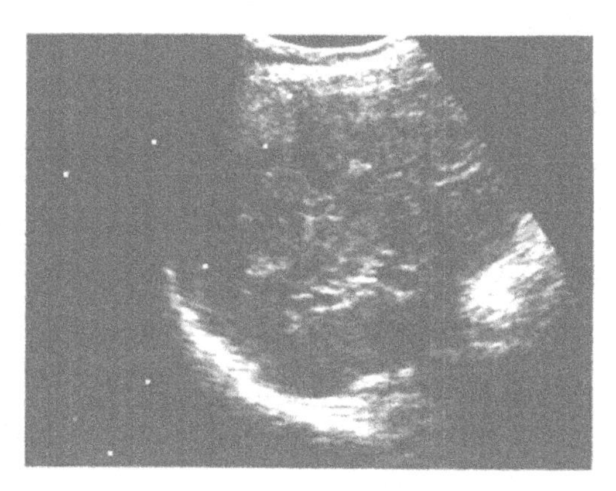

图 3-17　肝吸虫病

二维超声显示肝实质回声粗乱，肝内见多个小片状稍高回声，沿胆管走行分布，胆管壁增厚、回声增强，肝内血管显示欠清

（3）肝内胆管不同程度扩张，其腔内有强弱不一的点状回声，胆管壁增厚、回声增强，肝内小胆管扩张呈间断的等号状强回声。较多的虫体局限聚集于某一处呈较大光团回声。

(4)肝外胆管扩张、胆囊增大,扩张胆管腔及胆囊腔内可见点状及斑状弱回声,后方无声影,随体位改变可出现漂浮,胆囊壁增厚、不光滑。

(5)晚期可导致肝硬化,有脾大、腹水等表现。

(三)诊断与鉴别诊断

1.肝血吸虫病

两者声像图均表现为肝内回声增粗、增多及网格状回声改变,但血吸虫肝病一般不会有肝内小胆管间断的等号状扩张以及胆囊及扩张的胆总管内成虫的细管状高回声。结合流行病学、临床表现及实验室检查,一般不难鉴别。

2.病毒性肝炎

病毒性肝炎与肝吸虫病临床表现相似,但前者消化道症状如食欲缺乏、厌油、恶心、腹胀等均较后者明显。急性肝炎可表现为肝脏增大、肝实质回声减低,肝内管道结构回声增强,胆囊壁水肿、增厚,胆囊腔缩小,但无肝吸虫病肝内胆管的等号状扩张及胆囊腔内成虫的细管状高回声。

3.肝硬化

肝吸虫病晚期可引起肝硬化,其表现与胆汁淤积性肝硬化相同,主要依靠病史及实验室检查加以鉴别。

七、肝豆状核变性

(一)病理与临床概要

肝豆状核变性又称 Wilson 病,是一种常染色体隐性遗传性疾病,铜代谢障碍引起过多的铜沉积在脑、肝脏、角膜、肾等部位,引起肝硬化、脑变性病变等。主要表现为进行性加剧的肢体震颤、肌强直、构音障碍、精神症状、肝硬化及角膜色素环等。多数在儿童、青少年或青年起病。本病起病隐匿,病程进展缓慢。以肝脏为首发表现者,可有急性或慢性肝炎、肝脾大、肝硬化、脾亢、腹水等表现,易误诊为其他肝病。铜过多沉积在肝脏,早期引起肝脏脂肪浸润,铜颗粒沉着呈不规则分布的岛状及溶酶体改变,继而发生肝实质坏死、软化及纤维组织增生,导致结节性肝硬化。

实验室检查的特征性改变为尿铜量增多和血清铜蓝蛋白降低,肝组织含铜量异常增高,血清铜氧化酶活性降低。

(二)超声表现

(1)早期肝脏大小、形态正常,包膜光滑,随疾病进展肝脏缩小,包膜增厚、不光滑。

(2)早期肝实质回声增粗、增强,分布不均匀,可呈强弱不等短线状或密布弧线状、树枝状回声。

(3)晚期为结节性肝硬化表现,肝实质回声不均,呈结节状改变,肝内血管显示不清,肝静脉变细、走行失常(图 3-18),门静脉频谱形态异常,肝门静脉、脾静脉扩张,血流速度减慢,肝门静脉高压声像(如附脐静脉重开)、腹水等。

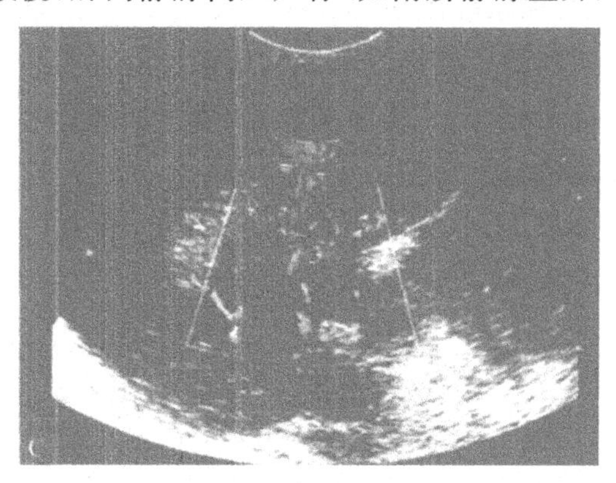

图 3-18 肝豆状核变性

二维超声显示右肝萎缩,肝表面凹凸不平,肝实质回声增粗,分布不均匀,可见散在分布等回声小结节,部分向肝外突出,边界不清,肝内血管显示不清,肝前间隙见大片液性暗区;CDFI 显示结节边缘可见短条状血流,内部无明显血流信号

(三)诊断与鉴别诊断

本病主要与急慢性肝炎、肝炎后肝硬化鉴别,主要依靠病史及实验室检查。

八、肝糖原累积病

肝糖原累积病是一组罕见的隐性遗传性疾病。本病特点为糖中间代谢紊乱,由于肝脏、肌肉、脑等组织中某些糖原分解和合成酶的缺乏致糖原沉积在肝脏、肌肉、心肌、肾等组织内,引起肝脾大、血糖偏低、血脂过高等症状,多发生于幼儿和儿童期。病理:光镜下见肝细胞弥漫性疏松变性,汇管区炎症细胞浸润,少量枯否细胞增生肥大;电镜下肝细胞胞质内见大量糖原堆积及大小不等的脂滴,线粒体有浓聚现象,内质网等细胞器数量减少且有边聚现象。临床上可触及增大的肝脏表面平滑,质地较硬而无压痛。

超声表现:肝脏明显增大,表面光滑,肝实质回声增密、增强,后方无明显衰减。由于声像图表现无特异性,诊断时需结合临床,确诊依靠肝穿刺活检。

九、肝淀粉样变性

淀粉样变性是一种由淀粉样物质在组织细胞中沉积引起的代谢性疾病，主要累及心、肝、肾及胃肠道等器官。该病常见于中老年人，症状、体征缺乏特异性，临床上较少见而易被误诊。确诊后也常因无特异治疗方法，患者最终死于继发感染或心、肾衰竭。

肝脏受累者表现为淀粉样蛋白物质在肝窦周围间隙、间质或肝小叶中央及汇管区大量沉积，肝细胞受压萎缩。肝质地坚韧而有弹性。切面呈半透明蜡样光泽。临床表现：肝脏明显增大，表面光滑，压痛不明显。肝功能除碱性磷酸酶明显升高外，其余受损较轻。

超声表现：肝明显增大，表面光滑，肝回声密实，分布均匀(图 3-19)或不均匀，脾脏亦可增大。本病声像图无特异性改变，唯一确诊方法为肝穿刺活检。

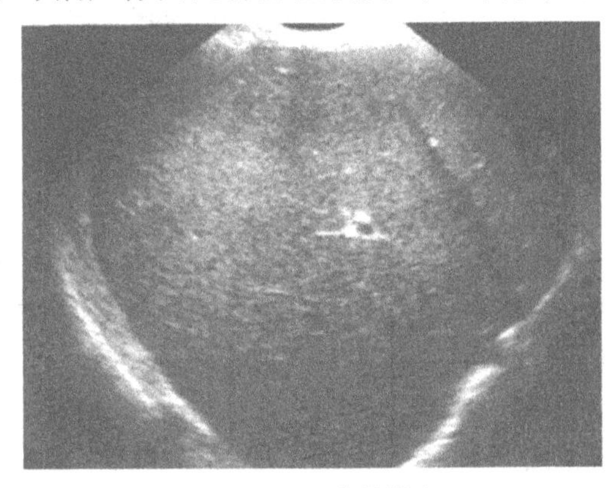

图 3-19　**肝淀粉样变**

二维超声显示肝明显增大，肝实质回声密集，分布均匀，后段回声无明显衰减

第三节　化脓性胆管炎

一、病理与临床

急性胆道感染常因肝外胆管结石所致的胆管梗阻诱发。胆管壁充血、水肿，结石在胆管内可以移动，发生嵌顿，急性发作时可引起阻塞性黄疸和化脓性胆管炎。典型临床表现为寒战、高热、黄疸。

二、声像图表现

胆管扩张，壁增厚，毛糙，回声增强，结构模糊，管腔内可见点状中等回声(图3-20)。合并结石时胆管内可见强回声，后方伴声影，肝内外胆管扩张，胆囊增大等。

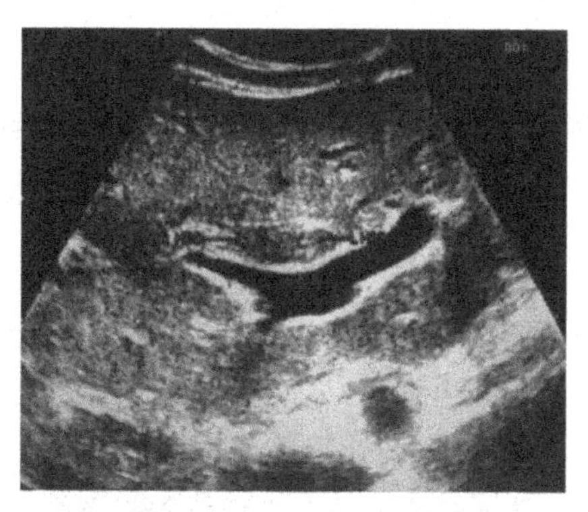

图3-20 化脓性胆管炎声像图

超声显示肝内胆管增宽，管壁回声增强

第四节 先天性胆管囊性扩张症

一、病理与临床

目前对该病的病因多数学者赞成先天性因素学说，包括先天性胆管上皮增殖异常、胆胰管合流异常及胆管周围神经发育异常。先天性胆管上皮发育异常导致部分胆管壁薄弱。胆胰管合流异常导致胰酶在胆管内激活破坏胆管上皮。胆管周围神经发育异常可导致胆管下段痉挛、胆管内压增高，促进胆管扩张。本病多由于先天性胆管壁薄弱、胆管有轻重不等的阻塞，使胆管腔内压增高，扩大形成囊肿。

关于先天性胆管囊性扩张症的临床分型，目前国际上普遍使用的是Todani分型法：Ⅰ型为胆总管梭形或球形扩张；Ⅱ型为胆总管憩室；Ⅲ型为胆总管末端囊肿；Ⅳa型为肝内外胆管多发性囊肿；Ⅳb型为胆总管多发性囊肿；Ⅴ型为肝内胆管单发或者多发性囊肿(即卡罗利病)。其中以Ⅰ型发病率最高，占报道总病例的90%以上；Ⅱ、Ⅲ型均罕见；Ⅳ、Ⅴ型相对少见。

先天性胆管囊性扩张症有三大特征：腹痛、黄疸和肿块。但往往有此典型表现的病例并不多。

二、声像图表现

（一）先天性胆总管囊肿

胆总管扩张，呈囊状、梭形或椭圆形，常常在1.0 cm以上，特别注意本病囊状扩张的两端与胆管相通，为特征性表现，壁光滑清晰，其内回声清亮（图3-21）。合并结石、胆汁淤积时其内可见强回声或中低回声。多无其他胆道系统异常表现，可合并肝内胆管囊性扩张。

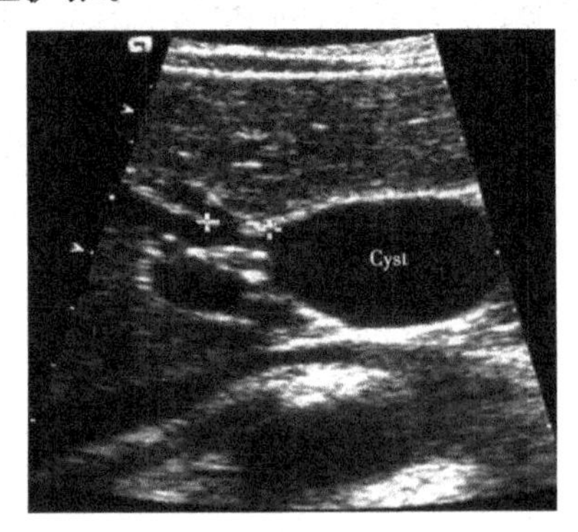

图3-21 先天性胆总管囊状扩张声像图

超声显示肝门部无回声，与胆管相通，囊壁光滑，囊内透声较好，Cyst：胆总管囊肿

（二）肝内胆管囊性扩张症

肝内胆管囊性扩张症又称卡罗利病，声像图表现为左、右肝内胆管节段型或弥漫型的囊性扩张，呈椭圆形或梭形，囊腔间相互连通，边缘清晰光滑。

三、鉴别诊断

先天性胆管囊性扩张以青少年女性多见。患者常常有右上腹痛、黄疸等症状。幼年时肝外胆管囊状扩张，往往无症状，可偶然在体检中被发现。

（一）需与胆总管下段结石或肿瘤等致胆道扩张相鉴别

先天性胆总管囊肿扩张的部位呈椭圆形或纺锤形，而上下段与之相连处的胆管管径相对正常，无明显扩张，正常与异常胆道分界鲜明，多不引起肝内胆管扩张。而结石或肿瘤等梗阻引起的胆管扩张常同时累及其上段肝内、外胆管，呈由粗至细的渐变型，胆囊亦可受累。

(二)先天性胆总管囊肿需与先天性双胆囊相鉴别

先天性双胆囊一端为盲端,而先天性胆总管囊肿两端均与胆管相连,根据形态及脂餐试验等容易鉴别。

第五节 胰腺非肿瘤性囊性病变

一、流行病学及病因

胰腺非肿瘤性囊性病变中,假性囊肿最常见,多继发于急性或慢性胰腺炎、胰腺外伤或手术,系胰液、渗出液和血液等聚积,刺激周围组织,继而纤维组织增生包裹而成,囊壁无上皮细胞覆盖。假性囊肿多位于胰腺的周围,少数位于胰内。

其他少见的胰腺非肿瘤性囊性病变包括先天性囊肿、潴留性囊肿、寄生虫性囊肿、淋巴上皮性囊肿和黏液性非肿瘤性囊肿等。这类囊肿囊壁来自腺管或腺泡上皮组织,一般体积较小,通常无症状,无须切除。先天性囊肿因胰腺导管、腺泡发育异常所致,多见于小儿,与遗传因素有关。潴留性囊肿由于胰腺炎症、胰管狭窄或梗阻而引起胰液在胰管内滞留而形成。胰腺寄生虫性囊肿主要为发生于胰腺的包虫囊肿,该病多见于肝,偶见于胰腺。胰腺淋巴上皮性囊肿极少见,多见于中老年男性,目前病因不明,病变通常位于胰周,内衬成熟的角化鳞状上皮,周围有独特的淋巴组织层。黏液性非肿瘤囊肿一般被覆单层柱状上皮,上皮细胞顶端富含黏液,无任何肿瘤特征,与导管不相通。

二、临床表现

胰腺假性囊肿多发生于急性胰腺炎发作 4～6 周以后,也可继发于慢性胰腺炎、胰腺外伤或手术。其他少见的胰腺非肿瘤性囊性病变一般无症状,多属偶然发现。部分患者可出现上腹痛、腹胀,当囊肿增大到一定程度会出现周围脏器压迫症状,如梗阻性黄疸。

三、超声表现

(一)假性囊肿

假性囊肿位于胰腺内部或周围,单发或 2～3 个,大小不等,呈类圆形或不规则形，囊壁较厚，可有分隔，无并发症者通常囊液清晰，合并坏死或继发感染者内部可见点片状中低回声，彩色多普勒显示囊腔内无血流信号。假性囊肿患者可能伴有胰腺炎及周边血管、组织受损等相关的影像学表现。囊肿可压迫及挤压周围器官，并与周围器官粘连，引起相应临床症状及超声表现。假性囊肿自发破裂时，患者突然腹痛，超声显示囊肿变小，壁不完整及腹水。

（二）先天性囊肿

胰腺实质内单发或多发的无回声，呈圆形或椭圆形，边界清晰，壁薄，后壁回声增强。体积小，常合并肝、肾、脾等囊肿。

（三）潴留性囊肿

胰腺实质内无回声，位于主胰管附近，多为单发，体积不大。有时超声可见囊肿与胰管相通。有时可见胰腺结石、钙化等慢性胰腺炎的超声表现。

（四）寄生虫性囊肿

如包虫性囊肿，典型者囊壁较厚、表面光滑，后方回声增强。部分囊内可见子囊和头节，声像图上头节表现为多发的团状、点状强回声，子囊可有囊中囊表现。

（五）淋巴上皮性囊肿

淋巴上皮性囊肿常位于腺体边缘的胰腺实质内，无或低回声，呈圆形，边界清晰，常为多房，后方回声稍增强。

（六）黏液性非肿瘤性囊肿

黏液性非肿瘤性囊肿多呈圆形或类圆形单个囊腔，壁薄，边界清楚，内无分隔。黏液性囊肿与黏液性囊性肿瘤有时难以鉴别诊断。

四、超声造影表现

胰腺非肿瘤性囊性病变超声造影囊腔全期无增强，囊壁和分隔光整，无增强壁结节。

五、报告内容及注意事项

超声报告应包括：病灶的数目，位置，大小，描述囊壁及囊内回声。注意扫查时应细致、全面，尽可能清晰显示胰腺结构及其与周边组织的毗邻关系，避免漏诊较小的囊肿及位于胰周的假性囊肿。准确的定位诊断需仔细观察囊肿与胰腺的相对位置关系，观察深呼吸时两者是否有相对运动。

六、鉴别诊断

(1)胰腺假性囊肿与其他胰腺非肿瘤性囊性病变的鉴别:前者有胰腺炎、胰腺外伤或手术史,囊壁较厚,囊液欠清晰;后者一般无相应临床病史,体积较小,壁薄,囊液清。

(2)胰腺非肿瘤性囊性病变需与胰外囊肿鉴别:胰头部者应与胆总管囊肿、肝囊肿及右肾囊肿相鉴别;胰体部者应与胃内积液、网膜囊积液相鉴别。胰外囊肿包膜与胰腺被膜不相连,深呼吸时囊肿运动与胰腺运动不一致,可帮助鉴别。

(3)胰腺非肿瘤性囊性病变还需与胰腺脓肿鉴别:后者无回声内可见随体位改变浮动的低、中、高强度的点片状回声,其壁厚、粗糙、不规则,囊液透声较差。胰腺脓肿与典型的非肿瘤性囊肿不难鉴别,但与合并感染的囊肿很难鉴别,超声引导下穿刺有助于明确诊断。

(4)囊液透声较差的胰腺非肿瘤性囊性病变需与胰腺囊腺性肿瘤鉴别:后者囊壁厚而不规则,内部可见实质成分,部分可见壁上结节,囊液透声性较差,彩色多普勒于其实性成分内可探及较丰富的血流信号。

第四章　内分泌系统超声诊断

第一节　单纯性甲状腺肿

单纯性甲状腺肿又称胶样甲状腺肿，是由非炎症和非肿瘤因素阻碍甲状腺激素合成而导致的甲状腺代偿性肿大。一般不伴有明显的甲状腺功能改变。病变早期，甲状腺为单纯弥散性肿大，至后期呈多结节性肿大。

一、病理与临床表现

（一）病理

单纯性甲状腺肿的发生发展有呈多中心序贯发生和治疗复旧导致病理过程反复的特点，其过程大致分为以下3个阶段。

1.滤泡上皮增生期（弥散性增生性甲状腺肿）

甲状腺呈Ⅰ度以上弥散性肿大，两叶对称、质软略有饱满感，表面光滑。镜下见滤泡内胶质稀少。

2.滤泡内胶质储积期（弥散性胶样甲状腺肿）

甲状腺对称性弥散性肿大达Ⅱ度以上，触诊饱满有弹性。大体颜色较深，呈琥珀色或半透明胶冻样。镜下见滤泡普遍扩大，腔内富含胶质。

3.结节状增生期（结节性甲状腺肿）

单纯性甲状腺肿的晚期阶段，甲状腺肿大呈非对称性，表面凹凸不平，触诊质硬或局部软硬不一。镜下见大小不一的结节状结构，各结节滤泡密度及胶质含量不一。发病时间长的患者，结节可发生出血囊性变或形成钙化等退行性变。

（二）临床表现

单纯弥散性甲状腺肿一般是整个甲状腺无痛性弥散性增大，患者常因脖颈变粗或衣领发紧而就诊，触诊甲状腺质软，表面光滑，吞咽时可随喉上下活动，局部无血管杂音及震颤。

结节性甲状腺肿甲状腺两侧叶不对称地肿大，患者自感颈部增粗，因发现颈部肿块，或因结节压迫出现症状而就诊，较单纯弥散性甲状腺肿更易出现压迫症状。甲状腺肿一般无疼痛，结节内出血则可出现疼痛。触诊可及甲状腺表面凹凸不平，有结节感。结节一般质韧，活动度好，可随吞咽上下活动。

二、超声诊断

(一)单纯性弥散性甲状腺肿

单纯性弥散性甲状腺肿是单纯性甲状腺肿的早期阶段，甲状腺两叶呈对称性弥散性肿大，重量可达 40 g 以上。轻者只有触诊或超声检查才能发现，重者可见颈前突出甚至出现压迫症状。

正常甲状腺每叶长 3～6 cm、宽 1～2 cm、厚 1～2 cm。峡部通常厚 2.0 mm。单纯弥散性甲状腺肿早期仅表现为滤泡上皮的增生肥大，从而导致甲状腺弥散性均匀性增大，腺体内无结节样结构，超声最主要的征象是甲状腺不同程度的增大，呈对称性、均匀弥散性肿大，常较甲亢增大为明显，甚至 3～5 倍至 10 倍以上。一般临床工作中常用甲状腺前后径线来简易评估甲状腺的大小，因为这个径线和甲状腺的体积相关性最佳。

单纯弥散性甲状腺肿的早期内部回声可类似正常，无明显变化。随着甲状腺肿的增大，则回声较正常甲状腺回声高，其内部结构粗糙，

实质回声变得很不均匀。这是因为在甲状腺，声界主要由细胞和胶质反射形成。正常甲状腺含胶质量较多，含细胞成分相应较少，显示为均质的超声图像，回声较周围的肌肉组织为低。当细胞成分占优势，胶质较少时，超声波显示弥散的减低回声，提示声波反射少。

单纯弥散性甲状腺肿继续发展呈弥散性胶样甲状腺肿的改变，大多数声波遇上细胞-胶质分界面时成直角声波反射而无任何分散，显示回声较高。进一步可使滤泡内充满胶质而高度扩张，形成多个薄壁的液性暗区，正常甲状腺组织显示不清，甲状腺后方边界变得不清楚。缺碘和高碘引起甲状腺肿大两者有一定的差别：高碘甲状腺肿边缘清晰，有不均匀的回声，低碘甲状腺肿边缘模糊，有均匀的回声。

彩色多普勒超声示腺体内可见散在性点状和少许分支状血流信号(因仪器不同而已)，较正常甲状腺血流信号无明显增多。甲状腺上动脉内径正常或稍增

宽,频谱多普勒示甲状腺上动脉血流可以表现为增加,但与甲状腺增生的程度无相关性。脉冲多普勒频谱参数与正常组接近,频带稍增宽,收缩期峰值后为一平缓斜坡,与甲状腺功能亢进的表现有明显的不同。也有学者对碘缺乏地区甲状腺肿患儿的甲状腺血流进行了定量及半定量研究,发现患儿甲状腺血管峰值流速增高,阻力指数(resistance index,RI)降低。

(二)单纯性结节性甲状腺肿

结节性甲状腺肿是单纯性甲状腺肿发展至后期的表现。甲状腺在弥散性肿大的基础上,不同部位的滤泡上皮细胞反复增生和不均匀的复旧,形成增生性结节,亦称腺瘤样甲状腺肿,其结节并非真正腺瘤。结节一般多发,巨大的结节形成,可使甲状腺变形而更为肿大,可达数百克,甚至数千克以上,又称多发性结节性甲状腺肿。

1.灰阶超声

(1)结节外的甲状腺。①甲状腺形态及大小:以往认为结节性甲状腺肿的典型声像图表现是甲状腺两叶不规则增大伴多发性结节。甲状腺呈不同程度增大,多为非对称性肿大,表面凹凸不光整。但随着高分辨率彩色多普勒超声普遍用于甲状腺检查,不少病例的甲状腺大小在正常范围,仅发现甲状腺结节。根据上海交通大学医学院附属瑞金医院 2007—2008 年由外科手术且病理证实为结节性甲状腺肿的 186 例患者(排除非首次手术患者 36 例)的 150 例患者的术前超声检查,其中甲状腺左右两侧叶呈对称性肿大的仅占 7.3%(11 例),而左、右叶单侧肿大呈不对称性的占 31.3%(47 例),还有 61.3%(92 例)甲状腺大小在正常范围内。而且,在平时的工作中也发现,甲状腺大小在正常范围内的患者占很大比例,正因如此,这部分患者并不会出现压迫症状而甚少进行外科手术,大多采取超声随访,但这些其实都是结节性甲状腺肿。这都表明了以往认为结节性甲状腺肿的诊断标准由体积增大和结节形成的观点随着人群甲状腺普查率的增高也应有所改进,体积是否增大已不能作为判别结节性甲状腺肿的必要条件,即结节性甲状腺肿的体积不一定增大(图 4-1)。这样,结节形成就成为诊断的标志。另外,150 例结节性甲状腺肿患者中,峡部正常的有 48 例,占 50.7%,峡部饱满的有 74 例,占 49.3%,峡部增厚的有 28 例,占 18.7%,增厚的峡部平均厚约 6.47 mm,最厚的约 18.8 mm。②甲状腺回声:甲状腺实质的腺体回声通常稍增粗,回声增高,分布尚均匀或均匀的,有时可不均匀,并可见散在点状或条状回声(图 4-2),这种实质回声的表现是由于甲状腺组织在弥散性增生基础上的不均匀修复,反复的增生复旧致结节形成,而结节间组织的纤维化所致。根据瑞金医院对上述 186 例病理证实为结节性甲状腺肿患者的分析，大部分甲状腺实质呈中等回声，约占 86.0%，回声减低的占 14.0%；回声不均匀的占了 88.2%，这可能与接受手术的患者一般病程较长，增生复旧明显有关，但在实际的临床工作中，甲状腺回声不均匀的比例并没有这么高。而结节布满甲状腺时，则无正常甲状腺组织。

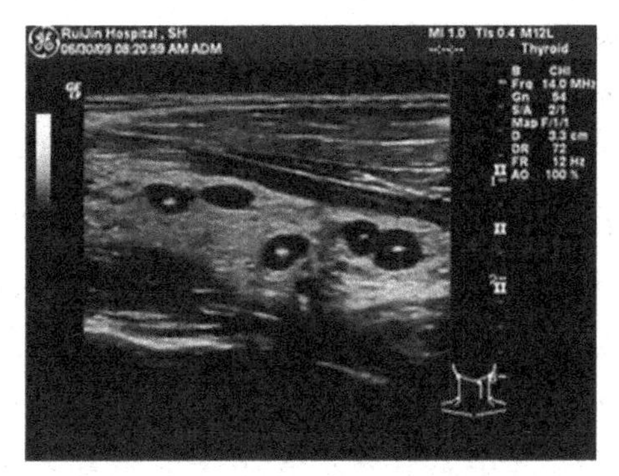

图 4-1　弥散性结节性甲状腺肿

灰阶超声显示甲状腺内多发结节，但甲状腺大小正常

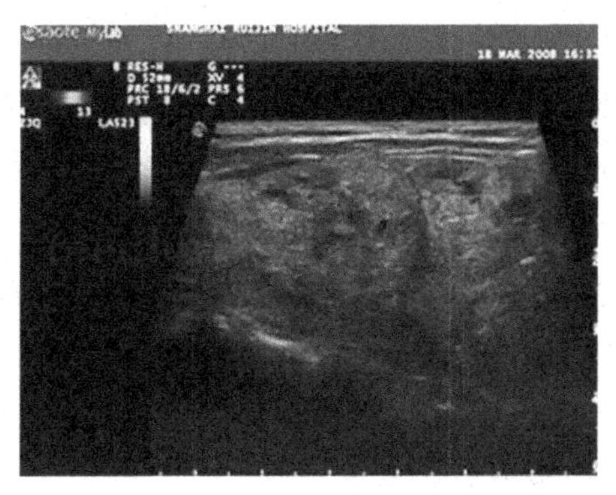

图 4-2　弥散性结节性甲状腺肿

灰阶超声显示结节外的甲状腺组织回声明显不均

（2）甲状腺结节。①结节大小及形态：结节形态一般规则，多呈圆形或椭圆形，也有的欠规则。大小不一，几毫米的微小结节至数十毫米的巨大结节均有报道，巨大的结节重达数千克。超声对 1 cm 以下的结节敏感性较 CT 和核素扫描高，但对胸骨后甲状腺肿的结节扫查受限。根据经验表明，现今的超声诊断仪分辨率足以显示 5 mm 以下的微小结节，对 1～2 mm 的结节也很敏感。②结节边界：边界清晰或欠清晰，当结节布满整个甲状腺时，各结节间界限变得模糊不清。绝大多数无晕环回声，文献报道有11.76%的结节性甲状腺肿患者可出现晕环。

时间长的结节或比较大的结节由于挤压周围组织而形成包膜，这并非结节自身真正的包膜，故一般不完整，较粗糙。笔者的研究也表明，结节性甲状腺肿的结节边界一般欠清，占82.3%，结节边界不清的也占15.6%，有时需与甲状腺癌作鉴别。③结节数目：结节性甲状腺肿的增生结节占甲状腺所有结节的80%～85%。多发结节占大多数，其数目变化很大，可为一侧叶多个结节或两侧叶多个结节，甚至可以布满整个甲状腺。文献报道的单发结节绝不鲜见，可占22%～30%，需与腺瘤和癌作鉴别。根据结节数目可将结节性甲状腺肿分为3型，即孤立性结节型、多发性结节型及弥散性结节型。④结节内部回声：与病理改变的不同阶段有联系，多为无回声或混合性回声，低回声、等回声以及高回声也均可见。病变早期，以“海绵”样的低回声多见，此期结节内滤泡增大，胶质聚集。此期患者多采取内科治疗，故手术送检病理较少，占3.8%～7%。病变发展程度不一时，则表现为由低回声、无回声及强回声共同形成的混合性回声。无回声和混合性回声结节是病变发展过程中结节继发出血，囊性变和钙化等变性的表现。实性结节或混合性结节中的实性部分多为中等偏高回声，占53.8%，回声大多欠均匀或不均匀，亦可比较均匀。

甲状腺肿结节的钙化表现为典型的弧线状、环状或斑块状，较粗糙，声像图上表现为大而致密的钙化区后伴声影。这与甲状腺乳头状癌的微钙化不同。根据超声表现的内部回声大致分为实性结节、实性为主结节、囊性为主结节3类。

2.多普勒超声

CDFI显示腺体内散在点状和分支状血流信号，与正常甲状腺血流信号相比，无明显增多。腺体血流信号也可增多，此时可见粗大迂曲的分支状血管，在大小不等的结节间穿行或绕行，在较大的腺瘤样结节周围，血流呈花环样包绕结节，并有细小分支伸入结节内。

结节内通常表现为常无血供或少血供(但是年轻患者生长迅速的增生结节除外)，结节内无明显的中央血流，原因可能是增生的结节压迫结节间血管、结节内小动脉壁增厚及管腔闭锁，结节供血不足所致。液化的结节也无血流可见。有学者认为直径大于10 cm的实性结节当多切面扫查，内部仍无血流信号时，结节性甲状腺肿的可能性大。然而，由于现代能量彩色多普勒技术的进展，对低速血流的敏感性提高，大量的甲状腺结节同样可见病灶内血流信号，因而将“单独的病灶周边血流信号”作为良性病变的特征已经不再合适。结节周边可有也可无环形血流。

三、鉴别诊断

(一)结节性甲状腺肿

本病呈两侧不均匀、不对称性肿大,多发结节但无胶状物存留。

(二)颈部肿瘤

颈部肿瘤常为局部有肿物,单发、单侧多见,可以见到正常甲状腺组织。

第二节 甲状腺功能亢进症

一、病理与临床表现

(一)病理

甲状腺功能亢进简称甲亢。由于血清 T_3、T_4 的异常增高所致。在病理分类上涉及毒性弥漫性甲状腺肿(原发性甲亢,又称 Graves 病)、结节毒性甲状腺肿、甲状腺炎、甲状腺肿瘤。后三者病因明确,另行阐述;前者原因尚不明确,现归属自身免疫性疾病。本病女性多见,好发年龄在 20～40 岁。

(二)临床表现

临床上有高代谢综合征、甲状腺增大、突眼等,少数(约 5%)患者有黏液性水肿,10%～50%的患者在一年内可发生甲状腺功能减低。

二、超声诊断

(1)腺体弥散性轻至中度增大,双侧对称,轮廓较规则,轻微者也可不增大,包膜一般无增厚。

(2)腺体内普遍呈偏低回声,可不均匀;可见多发索条状强回声结构及细管状结构(常为静脉);多发或弥散性低回声类小结节,大小以 0.3～0.5 cm 者为多见,边界较模糊。

(3)血流信号明显或弥散性增多,呈现“火海征”(图 4-3);甲状腺动脉流速增快,一般测量上动脉,其最高流速＞40 cm/s,常常达到 90 cm/s 左右。

(4)晚期腺体也可萎缩。

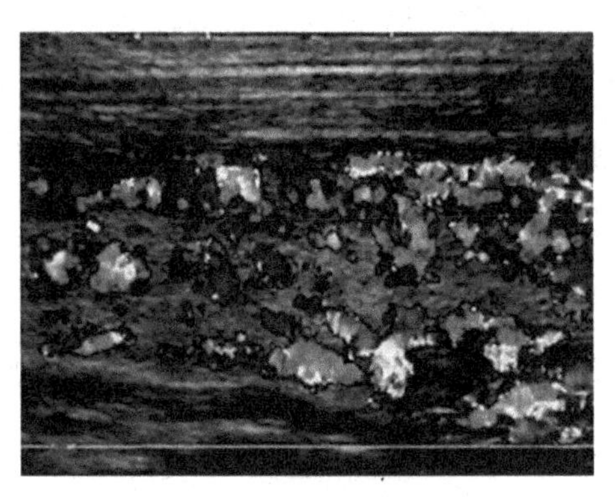

图 4-3 甲亢彩色多普勒图

甲状腺纵切面:腺体血流明显增多,呈“火海征”

三、鉴别诊断

临床上还有一些炎性甲亢(或称破坏性甲亢),是由于甲状腺炎性反应导致甲状腺滤泡细胞膜通透性发生改变,滤泡细胞中大量甲状腺激素释放入血,引起血液中甲状腺激素明显升高和促甲状腺激素(thyroid-stimulating hormone,TSH)下降,临床表现和生化检查酷似甲亢。炎性甲亢包括亚急性甲状腺炎甲亢期、无痛性甲状腺炎的甲亢期、产后甲状腺炎的甲亢期和碘致甲亢 2 型。鉴别 Graves 病和炎性甲亢十分重要,因为前者需要积极治疗,后者不需治疗。两者最大的区别是甲状腺摄^{131}I 率检查,前者甲状腺摄^{131}I 率是升高或正常的,后者是被抑制的。此外前者的促甲状腺激素受体抗体是阳性,后者是阴性的;前者合并甲状腺相关性眼病,后者不合并甲状腺相关性眼病。

第三节 甲状腺功能减退症

一、病理与临床表现

甲状腺功能减退症(简称甲减)是由于多种原因引起的甲状腺素合成、分泌或生物效应不足所致的一组内分泌疾病。

按发病年龄甲状腺功能减退症可分为 3 型:①起病于胎儿或新生儿者,称呆小病、克汀病或先天性甲减,可分为地方性和散发性。②起病于儿童者,称幼年型甲减。③起病于成年者为成年型甲减。按临床表现和实验室检查分为临床型甲减和亚临床型甲减(简称亚甲减)。按发病原因有两种分类方法,分别为先天性甲减和后天性甲减以及原发性甲减和继发性甲减。

(一)病理

1.原发性甲减

炎症引起者如慢性淋巴细胞性甲状腺炎、亚急性甲状腺炎、产后甲状腺炎等,早期腺体有大量淋巴细胞、浆细胞浸润,久之滤泡破坏代以纤维组织,残余滤泡上皮细胞矮小,滤泡内胶质减少,也可伴有结节。放射性^{131}I、手术引起者,因甲状腺素合成或分泌不足,垂体分泌 TSH 增多,在它的刺激下,早期腺体增生和肥大,血管增多,管腔扩张充血,后期甲状腺激素分泌不足以代偿,因而甲状腺也明显萎缩。缺碘或药物所致者,因甲状腺素合成或分泌不足,垂体分泌 TSH 增多,甲状腺呈代偿性弥散性肿大,缺碘所致者还可伴大小不等结节;先天性原因引起者除由于激素合成障碍导致滤泡增生肥大外,一般均呈萎缩性改变,甚至发育不全或缺如。

2.继发性甲减

因 TSH 分泌不足,甲状腺激素分泌减少,腺体缩小,滤泡萎缩,上皮细胞扁平,但滤泡腔充满胶质。

(二)临床表现

一般取决于起病年龄。成年型甲减主要影响代谢及脏器功能,多数起病隐匿,发展缓慢,有时长达10余年后始有典型表现,表现为一系列低代谢的表现。呆小病初生时体重较重,不活泼,不主动吸奶,逐渐发展为典型呆小病,起病越早病情越重。患儿体格、智力发育迟缓。幼年型甲状腺功能减退症介于成人型与呆小病之间,幼儿多表现为呆小病,较大儿童则与成年型相似。

二、超声诊断

(一)二维灰阶图

1.甲状腺大小和体积

甲状腺大小随不同的病因及方法有所不同。甲状腺发育不良者甲状腺体积明显缩小;缺碘或药物所致者,因甲状腺素合成或分泌不足,垂体分泌 TSH 增多,甲状腺呈代偿性弥散性肿大;炎症引起者如桥本甲状腺炎引起者,早期因淋巴细胞浸润,可有甲状腺肿大,后期滤泡破坏,代替以纤维组织,体积减小,表面凹凸不平。^{131}I 治疗或继发性甲减因腺体破坏,或甲状腺激素分泌减少,腺体缩小，滤泡萎缩，上皮细胞扁平，体积也可减小。手术后因部分或全部切除可见残留腺体，左右叶体积不同。亚急性甲状腺炎急性期后6个月有5%～9%发生甲减，急性期甲状腺体积增加，随访可减少72%。

2.甲状腺位置或结构

一般来说甲状腺的位置正常。64%的呆小病患儿有异位甲状腺，超声仅能显示所有异位甲状腺的21%，敏感性明显比核素扫描低。但也有学者报道灰阶超声探测异位甲状腺灰阶超声显示甲状腺体积明显缩小的敏感性可达70%。超声发现的异位甲状腺可位于舌、舌下或舌骨与甲状软骨之间的喉前。异位甲状腺组织可能不止一处，也可为两处。15%的病例为无甲状腺。在甲状腺异位或甲状腺缺如的病例，在气管两侧有所谓的“甲状腺空缺区”。部分患儿甲状腺空缺区可见囊肿，大小为2～8 mm，长条形或圆形，单发或多发，内部为无回声或低回声。囊肿在甲状腺空缺区靠近中线分布。这些囊肿可能是胚胎发育过程中后腮体的存留。

3.边界和包膜

表面包膜欠清晰，不光滑，规则，边界欠清，因腺体内有大量淋巴细胞、浆细胞等炎症细胞浸润，滤泡腔内充满胶质，血管增生所致。

4.内部回声

如果甲减是由桥本甲状腺炎引起，甲状腺实质内部回声有不同程度的减低，较甲亢减低更为明显，多数低于周围肌肉组织回声，部分可呈网络状改变，其产生的病理基础是晚期腺体内出现不同程度的纤维组织增生所致。后期因纤维组织增生也可伴有结节。碘缺乏者个别有单发或散发少数小结节，大者8～12 mm。多数结节边界清晰，形态规则。

(二)多普勒超声

1.彩色多普勒超声

甲减和亚甲减的多普勒超声表现有很多不同之处。

(1)甲减：Schulz SL等将甲状腺内血流丰富程度分为0～Ⅲ级。①0级：甲状腺实质内无血流信号，仅较大血管分支可见彩色血流显示。②Ⅰ级：甲状腺实质内散布点状、条状和小斑片状彩色信号，多无融合，彩色面积<1/3。③Ⅱ级：甲状腺实质内散布斑片状血流信号，部分融合成大片彩色镶嵌状，彩色面积为1/3～2/3。④Ⅲ级：甲状腺内布满彩色血流信号，成大片融合五彩镶嵌状，彩色面积>2/3，包括“火海征”。据报道甲减有63%表现为0级血供。18%表现为Ⅰ级血供，12%表现为Ⅱ级血供，7%表现为Ⅲ级血供。

彩色血流信号的多少和患者甲状腺球蛋白抗体和甲状腺过氧化物酶抗体水平呈密切相关，随着抗体水平的增加，血流密度也逐渐增加。彩色血流信号的多少还与 TSH 值和甲状腺体积呈正相关，与甲减的持续时间呈负相关，例如，Schulz SL 等报道 0 级血供者 TSH 3.1 mE/mL，体积 9.2 mL，甲减持续时间 43 个月，而Ⅲ级血供者 TSH 38.2 mE/mL，体积 34.3 mL，甲减持续时间 10 个月。在新发病例、未经治疗的病例和刚经过短期治疗的病例彩色血流信号较多。可能是与此类患者 TSH 水平较高，甲减持续时间不长有关。

在异位甲状腺的患儿，彩色血流显像可在病灶的内部或边缘或是舌的内部和边缘或周围探及血流信号(正常新生儿舌不能探及血流信号)，其机制尚不明了，可能是在 TSH 刺激下，异位甲状腺呈高功能状态(尽管全身仍呈甲状腺功能减退状态)而刺激局部血供增加。经替代治疗后，血流信号将减少。这种征象也见于甲状腺激素生成障碍和抗甲状腺治疗后甲状腺功能减退的患儿。

(2)亚甲减：甲状腺内部血流分布较丰富，血流束增粗，并呈搏动性闪烁，部分可片状融合，重者可融合成大片五彩镶嵌状，几乎布满整个腺体，部分病例亦可呈甲状腺“火海征”。

2.频谱多普勒超声

(1)实质内动脉：Schulz SL 等报道甲状腺实质内动脉的峰值流速，0 级血供者为 22 cm/s，Ⅰ级血供者为 39 cm/s，Ⅱ级血供者为 58 cm/s，Ⅲ级血供者为68 cm/s。

(2)甲状腺上动脉频谱。①收缩期峰值流速 Vmax、最低流速 Vmin：甲状腺上动脉的 Vmax 与 Vmin 与正常组相比均增高，但没有甲亢明显。瑞金医院超声科对 115 例甲减患者进行研究，分别以 Vmax20～40 cm/s 对甲减进行判断后发现，以动脉收缩期最大流速＜40 cm/s 判断的灵敏度、特异性、符合率和约登指数较高，分别为 58.54％、82.99％、80.00％和 0.41。Lagalla 等报道亚甲减甲状腺上动脉峰值流速(Vmax)为65 cm/s，甲状腺上动脉流速加快可能是由于亚甲减时血液中 TSH 增加。②阻力指数：亚甲减阻力指数范围较大，介于 0.61±0.19，部分患者舒张期血流速度较快，下降缓慢，阻力指数较低，但与正常甲状腺和甲亢之间没有明显差别。

三、鉴别诊断

(一)肾病综合征

肾病综合征可引起颜面及下肢水肿，实验室检查可有总胆固醇升高，但有大量蛋白尿、低蛋白血症等，肾功能检查可有异常，血 TSH 及 TT_4、FT_4 正常可鉴别。

(二)低 T_3 综合征

低 T_3 综合征也称甲状腺功能正常的病态综合征，是机体在严重的全身性疾病、创伤等情况下导致血甲状腺激素水平的改变，查血 FT_3、TT_3 偏低，血清反 T_3 增高，而血 TSH、TT_4、FT_4 均正常可鉴别。

(三)继发性甲减

原发性甲减是由于甲状腺自身疾病引起，而继发性甲减是由其他疾病如垂体瘤、希恩综合征、下丘脑病变引起的，继发性甲减除 FT_4 降低外，还有 TSH 降低，垂体及下丘脑 CT 或 MRI 检查可发现病灶，由此可鉴别。

第四节　毒性弥漫性甲状腺肿

毒性弥漫性甲状腺肿即突眼性甲状腺肿，又称 Graves 病(GD)，或 Basedow 甲状腺肿(Basedow 病)，是一种伴甲状腺激素分泌增多的器官特异性自身免疫病。

一、病理与临床表现

(一)病理

甲状腺常呈弥散性、对称性肿大，或伴峡部肿大，其大小一般不超过正常甲状腺的 3 倍，重量增加。质软质韧，包膜表面光滑、透亮，也可不平或呈分叶状，红褐色，结构致密而均匀，质实如肌肉。镜下显示滤泡细胞呈弥散性增生，滤泡数增多、上皮呈高柱状，排列紧密，细胞大小、形态略有不同。滤泡间质血管丰富、充血和弥散性淋巴细胞浸润，且伴有淋巴滤泡形成。

(二)临床表现

免疫功能障碍可以引起体内产生多种淋巴因子和甲状腺自身抗体，致使甲状腺肿大、甲状腺激素分泌亢进，随之出现一系列甲亢的症状和体征。本病的主要临床表现为心慌、怕热、多汗、食欲亢进、大便次数增加、消瘦、情绪激动等。绝大多数患者有甲状腺肿大，为双侧弥散性肿大，质地较软，表面光滑，少数伴有结节。少数患者无甲状腺肿大。除以上甲状腺肿大和高代谢综合征外，尚有突眼以及较少见的胫前黏液性水肿或指端粗厚等上述表现可序贯出现或单独出现。

二、超声诊断

(一)灰阶超声

1.甲状腺大小

甲状腺多有不同程度肿大，因甲状腺滤泡细胞呈弥散性增生，滤泡数增多，滤泡间质血管丰富、充血和弥散性淋巴细胞浸润。肿大程度与细胞增生，以及淋巴细胞浸润程度相关，与甲亢轻重无明显关系。肿大严重的可压迫颈动脉鞘，使血管移位(图 4-4)。肿大可均匀，也可呈不均匀(图 4-5)。

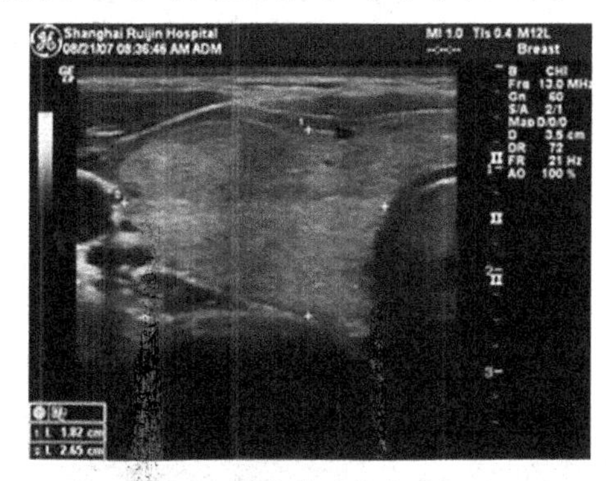

图 4-4 甲状腺功能亢进(一)

灰阶超声显示双侧甲状腺明显肿大，压迫颈动脉向外移位

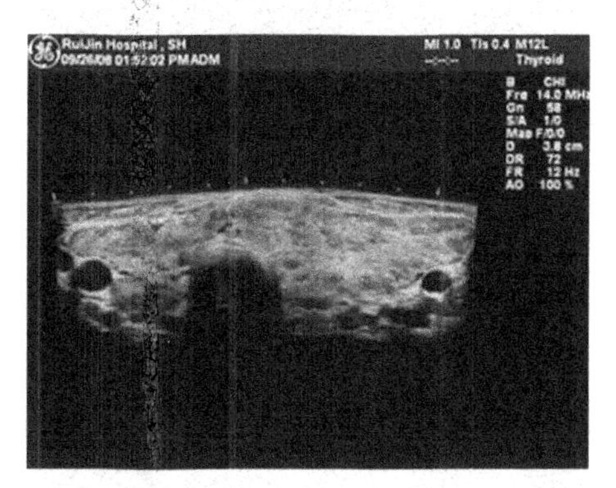

图 4-5 甲状腺功能亢进(二)

灰阶超声显示双侧甲状腺不均匀肿大

2.甲状腺包膜和边界

甲状腺边缘往往相对不规则，可呈分叶状，包膜欠平滑，边界欠清晰，与周围

无粘连。因广泛的淋巴细胞浸润，实质内有大量较大的血管引起。

3.甲状腺内部回声

与周围肌肉组织比较，65％～80％的甲状腺实质呈弥散性低回声，多见于年轻患者，因广泛的淋巴细胞浸润，甲状腺实质细胞的增加、胶质的减少、细胞-胶质界面的减少，以及内部血管数目的增加所致。低回声表现多样，因以上病理改变程度而异，或是均匀性减低，或是局限性不规则斑片状减低（图 4-6），或是弥散性细小减低回声，构成“筛孔状”结构（图 4-7）。低回声和血清 TSH 高水平之间存在相关性，TSH 水平越高，回声减低越明显，其原因可能为 TSH 水平越高，细胞增多和淋巴细胞浸润越明显。即使甲亢治愈后，部分患者甲状腺可能仍为低回声。也有部分表现为中等回声，内部回声分布均匀或不均匀，可以伴有弥散性细小回声减低区，甲亢治愈后回声可逐渐减低或高低相间，分布不均。部分病例因形成纤维分隔而伴有细线状、线状中高回声，乃至表现为“网格状”结构（图 4-8，图 4-9）。

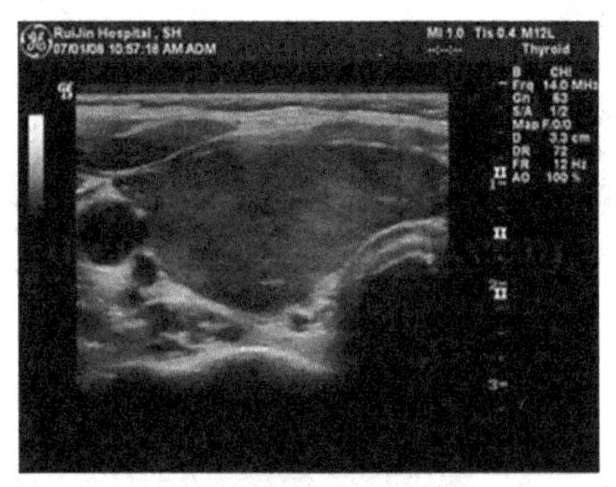

图 4-6　甲状腺功能亢进(三)

灰阶超声显示甲状腺实质回声弥散性减低

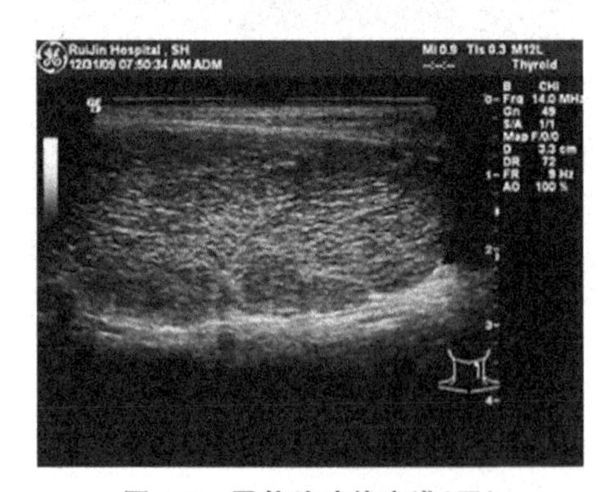

图 4-7　甲状腺功能亢进(四)

灰阶超声显示甲状腺实质呈弥散性细小减低回声，构成“筛孔状”结构

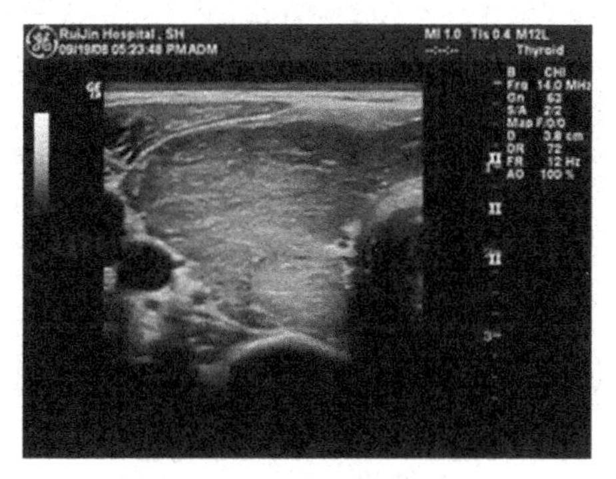

图 4-8　**甲状腺功能亢进(五)**

灰阶超声显示甲状腺实质内线条状高回声

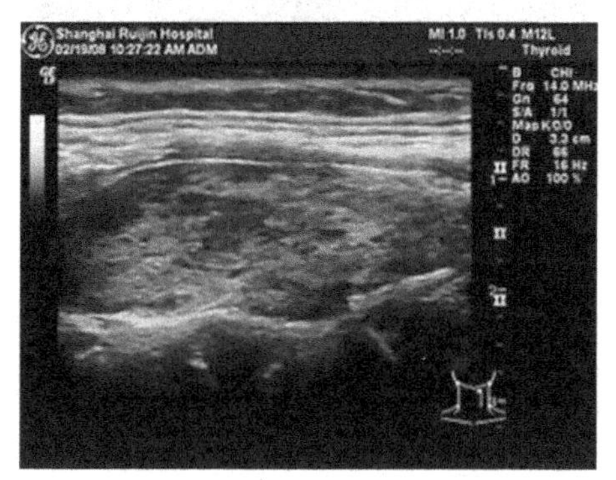

图 4-9　**甲状腺功能亢进(六)**

灰阶超声显示甲状腺实质略呈“网格状”,网格内部呈低回声

4.甲状腺内部结节

甲状腺功能亢进的小部分病例可见结节样回声。Zakarija 等报道超声检测到约 16% Graves 病患者伴发实质性结节,而据上海交通大学医学院附属瑞金医院超声科对 1 889 例 Graves 病患者统计,结节的发病率仅为 5.93%,其中单发结节为 3.18%,多发结节为 2.75%。结节的回声可为实质性、囊实混合性和囊性(图 4-10,图 4-11)。可因实质局部的出血、囊变而出现低弱回声、无回声结节,结节境界多较模糊,内回声稍显不均,此类结节超声随访,可发现结节逐渐吸收消失。也可在 Graves 病甲状腺弥散性肿大的基础上反复增生和不均匀的复原反应,形成增生性结节,类似于结节性甲状腺肿的表现,部分结节可出现钙化。结节可发生恶变,但非常少见,发病率为 1.65%～3.5%。

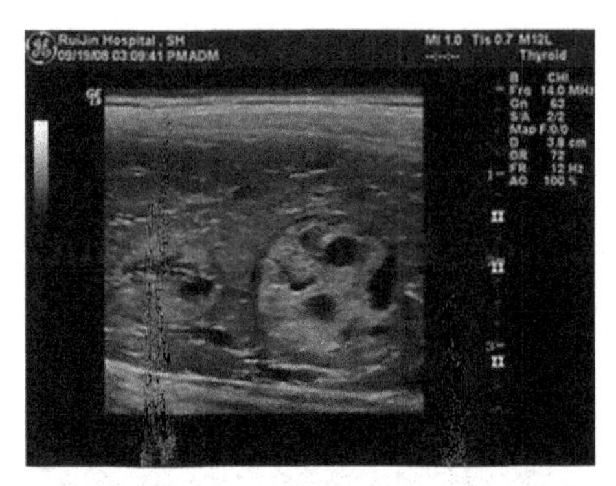

图 4-10　甲状腺功能亢进

灰阶超声显示甲状腺实质内多发结节形成,部分结节伴囊性变

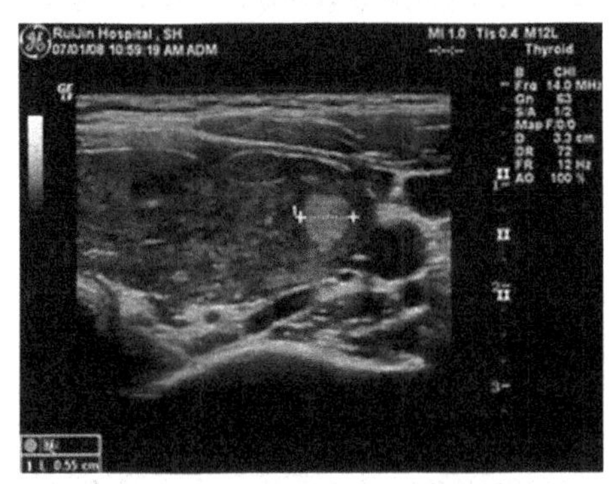

图 4-11　甲状腺功能亢进

灰阶超声显示甲状腺实质内高回声结节

5.甲状腺上动脉

由于甲状腺激素分泌增多,其直接作用于外周血管,使甲状腺血管扩张,因而甲状腺上动脉内径增宽,部分走行迂曲,内径一般≥2 mm。

(二)多普勒超声

1.彩色/能量多普勒超声

(1)实质内血流信号:甲状腺内彩色/能量血流显像血流模式的分级各种意见不一,尚无统一的标准。上海交通大学医学院附属瑞金医院超声对 454 例未治疗的 Graves 病患者进行统计,将甲状腺内彩色血流显像血流模式分为以下几种表现:①血流信号呈"火海"样,占 40.97%。②血流信号呈"网络"样,占 46.70%。③血流信号呈树枝状,占 9.03%。④血流信号呈短棒状,占 3.29%。⑤血流信号呈点状,占 0.01%。

在大多数未治疗的 Graves 病患者中多见的超声表现为甲状腺周边和实质

内弥散性分布点状、分支状和斑片状血流信号，呈搏动性闪烁，Ralls 等称之为“火海征”。“火海征”为 Graves 病典型表现，但非其所特有，也可见于其他甲状腺疾病，如亚甲状腺功能减退症，桥本甲状腺炎甲亢期等。“火海征”的产生机制是由于甲状腺激素直接作用于外周血管，使甲状腺血管扩张，甲状腺充血，甲状腺内血管出现动静脉短路，引起湍流或引起甲状腺组织的震颤所致，其组织学基础可能是甲状腺实质可出现明显的毛细血管化，实质内出现纤维分隔，分隔内小动脉增生。部分可表现为实质内见斑片状、条束状以及斑点状彩色血流信号，血流间有一定未充填空间。如血流信号增多的分布范围较局限，称为“海岛征”。部分血流信号亦明显增多，呈棒状或枝状，但尚未达到“火海征”“海岛征”的程度。极少见的病例甲状腺血流信号可完全正常，见散在稀疏的星点或斑点状血流信号，时隐时现，甚至部分实质内无血流信号。

(2)结节内血流信号：当结节因实质局部的出血、囊变形成或是伴发增生性结节时，结节内未见明显血流信号。当结节发生恶变时，因新生小血管的形成，结节内可有少量血流信号或丰富血流信号，依血管增生程度而异。

(3)甲状腺上、下动脉：甲状腺激素直接作用于外周血管，使甲状腺上、下动脉扩张，流速加快，血流量明显增加，因而甲状腺上、下动脉血流可呈喷火样。治疗后可恢复正常血流信号。

2.频谱多普勒超声

(1)实质内动脉频谱：实质内动脉为低阻抗的高速动脉频谱，血流峰值速度可达 50～120 cm/s，还可见较高速的静脉宽带频谱。Bogazzi F 等报道未治疗的 Graves 病患者实质内动脉的动脉收缩期最大流速为(15±3)cm/s，Erdogen MF 等报道为(25.5±9.9)cm/s，可能是由于测量方法不同或测量仪器不同引起的。Graves 病患者甲状腺实质内动脉和周边动脉的动脉收缩期最大流速高于桥本甲状腺炎和结节性甲状腺肿患者，可以鉴别部分彩色血流显像表现重叠的 Graves 病和桥本甲状腺炎患者。

(2)甲状腺上动脉频谱：甲状腺上动脉 Vmax 增高反映甲状腺血流量增多，是高代谢的表现。甲状腺上动脉的 Vmin 能反映甲状腺组织的血流灌注状态，故在甲状腺处于高血流动力状态时，可呈现较高水平。甲状腺上动脉呈高速血流频谱，动脉收缩期最大流速、心室舒张末期容积、平均血流速度都较正常明显增高，舒张期波幅明显增高。甲状腺上动脉的流速不仅对其诊断较为敏感，而且对治疗效果的评定也具有重要意义。RI 是血液循环阻力的指标之一。据上海交通大学医学院附属瑞金医院超声诊断科的统计资料，RI 为 0.58±0.07，支持甲亢时甲状腺上动脉低阻的观点。

(3)甲状腺下动脉频谱：甲状腺下动脉频谱准确性较甲状腺上动脉高。治愈后常可发现甲状腺下动脉血流速度的明显下降，这通常和游离甲状腺素水平的下降直接成比例。有学者认为甲状腺下动脉的峰值流速是预测甲亢复发的最佳指标，其流速＞40 cm/s 往往预示复发。

三、鉴别诊断

(一)单纯性甲状腺肿

单纯性甲状腺肿可有甲状腺肿大，但无甲亢症状；甲状腺摄^{131}I 率可升高，但无高峰前移；血清促甲状腺激素受体刺激性抗体、甲状腺球蛋白抗体、甲状腺过氧化物酶抗体阴性。

(二)神经官能症

神经官能症患者可有烦躁、焦虑、失眠、体重减轻等症症状，但无高代谢症群、甲状腺肿、突眼；甲状腺功能正常。

(三)嗜铬细胞瘤

嗜铬细胞瘤患者可因血中肾上腺素和去甲肾上腺素升高而引起心悸、出汗、心率增快等类似甲亢的表现。但嗜铬细胞瘤患者无甲状腺肿和突眼；甲状腺功能正常；血压明显升高且有阵发波动；血及尿中儿茶酚胺及其代谢物升高，肾上腺影像学有异常改变。

(四)碘甲亢

过量的碘可引起某些结节性甲状腺肿及自身免疫性甲状腺病发生甲状腺功能改变，使患者发生甲亢。过量的碘主要来源于造影剂和胺碘酮及含碘食物。碘甲亢有过量碘摄入史，通常甲亢较轻，轻度甲状腺肿大，质硬，无痛，无血管杂音；摄碘率减低(＜3%)，甲状腺显像不显影。停用碘剂后，临床和生化在 1～3 个月将自然恢复正常。

(五)垂体性甲亢

临床有甲亢，化验 T_3、T_4 升高，但 TSH 不降低或升高。无突眼及局限性黏液性水肿。垂体 MRI 可发现垂体瘤。

第五节 乳腺恶性肿瘤

一、乳腺癌概述

(一)临床概述

乳腺癌是常见的乳腺疾病,在2007年天津召开的临床肿瘤学术会议上,卫生健康委员会正式宣布乳腺癌是中国女性肿瘤发病之首。目前正以每年3%的速度增长,且近年来有年轻化趋势。本病高发于在40~50岁女性,临床工作中30岁以上发病率逐渐增多,20岁以前女性发病稀少。

尽管绝大多数乳腺癌的病因尚未明确,但该病的许多危险因素已被确定,这些危险因素包括性别、年龄增大、家族中有年轻时患乳腺癌的情况、月经初潮早、绝经晚、生育第一胎的年龄过大、长期的激素替代治疗、既往接受过胸壁放疗、良性增生性乳腺疾病和诸如*BRCA*1/2等基因的突变。不过除了性别因素和年龄增大外,其余危险因素只与少数乳腺癌有关。对于有明确乳腺癌家族史的女性,应当根据《NCCN遗传性/家族性高危评估指南》进行评估。对于乳腺癌患病风险增高的女性可考虑采用降低风险的措施。

乳腺的增生异常限于小叶和导管上皮。小叶或导管上皮的增生性病变包括多种形式,包括增生、非典型增生、原位癌和浸润癌;85%~90%的浸润性癌起源于导管。浸润性导管癌中包括几类不常见的乳腺癌类型,如黏液癌、腺样囊性癌和小管癌等,这些癌症具有较好的自然病程。

临床上多数就诊患者为自己无意中发现或者乳房体检时发现。乳房单发性无痛性结节是本病重要的临床表现。触诊肿物质地较硬,边界不清,多为单发,活动性差。癌灶逐渐长大时,可浸润浅筋膜或乳房悬韧带,肿块处皮肤出现凹陷,继而皮肤有橘皮样改变及乳头凹陷。早期乳腺癌也可以侵犯同侧腋窝淋巴结及锁骨下淋巴结,通过血液循环转移,侵犯肝脏、肺及骨骼。

乳腺癌早期发现、早诊断、早期治疗是提高生存率和降低病死率的关键。早期乳腺癌癌灶小,临床常触及不到肿块,因此早期乳腺癌诊断主要依靠仪器检查发现。国内超声仪器普及率远远超过钼靶及MRI,且超声检查更适用于致密型乳腺,因此成为临床医师首选的乳腺检查方法。

(二)乳腺癌共有超声表现

(1)大小：可由数毫米到侵及全部乳房。肿块大小与患者自己或体检发现乳房肿物而就医时间有关。

(2)形态：多呈不规则形，表面凹凸不平，不同切面会呈现不同形态(图 4-12A)。极少数仅表现为临床触诊肿物处无明确边界团块，需通过彩色血流检查发现异常走行血管确诊。

(3)内部回声：癌灶内部呈极低回声。当合并出血坏死时呈不规则无回声(图 4-12B)。

(4)边缘：癌灶生长一般呈浸润性生长，其周围无包膜。直径＜10 mm，癌灶边缘可见毛刺样改变(图 4-12C)。直径＞10 mm，癌灶边缘多出现“恶性晕”，表现为癌灶与周围组织无明显区别，出现高回声过渡带(图 4-12C)。肿块周围“恶性晕”是乳腺癌肿块的超声特征。当癌灶浸润脂肪层时会出现上述结构连续性中断声像(图 4-12C)。

(5)后方回声：多数无后方回声改变，少数出现弱声影。

(6)方位(纵横比)：纵横比在小乳腺癌中有较高诊断价值，其理论依据是恶性肿瘤生长脱离正常组织平面而导致前后径增大，并有病灶愈小，比值愈大的趋势(图 4-12D)。

(7)钙化：癌灶内典型改变表现为微钙化，50%～55%的乳腺癌伴有微小钙化，微钙化直径多＜1 mm，呈簇状分布，数目较多且相对集中。也可以表现为癌灶内稀疏、散在针尖样钙化或仅见钙化而无明显肿块(图 4-12E)。

(8)周围组织改变：①皮肤改变，侵及皮肤时可出现皮肤弥漫性、局限性增厚(正常皮肤厚度＜2 mm)。②压迫或浸润周围组织，癌灶可以超出腺体层，侵入脂肪层或者胸肌。③结构扭曲，癌灶周围解剖平面破坏、消失。④乳房悬韧带变直、增厚。⑤癌灶周围出现乳管扩张。

(9)淋巴结转移：因引流区域不同，淋巴结转移位置不同。可以出现同侧腋窝、锁骨上及胸廓内动脉旁。转移淋巴结多数增大，呈类圆形。淋巴结门偏心或者消失。彩色血流检查淋巴结内血流增多乃至丰富，动脉性为主，阻力指数可＞0.7。

(10)血流走行方式：随着超声仪器对血流探测敏感性提高，血流丰富与否对乳腺癌诊断缺乏特异性。因癌灶内血流速度常常＞20 cm/s，其内血流呈红蓝色镶嵌“马赛克”现象具有一定特征性。此外，癌灶内血管增粗、走行扭曲、杂乱分布及直接插入癌灶等特点有别于良性肿瘤。癌灶内血流走行方式可表现为以下方式：①中央型，血管走行癌灶中央。②边缘型，血管走行癌灶周边。③中央丰富杂乱型，血管位于癌灶中央，走行杂乱。④中央边缘混合型，血管在癌灶中央及边缘均存在，表现为由边缘进入中央。

（11）频谱多普勒：有学者认为 RI>0.7 有助于乳腺癌诊断与鉴别诊断，少部分癌灶内 RI 有时可达1.0，见图 4-12F；动脉收缩期最大流速>20 cm/s 是恶性肿瘤的特征。也有学者认为 RI 和动脉收缩期最大流速并非鉴别乳腺良恶性肿瘤的有效指标。

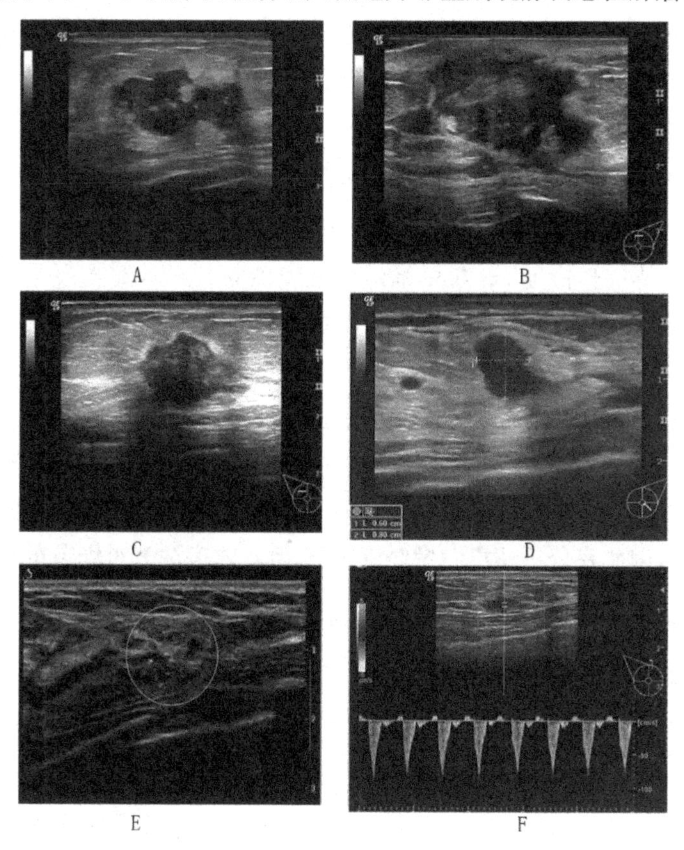

图 4-12　乳腺癌超声表现

A.乳腺内不规则形、表面凹凸不平肿块，肿块内部呈极低回声，病理：乳腺浸润性导管癌；B.肿块内出现坏死时可见不规则无回声（指示部分），病理：乳腺浸润性导管癌；C.肿块边缘部可见高回声晕，有毛刺感，后方回声衰减。箭头指示部分局部高回声晕连续性中断。病理：乳腺浸润性导管癌；D.肿块纵横比大于 1，病理：乳腺浸润性导管癌；E.病变处仅见点状高回声，无明显肿块（标识处），病理：乳腺导管内癌；F.肿块内动脉阻力指数明显增高，RI＝1.0

（12）生长速度：乳腺癌生长速度一般较快，而乳腺纤维瘤等良性肿瘤可存在多年无明显变化。

（13）癌块的硬度：既往癌块硬度主要通过触诊进行检查。近年来乳腺超声弹性成像逐渐被应用，癌灶大都表现为高硬度。

(14)肿块内微血管分布：近年来，超声造影的应用使超声观察乳腺癌肿块微血管分布成为可能。肿瘤血管生成是无序和不可控制的，部分学者研究显示乳腺癌的内部微血管多为不均匀分布，局部可见灌注缺损区，终末细小血管增多，分支紊乱，走行不规则，扭曲，并略增粗。病灶周围可见到毛刺样、放射状走行及多条扭曲、增粗的血管。有学者显示肿瘤血管存在着空间分布的不平衡，一般肿瘤周边的微血管密度大于中心，非坏死囊变区大于坏死、囊变区。

(三)乳腺癌诊断中需注意的问题

乳腺癌的诊断需要对病灶进行多角度、多切面扫查，综合以上各个方面考虑；同时，必须与其影像学表现相似的良性病变相鉴别。在诊断过程中，如果能抓住任何一点特征性改变，诊断思维定向就能确立。

在乳腺癌诊断过程中，不同的影像检查具有各自的特点，综合参考多种影像检查可弥补各自的缺点，凸显各自的优点，有利于得出正确的结论；因此，超声诊断医师也需了解各自影像特点，取长补短进行综合分析。

疾病的发生发展是一个渐进的过程；在发生进展过程中，病变的病理学特征逐渐体现，同时也可能存在不同阶段同时并存的可能；病变组成成分的不同而具有不同的病理学特征；因此在分析超声图像时应全面，检查时应注意对细节的观察。

二、乳腺非浸润性癌及早期浸润性癌

(一)乳腺导管原位癌

1.临床概述

乳腺导管原位癌(ductal carcinoma in situ，DCIS)又称导管内癌，占乳腺癌的3.66%，预后极好，10年生存率达83.7%。DCIS是指病变累及乳腺导管，癌细胞局限于导管内，基底膜完整，无间质浸润。

DCIS具有各种不同的临床表现，可表现为伴有或不伴有肿块的病理性乳头溢液，或在为治疗或诊断其他方面异常而进行的乳腺活检中偶尔发现。乳房X线检查异常是DCIS最常见的表现，通常DCIS表现为簇状的微小钙化。在190例DCIS女性的连续回顾性分析中，62%病例具有钙化，22%病例具有软组织改变，15%病例无乳房X线异常发现。

在大多数患者中，DCIS累及乳腺为区域性分布，真正多中心病变并不常见。DCIS肿瘤在乳腺内的分布、是否浸润和发生腋淋巴结转移都是DCIS患者选择恰当治疗时需要考虑的重要问题。

DCIS 可进一步发展为早期浸润癌，是浸润性癌的一个前驱病变，可较好地提示浸润性癌的发生，但不是必须出现的前驱病变。

2.超声表现

DCIS 的超声声像图表现除微钙化征象外，76％的 DCIS 还表现为乳腺内低回声的肿块或导管增生性结节，一方面，该低回声病灶的形态、边界、包膜、后方回声等征象为我们进行良恶性判断提供了重要依据，另一方面，病灶的低回声背景也有助于显示其中的微小钙化。

根据其声像图表现可归纳为以下 3 型：①肿块型(伴或不伴微小钙化)，声像图上有明显均匀或不均匀低回声肿块病灶(图 4-13)。②导管型(伴或不伴微小钙化)，声像图上可见局部导管扩张，上皮增生形成的低回声结节，多呈扁平状(图 4-14)。③单纯微钙化型，声像图上仅见细小钙化点，局部腺体组织未见明显异常改变(图 4-15)。

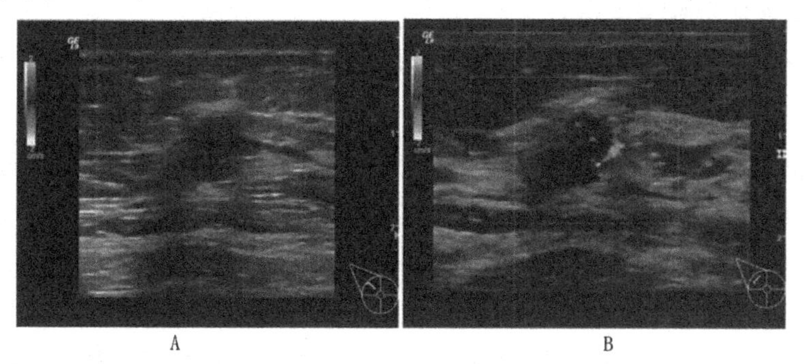

图 4-13 DCIS **肿块型**

声像图上有明显均匀或不均匀低回声肿块病灶(A)；肿块内及周边可见较丰富彩流信号(B)。病理：导管内癌

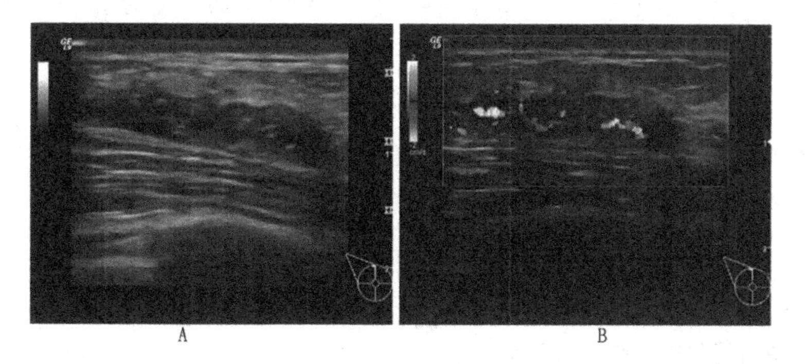

图 4-14 DCIS **导管型**

声像图可见局部导管扩张，上皮增生形成的低回声结节，呈扁平状，内伴多个点状高回声(A)；低回声结节内可见较丰富彩流信号(B)。病理：导管内癌

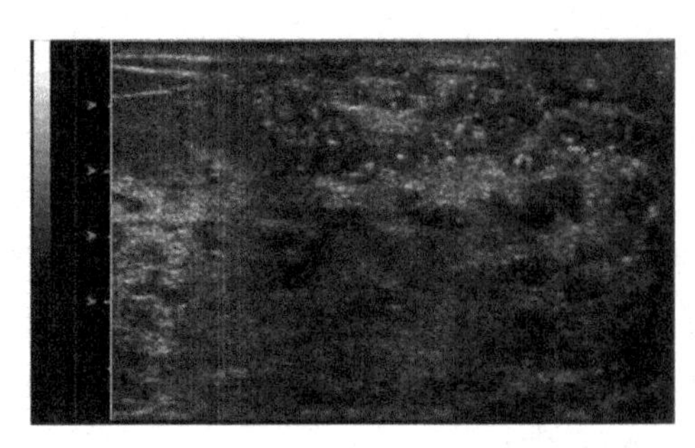

图 4-15 DCIS 单纯微钙化型

声像图上仅见细小钙化点，局部腺体组织未见明显异常改变。病理：导管内癌

范围较大的病灶，彩色多普勒血流显像显示该区域有中等程度或丰富的血流信号，可有乳腺固有血管扩张，或有穿入血流；病灶区域可检出动脉血流频谱，血流速度常常＞20 cm/s，阻力指数常＞0.7。如果在超声扫查时未能正确认识该种征象，则往往容易漏诊。

结构紊乱型的 DCIS 往往是低分化的 DCIS（粉刺癌），因此对可疑患者应进一步行 X 线检查以避免漏诊。

导管内癌病变内部的硬度分布有一定的特征，即 DCIS 病变内可见高硬度区域呈团状分布，其内间杂的质地较软的正常组织，该现象称为“沙滩鹅卵石征”。

3.鉴别诊断及比较影像分析

研究表明，70%左右的 DCIS 的检出归功于钼靶片上微钙化灶的发现；因此，钼靶检查被公认为 DCIS 的主要诊断方法，而超声检查由于对微小钙化灶的低敏感性，对 DCIS 的诊断意义颇有争议。超声检查的优势在于其对肿块或结节极高的敏感性。与超声相反，钼靶检查由于受乳腺致密或者病灶与周围组织密度相近等因素的影响，对肿块或结节不敏感，可能存在漏诊，尤其对 50 岁以下腺体相对较致密的女性。对于无微小钙化、以肿块为主的 DCIS 病例，超声检查具有重要的诊断价值，弥补了钼靶的不足。

虽然，微小钙化是 DCIS 的主要征象，但是并非所有的钼靶片上的微小钙化灶都是恶性的，文献报道其特异性低，仅 29%～45.6%，因此，高频超声检查所显示的肿块或结节的征象为其良恶性判断提供了重要的信息，有助于提高钼靶诊断特异性，从而避免了一些不必要的手术。

（二）乳腺佩吉特病

1.临床概述

乳腺佩吉特病是乳腺癌的一种少见形式，占全部乳腺癌的 1.0%～4.3%，表现为乳头乳晕复合体表皮出现肿瘤细胞，其最常见的症状为乳晕湿疹、出血、溃疡和乳头瘙痒，由于疾病罕见以及易与其他皮肤疾病混淆，诊断经常延误。

世界卫生组织(2003 年)对乳腺佩吉特病的定义为乳头鳞状上皮内出现恶性腺上皮细胞，并和乳腺深处导管内癌相关，通常累及一条以上的输乳管以及若干节段导管，伴有或不伴有浸润性成分。80%～90%的患者伴有乳腺其他部位的肿瘤，伴发的肿瘤不一定发生在乳头乳晕复合体附近，可以是 DCIS 或浸润癌，伴有 DCIS 的佩吉特病属原位癌的范畴，伴浸润癌的佩吉特病已属于浸润性乳腺癌。

大体表现为乳头下导管和(或)乳腺深部导管均有癌灶存在，并可追踪观察到乳腺实质的癌沿乳腺导管及乳头下导管向乳头表皮内蔓延的连续改变。组织学表现为乳头表皮内有散在、成巢或呈腺管样结构的佩吉特细胞。

2.超声表现

乳腺佩吉特病超声表现主要如下：①乳头乳晕局部皮肤增厚，皮下层增厚、回声减低(图 4-16A)，可出现线状液性暗区。②增厚皮肤层后方一般无明显的肿块回声。③增厚皮肤层后方结构紊乱，回声减低，边界不清，解剖层次不清；血流信号增多，可出现高速高阻动脉血流频谱。④增厚皮肤层内可见较丰富血流显示(图 4-16B)。⑤乳头凹陷，部分可见伴有乳头后或深部乳腺内的实性低回声或混合回声肿块，肿块内可见丰富血流信号(图 4-16C)；少部分病例乳头部可出现钙化灶。⑥大多伴有腋下淋巴结肿大。

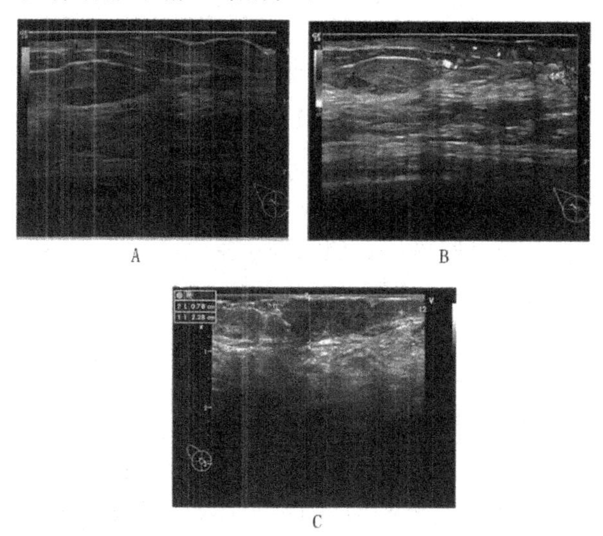

图 4-16 乳腺佩吉特病

A.乳头旁局部皮肤层明显增厚；B.彩色多普勒示增厚皮肤层内血流信号明显丰富；C.乳头后方可见明显实性低回声肿块

3.鉴别诊断及比较影像分析

乳腺佩吉特病需与如下疾病相鉴别。

(1)与乳头皮肤湿疹鉴别:该病多见于中青年女性,有奇痒,皮肤损害较轻,边缘不硬,渗出黄色液体,病变皮肤与正常皮肤界限不清。

(2)与鳞状细胞癌鉴别:两者临床均无明显特点,鉴别主要靠病理检查。

三、乳腺浸润性非特殊型癌

(一)乳腺浸润性导管癌(非特殊类型)

1.临床概述

浸润性导管癌(invasive ductal carcinoma,IDC)发病率随年龄增长而增加,多见于40岁以上女性,非特殊类型浸润性导管癌占浸润性乳腺癌的40%~70%。直径>20 mm的癌块容易被患者或临床医师查到。直径<10 mm(小乳腺癌)时,结合临床触诊及超声所见,诊断率明显提高。

浸润性导管癌代表着最大的一组浸润性乳腺癌,这类肿瘤常以单一的形式出现,少数混合其他组织类型。部分肿瘤主要由浸润性导管癌组成,伴有一种或多种其他组织类型为构成的次要成分。部分学者将其归为浸润性导管癌(非特殊型的浸润性癌)并简单注明其他类型的存在,其他学者则将其归为"混合癌"。

大体病理:浸润性导管癌没有明显特征,肿瘤大小不等,可以<5 mm,也可以>100 mm;外形不规则,常常有星状或者结节状边缘;质地较硬,有沙粒感;切面一般呈灰白、灰黄色。常见癌组织呈树根状侵入邻近组织内,大者可深达筋膜。如癌组织侵及乳头又伴有大量纤维组织增生时,由于癌周增生的纤维组织收缩,而导致乳头下陷。如癌组织阻塞真皮内淋巴管,可致皮肤水肿,而毛囊汗腺处皮肤相对下陷,呈橘皮样外观。晚期乳腺癌形成巨大肿块,肿瘤向癌周蔓延,形成多个卫星结节。如癌组织穿破皮肤,可形成溃疡。

组织病理:肿瘤细胞呈腺管状、巢状、条索状、大小不一的梁状或实性片状排列,部分病例伴有小管结构;核分裂象多少不一;间质增生不明显或略有,有些则显示出明显的间质纤维化。

2.超声表现

非特殊类型浸润性导管癌超声表现如下。

(1)浸润性导管癌典型表现。①腺体层内可清晰显示的肿块。②垂直性生长方式:肿块生长方向垂直乳腺平面,肿块越小越明显(图4-17A);当肿块体积超过20 mm时肿块一般形态趋于类圆形,而边缘成角改变(图4-17B)。③极低内部回声:肿块内部几乎都表现为低回声,大多不均匀,有些肿瘤回声太低似无回声暗区,此时需要提高增益来鉴别(图4-17B)。④不规则形态:肿块形态一般均不规则,呈分叶状、蟹足状、毛刺状等,为肿块浸润性生长侵蚀周边正常组织所致(图 4-17C)。⑤微钙化常见:低回声肿块内出现簇状针尖样钙化要高度警惕浸润性导管癌,有时微钙化是发现癌灶的唯一线索(图 4-17D)。⑥浸润性边缘:肿块边缘呈浸润性,无包膜;肿块可浸润脂肪层及后方胸肌,侵入其内部,导致组织结构连续性中断(图 4-17E)。⑦周围高回声晕:肿块周边常有高回声晕环绕;一般认为是癌细胞穿破导管向间质浸润引起结缔反应,炎性渗出或组织水肿及血管新生而形成边界模糊的浸润混合带(图 4-17F)。⑧后方回声减低:目前多认为肿块后方回声减低是因癌组织内间质含量高于实质,导致声能的吸收衰减(图 4-17G)。⑨特异性血流信号:肿块边缘、内部出现增粗、扭曲及"马赛克"血管走行(图 4-17G);脉冲多普勒显示肿块内动脉收缩期最大流速>20 cm/s 及 RI >0.7对肿块恶性诊断具有一定价值(图 4-17H)。⑩腋窝淋巴结转移:无论肿块大小,均可出现腋窝淋巴结转移;大多数转移性淋巴结表现为体积增大,呈类圆形,内部呈低回声,淋巴结门偏心或者消失;多发肿大时,淋巴结之间可见融合;彩色血流检查淋巴结内血供丰富。

(2)浸润性导管癌不典型表现。①小乳腺癌:一般指直径 6~10 mm 的乳腺癌,多为患者自己发现后就诊,临床触诊包块质地较硬,有如黄豆覆盖于皮革之后的触感。尽管病变有一定移动度但范围不大。其诊断要点如下:触诊质硬结节是诊断的重要线索;二维可能出现典型浸润性导管癌声像特点,肿块内部极低回声,垂直性生长,跨越两个解剖平面,内部微钙化灶,多普勒检查中央性穿心型血供,高阻力血流频谱,具备上述特征诊断乳腺浸润性导管癌比较容易;类圆形或者不规则形癌灶者,毛刺状边缘是诊断的关键。②无明确边界类型乳腺癌:此型多为临床触诊发现质硬包块,乳房腺体层仅见片状极低回声,境界不清晰。彩色血流检查可见极低回声内粗大扭曲血管穿行,血流花彩样呈"马赛克"现象。频谱多普勒检查检出高速高阻力动脉性血流频谱,RI>0.7,甚至 1.0。此型诊断主要依靠高敏感彩色血流及频谱多普勒检查。

非特殊类型浸润性导管癌的特殊检查如下。①超声弹性成像:非特殊类型浸润性导管癌肿块硬度常明显高于正常组织,肿块周边因肿瘤侵犯而硬度明显增高,肿块内部因肿瘤坏死等常表现为硬度分布不均匀,定量弹性成像可清晰显示弹性系数的这种不均匀分布(图 4-18)。②三维及全容积成像:肿瘤的三维成像可清晰显示肿瘤冠状面影像和空间状况,三维血流成像时可显示肿块内及其周边血管的空间分布。③超声造影:非特殊类型浸润性导管癌肿块内及周边常具有丰富血供,因肿瘤的生长,瘤内血管分布常不均匀。超声造影时,瘤内及周边常表现为明显不均匀强化(图 4-19)。

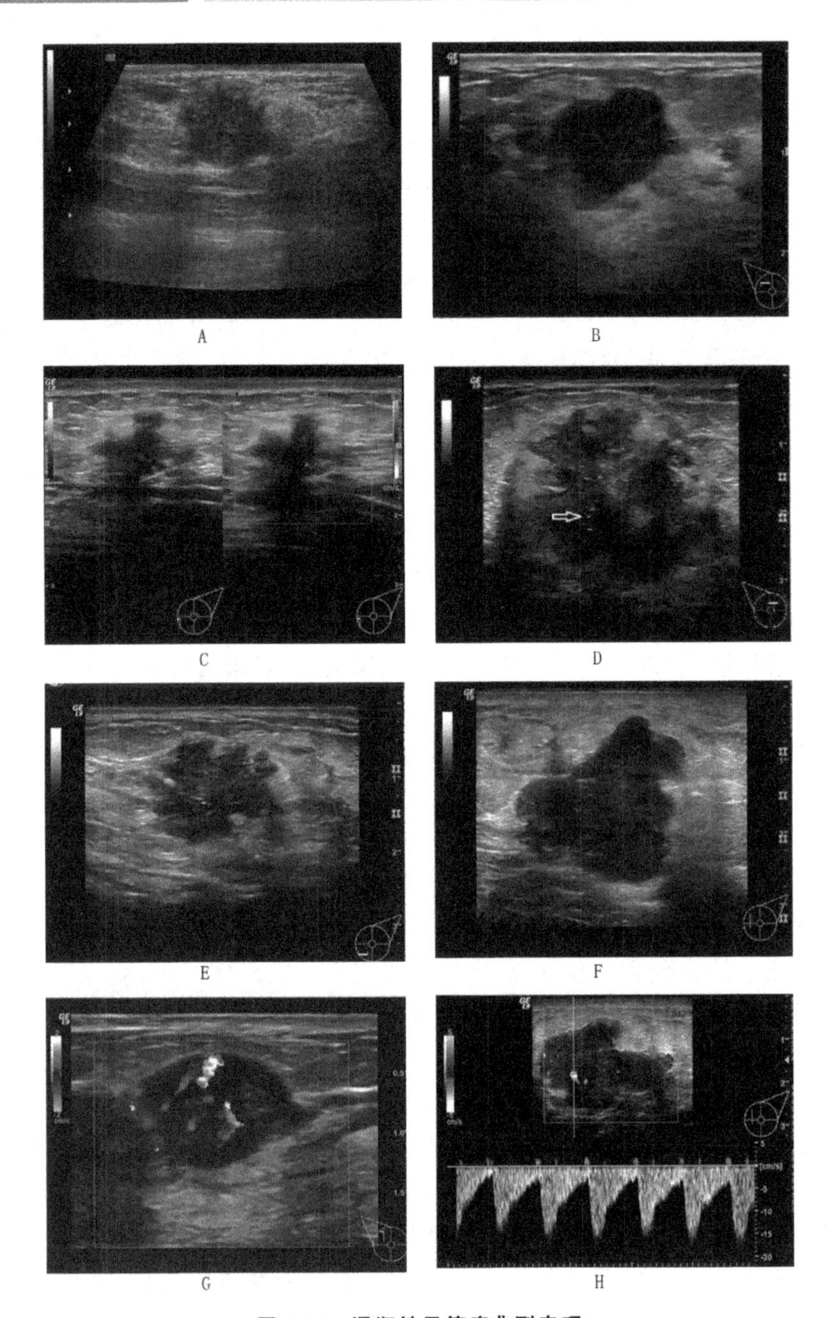

图 4-17 浸润性导管癌典型表现

A.肿块生长方向垂直乳腺平面及边缘呈蟹足样改变;B.二维表现:较大肿块形态趋于类圆形,边缘成角改变;C.肿块呈蟹足样生长,并肿块后方回声衰减;D.肿块内可见点状高回声(箭头指示部分);E.肿块形态不规则,向周边浸润;F.肿块周边常有高回声晕环绕;G.浸润性导管癌彩色多普勒血流表现;H.浸润性导管癌频谱多普勒,RI>0.7

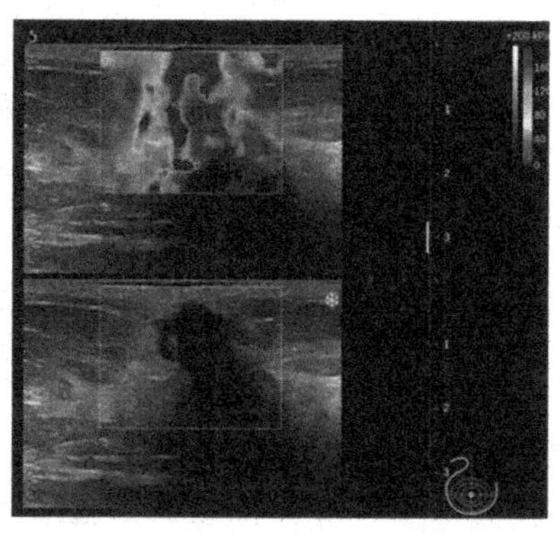

图 4-18 浸润性导管癌超声弹性成像

定量弹性成像可显示肿块内及周边弹性系数的不均匀分布

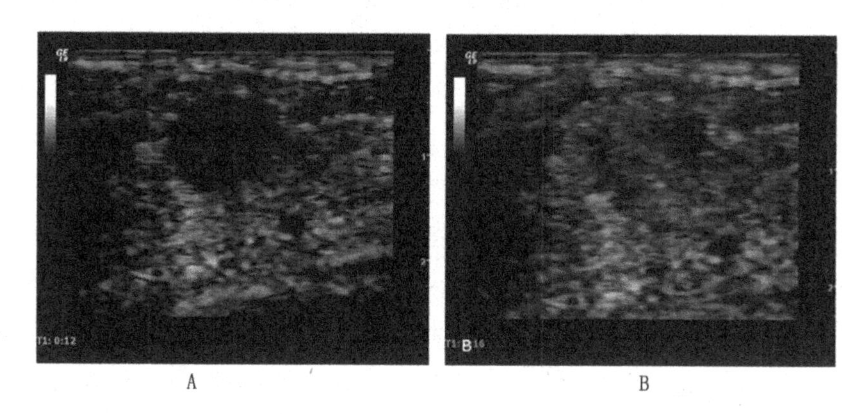

A　　　　　　B

图 4-19 浸润性导管癌超声造影

浸润性导管癌开始强化前(A)低回声肿块内无造影剂信号,强化后(B)肿块内明显不均匀强化,强化范围大于无增强时肿块范围

3.鉴别诊断及比较影像分析

需与浸润性小叶癌进行鉴别,同时也需与乳腺腺病或纤维腺瘤等相鉴别。

(二)乳腺浸润性小叶癌

1.临床概述

乳腺浸润性小叶癌(invasive lobular carcinoma,ILC)于 1941 年由 Foote 和 Stewart 首次提出,是一种具有特殊生长方式的浸润性乳腺癌。ILC 是乳腺癌的第二大常见类型。据文献报道 ILC 的发病率差别较大,占浸润性乳腺癌的1%~20%。大多数研究显示,ILC 发病年龄高峰在 45~67 岁,75 岁以上患者多于 35 岁以下患者。与其他浸润性乳腺癌相比,浸润性小叶癌以同侧多灶性为特征,且双侧乳腺发病较常见。淋巴结阳性的 ILC 比淋巴结阴性者更容易发展为对侧乳腺癌。

ILC 常表现为乳腺内可触及界限不清的肿块，一些病例仅能触到不确切的细小的或者弥漫的小结节，有的病例则感觉不到有异常改变。由于 ILC 钙化少见，常缺乏特征性影像学改变。

大体病理：典型病例可见不规则形肿块，常没有明显的界限，病变区质地硬，切面多呈灰色或白色，硬化区呈纤维性外观，通常无肉眼所能见到的囊性变、出血、坏死和钙化。部分病例没有明显肿物。

组织学上是由一致的、类似于小叶原位癌的细胞组成的浸润性癌，癌细胞常呈单行线状排列，浸润于乳腺小叶外的纤维间质中，围绕乳腺导管呈靶环状排列；亦可单个散在弥漫浸润于纤维间质中；有时可见残存的小叶原位癌成分。本型又称小细胞癌，预后极差，10 年生存率仅 34.7%。

2.超声所见

ILC 组织学的特殊性是影响超声影像改变的根本原因，由于 ILC 的癌细胞之间散布着大量正常乳腺组织，因此形成影像中绝大多数肿物边界模糊不清，后方回声衰减多见，且肿物内大多为不均质低回声。文献报道超声诊断 ILC 的敏感度为 78%～95%。①二维超声：肿块内部呈极低回声，形态不规则，边界较浸润性导管癌模糊不清，周围组织结构扭曲常见，后方衰减明显；肿块内部微钙化少见(图 4-20A)。②彩色多普勒：多数肿块内部呈少血供，少数表现为血供丰富，RI>0.7，呈高阻力频谱(图 4-20B)。③少数病例呈现多中心病灶，表现为同一乳房见多个类似结节存在。

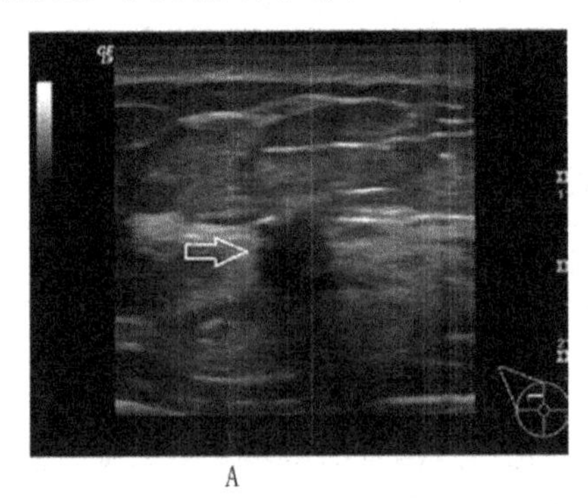

A

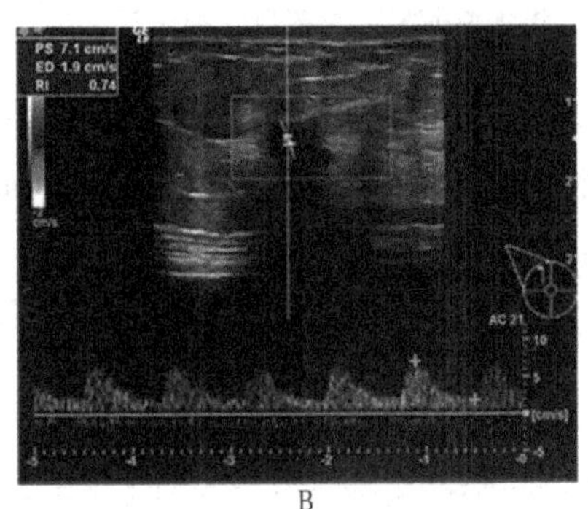

B

图 4-20　乳腺浸润性小叶癌

A.肿块内呈极低回声(箭头指示部分)，形态不规则，边界模糊不清，组织结构扭曲常见，后方衰减明显；B.肿块内 RI>0.7，呈高阻力频谱

3.鉴别诊断及比较影像分析

(1)浸润性导管癌与ILC鉴别:通过超声对两者进行鉴别很困难。当同一乳腺出现多个癌灶时,提示浸润性小叶癌可能性大。

(2)乳腺病或纤维腺瘤与ILC鉴别:对于声像不典型的病例常鉴别困难,但超声依然是判断乳腺肿块良恶性的较好的影像学检查方法。

(三)乳腺髓样癌

1.临床概述

髓样癌是一种合体细胞生长方式,缺乏腺管结构,伴有明显淋巴细胞及浆细胞浸润,界限清楚的癌;占全部浸润性乳腺癌的5%～7%。

发病年龄21～95岁,与浸润导管癌比较,其患者相对年轻,至少有10%的患者在35岁以下,有40%～60%的患者小于50岁。老年患者不常见,男性则更罕见。通常在一侧乳腺触到肿物,一般为单个,界清质实,临床和影像学容易误诊为纤维腺瘤。

大体病理:肿物平均2～3 cm,呈结节状,界限清楚。切面灰白、灰黄到红褐色,鼓胀饱满,与浸润性导管癌相比,其质地较软,肿瘤组织缺乏皱缩纠集感;尤其是较大肿瘤者,其内常见出血坏死,亦可出现囊性变。

组织学上癌实质成分占2/3以上,间质成分少。癌细胞较大,形状大小不一,异型性明显,核分裂较多见;常排列成密集的不规则片状或粗条索状,相互吻合,由少量纤维间质分隔,可见腺体结构和导管内癌成分;癌巢中央部常见成片状坏死,间质缺乏淋巴细胞浸润。

乳腺髓样癌在乳腺癌中被认为相对预后较好,其10年生存率远高于浸润性导管癌。

2.超声表现

髓样癌的主要超声表现如下:①二维超声,肿物呈膨胀式生长,内部呈低或极低回声,边界清晰规则,无包膜;后方回声增强或无变化;内部一般微钙化极少见,可以出现同侧腋窝淋巴结肿大(图4-21A)。②由于肿瘤内细胞数多,间质纤维少,故肿物大而质软,易发生坏死而发生破溃。③有时,肿块内部可见散在不均的强回声点伴无回声区,后方回声一般不减弱,如后方衰减,则恶性程度大(图4-21A)。④彩色多普勒检查,肿块内部血供丰富,血管走行杂乱扭曲,以中央性血流为主,血流因流速低一般无“马赛克”现象;频谱多普勒检出高阻力血流频谱,RI>0.7(图4-21B)。

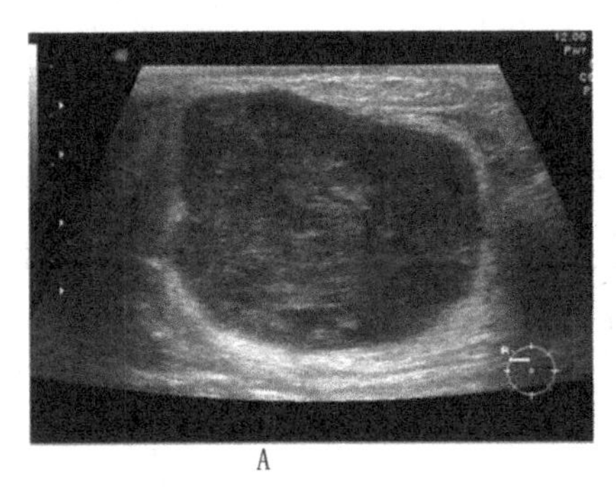
A

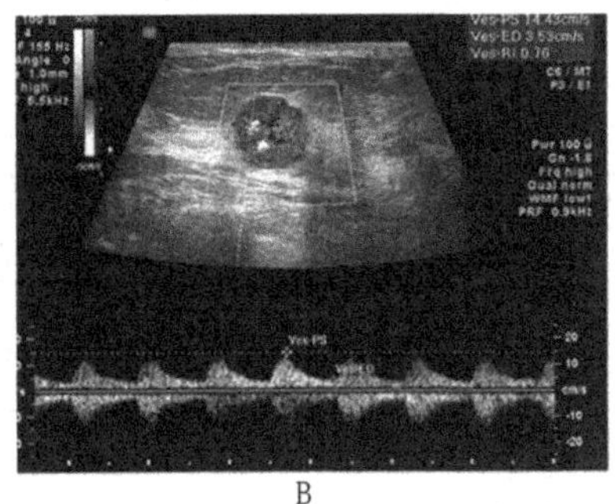
B

图 4-21 乳腺髓样癌

A.肿块较大时边界依然清晰，肿块内伴无回声区；B.肿块内呈高阻力血流频谱

3.鉴别诊断及比较影像分析

髓样癌在诊断中需与如下疾病相鉴别。

(1)与乳腺纤维腺瘤鉴别：①乳腺髓样癌呈膨胀性生长，虽然边界清楚，但无包膜；纤维瘤常有包膜。②乳腺髓样癌回声多低于纤维瘤，可为极低回声，大者内部可出现坏死、囊性变，肿物内钙化极少见。③乳腺髓样癌血供丰富，为中央性血流，多为Ⅱ级和Ⅲ级血流；而纤维瘤血供为边缘性，相对不丰富，多为 0 级。

(2)与浸润性导管癌鉴别：①浸润性导管癌呈垂直性生长，边缘浸润性改变；髓样癌呈膨胀式生长，边缘清晰规则。②浸润性导管癌内部微钙化常见，髓样癌则极少见。③浸润性导管癌内部血供以中央性粗大血管为主，血流呈典型“马赛克”现象；髓样癌内部血流丰富，血流为纯蓝或纯红。

(3)与 ILC 相鉴别：ILC 为第二常见的原发乳腺癌，由于其病理上的特殊生长方式，而致临床及影像早期诊断困难，如 X 线片有显示，则其最常见征象为“星芒状”边缘肿块和结构扭曲。

(4)与黏液腺癌相鉴别：黏液腺癌 X 线片上最类似髓样癌表现，但其常见于绝经后老年妇女；而髓样癌在年轻患者中有较高比例，年龄因素形成两者鉴别的基础。

(四)乳腺大汗腺癌

1.临床概述

大汗腺癌是一种 90%以上的肿瘤细胞显示大汗腺细胞形态学特点和免疫表型的乳腺浸润癌，是乳腺癌浸润性特殊型癌中的一种，较少见，占乳腺癌的 0.4%～4%，患者多为中老年人。常发生在乳腺外上象限，组织学结构特征为肿瘤由具有顶浆分泌特征的大汗腺样细胞组成，瘤细胞体积较大，胞质丰富；细胞核较小，呈圆形或椭圆形。肿瘤生长缓慢，预后较好，较晚发生淋巴结转移。

2.超声表现

超声图像上与其他类型乳腺癌不易区分，但有报道肿块内部见双线样管壁结构回声时，应高度怀疑大汗腺癌，可能是腺管阻塞所致(图 4-22)。

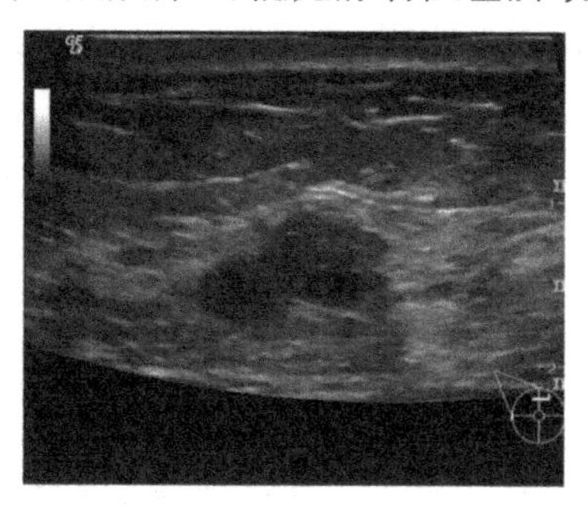

图 4-22 乳腺大汗腺癌二维超声表现

四、乳腺浸润性特殊型癌

(一)乳腺黏液癌

1.临床概述

乳腺黏液腺癌也称黏液样癌或胶样癌，是原发于乳腺的一种很少见的特殊类型的乳腺癌，占所有乳腺癌的 1%～4%。通常肿瘤生长缓慢，转移较少见，预后比其他类型乳腺癌好。患者的发病年龄分布广泛(21～94 岁)，中位年龄为 70 岁，其平均年龄或中位年龄比浸润性导管癌偏大，以绝经后妇女常见。75 岁以上乳腺癌患者 7%为黏液癌。

多数黏液癌患者的首发症状是发现可以推动的乳腺包块，触诊为软至中等硬度。由于黏稠液体被纤维分隔，触诊时可有捻发音。好发于外上象限，其次为外下象限。

大体病理：肿瘤直径从 10 mm 以下至 200 mm，平均 28 mm。典型黏液癌具有凝胶样外观，似胶冻状，伴有突出的、清楚的边界，可推动；肿瘤缺乏真正的包膜；囊性变在体积较大的病例出现。

乳腺黏液癌是由细胞学相对温和的肿瘤细胞团巢漂浮于细胞外黏液湖中形成的癌。可以分为单纯型和混合型。黏液腺癌病理表现为大量细胞外黏液中漂浮有实性团状、条索状、腺管状、筛状等结构癌组织灶，癌细胞大小相似，异型性明显，核分裂象易见；混合型还伴有浸润性导管癌等成分。黏液湖被纤维组织分隔，肿瘤周边也有纤维组织间隔，这可能是阻止癌细胞扩散的一个因素。黏液是癌细胞变性崩解产物，为酸性或中性黏液。黏液腺癌被认为系来源于导管内癌或浸润性导管癌。乳腺肿瘤中出现黏液或黏液变性者较多，因此，黏液腺癌须与其他肿瘤进行鉴别：①印戒细胞癌具有印戒细胞，呈单个纵列或弥漫浸润于纤维组织中，癌细胞胞质内出现黏液空泡，将核挤向一侧呈“印戒状”等特征，其生长方式也呈弥漫性。②纤维腺瘤、乳头状瘤、导管增生等良性疾病均可伴有局灶性或广泛性黏液样变，但细胞缺乏异型性，纤维腺瘤有真正胞膜等可资鉴别。③转移性黏液腺癌应进行 B 超、X 线、CT、纤维胃镜等检查，可排除消化道、生殖道等其他各部位肿瘤。

2.超声表现

乳腺黏液癌的超声特征与病理分型密切相关：①单纯性乳腺黏液癌表现为低回声肿块，有包膜，边界清楚，形态规则，内部回声均匀，后方回声增强(图 4-23A)，酷似纤维腺瘤。②混合型黏液腺癌表现为不均质回声的低回声肿块，肿块部分或全部边界不清，形态不规则(图 4-24A)；肿块内可伴等回声区、液性暗区或强回声钙化灶伴后方声影(图 4-25)。③CDFI，肿块内可见少量血流信号，部分呈较丰富彩流信号，RI 常＞0.7(图 4-23B，图 4-24B)。

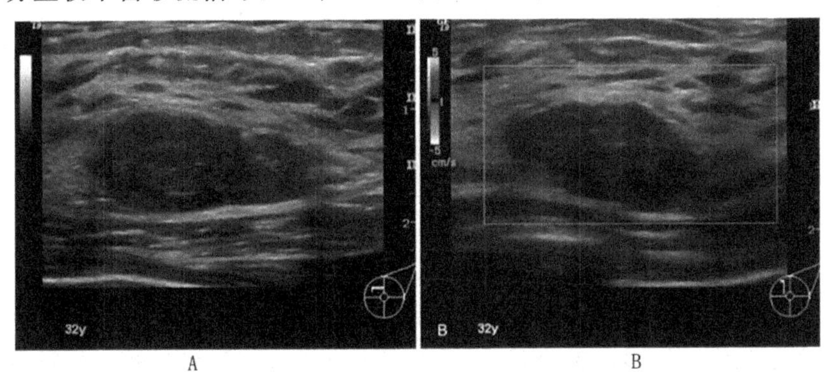

A B

图 4-23 单纯性乳腺黏液癌

A.低回声肿块，有包膜，边界清楚，形态规则，内部回声均匀，后方回声增强；B.CDFI：肿块内未见明显血流显示

3.鉴别诊断及比较影像分析

单纯型乳腺黏液癌超声表现为边缘光滑的较低回声肿块，因此常需与腺瘤等良性病变鉴别，但存在一定难度；可以从临床发病特征上考虑，腺瘤常有多发征象，且病史长，变化不显著。

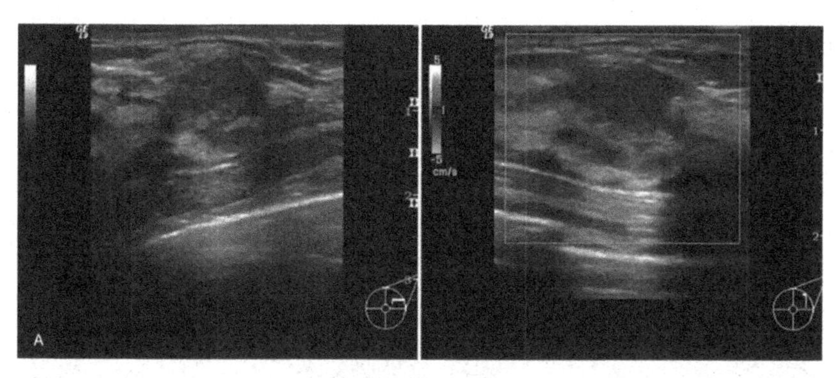

图 4-24 混合型乳腺黏液癌(一)

不均质低回声肿块,肿块边界不清,形态不规则;肿块内未见明显血流显示

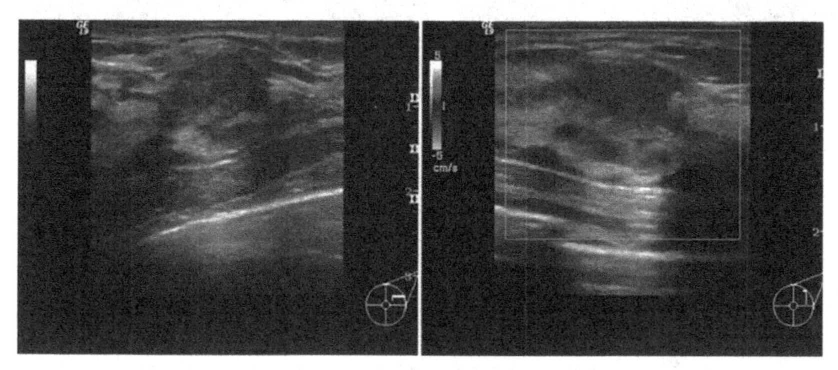

图 4-25 混合型乳腺黏液癌(二)

肿块内呈混合回声,可见等回声区和液性暗区

混合型乳腺黏液癌超声表现常为一些典型的恶性征象,又与浸润性导管癌或浸润性小叶癌不易鉴别,但浸润性导管癌钼靶 X 线常表现为毛刺性肿块,其次为钙化;浸润性小叶癌常表现为腺体扭曲和不对称密度。

(二)导管内乳头状癌

1.临床概述

乳腺导管内乳头状癌为一种特殊型乳腺癌,占全部乳腺癌的 2%～8%,多发生于乳腺中央区的大导管,常有乳头溢血,50 岁以上老人多见。肿块直径约 3 cm,预后较一般乳腺癌好,10 年存活率达 63.9%。

大体表现:肿瘤由管壁向腔内突出生长,形似乳头状,富于薄壁血管,极易出血。

病理检查:乳头状癌常见有纤维脉管束,乳头表面被覆异型癌细胞,细胞可单层或复层，排列极其紊乱，可见核分裂象，肌上皮消失，在乳头基底部与囊壁交界处可见癌组织浸润。

2.超声表现

超声表现为乳腺的中央导管扩张，内有实性中低回声团，形态不规则，呈“蟹足”样(图 4-26A)，内有微粒样钙化点，后壁常呈衰减暗区。CDFI 示癌瘤内血流信号增多(图 4-26B)。

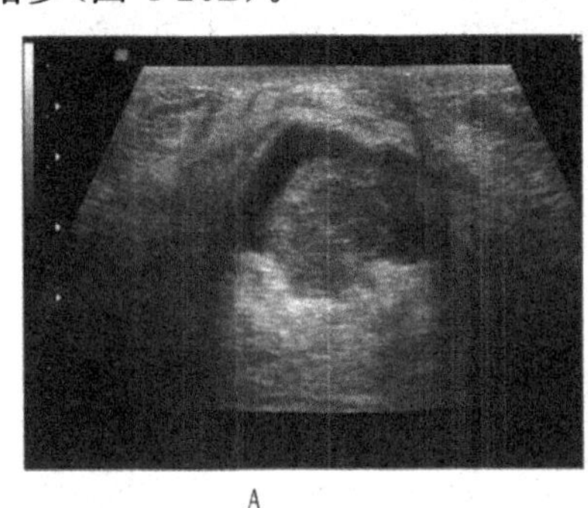

A

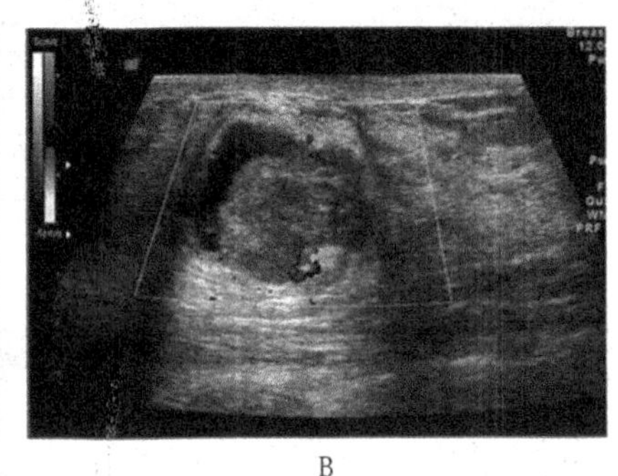

B

图 4-26　导管内乳头状癌

A.局部导管扩张，内见实性中低回声团块，形态不规则；B.肿块内血流信号增多

3.鉴别诊断及比较影像分析

乳腺导管内乳头状癌需与如下疾病相鉴别。

(1)与导管内乳头状瘤鉴别：①两者均可见到自发的、无痛性乳头血性溢液；均可扪及乳晕部肿块，且按压该肿块时可自乳管开口处溢出血性液体；由于两者的临床表现及形态学特征都非常相似，故两者的鉴别诊断十分困难。一般认为，乳腺导管内乳头状瘤的溢液可为血性，亦可为浆液血性或浆液性；而乳头状癌的溢液则以血性者为多见，且多为单侧单孔。②乳头状瘤的肿块多位于乳晕区，质地较软，肿块一般不＞1 cm，同侧腋窝淋巴结无肿大；而乳头状癌的肿块多位于乳晕区以外，质地硬，表面不光滑，活动度差，易与皮肤粘连，肿块一般＞1 cm，同侧腋窝可见肿大的淋巴结。③乳腺导管造影显示导管突然中断，断端呈光滑杯口状，近侧导管显示明显扩张，有时为圆形或卵圆形充盈缺损，导管柔软、光整者，多为导管内乳头状瘤；若断端不整齐，近侧导管轻度扩张，扭曲，排列紊乱，充盈缺损或完全性阻塞，导管失去自然柔软度而变得僵硬等，则多为导管内乳头状癌。④溢液涂片细胞学检查乳头状癌可找到癌细胞；最终确诊则以病理诊断为准，而且应做石蜡切片，避免因冷冻切片的局限性造成假阴性或假阳性结果。

(2)与乳腺导管扩张症鉴别:①乳腺导管扩张症溢液期均可以乳头溢液为主要症状,常伴有先天性乳头凹陷,溢液多为双侧多孔,性状可呈水样、乳汁样、浆液样、脓血性或血性。②导管扩张症的肿块期可见到乳晕下肿块,肿块形状可不规则,质地硬韧,并可与皮肤粘连,常发生红肿疼痛,后期可发生溃破而流脓;还可见患侧腋窝淋巴结肿大、压痛。③若较大导管呈明显扩张,导管粗细不均匀,失去正常规则的树枝状外形者,而无明显充盈缺损者,则多为导管扩张。④必要时可行肿块针吸细胞学检查或活组织病理检查。

五、乳腺其他罕见癌

(一)乳腺化生性癌

1.临床概述

乳腺癌常伴有各种类型的化生,如鳞状上皮化生、梭形细胞化生、软骨化生或骨化生,故称其为化生性癌。

2.超声表现

声像图表现与黏液癌相似,单纯应用超声很难对乳腺癌的病理类型做出诊断(图 4-27)。

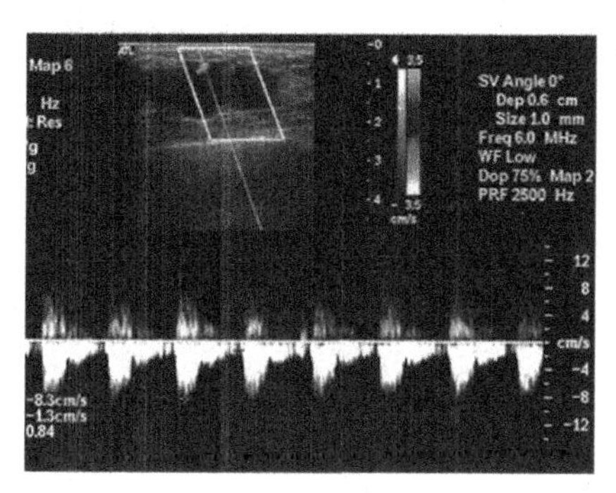

图 4-27 乳腺化生性癌多普勒频谱表现

3.相关影像学表现

钼靶 X 线表现无特殊性。多数边界较清楚,无钙化,有些患者中表现为良性征象,一些患者同时表现为部分边界清楚,部分呈毛刺状。

(二)乳腺神经内分泌癌

1.临床概述

乳腺神经内分泌癌较罕见,占乳腺癌的 2%~5%,其肿瘤细胞中往往含有亲银和(或)嗜银颗粒,神经内分泌指标呈阳性表达。1977 年,Cubilla 和

Woodruff 首先报道了发生于乳腺的神经内分泌癌。2003 年，世界卫生组织乳腺及女性生殖器官肿瘤组织分类将乳腺神经内分泌癌正式命名，并将其分为实体型神经内分泌癌、小细胞/燕麦细胞癌及大细胞神经内分泌癌 3 个亚类。

本病多见于老年人，主要发生于 60～70 岁。但临床上多缺乏神经内分泌综合征的表现。

大体形态表现为浸润性或膨胀性生长的肿块，切面呈实性、灰粉或灰白，质硬，大部分边界清晰，部分与周围组织分界欠清。按细胞类型、分级、分化程度和产生黏液的情况可将其分为不同的亚型：实性神经内分泌癌、不典型类癌、小细胞/燕麦细胞癌和大细胞神经内分泌癌。神经内分泌癌癌组织由密集的细胞构成，形成孤立的、界限清楚的小叶状肿块，或呈实性巢状、片状、小梁状；亦可由密集富染色质、细胞质稀少的细胞或由密集的细胞质丰富的大细胞团块组成。

2.超声表现

乳腺神经内分泌癌的声像图表现多为不均质低回声实性肿块，形态不规则，边界清晰或部分边界不清(图 4-28A)。肿瘤内伴部分黏液癌成分时，瘤内可部分表现为低、无回声；伴浸润性导管癌时，超声表现与浸润性导管癌相似(图 4-28B)。

彩色多普勒血流显像显示大部分乳腺神经内分泌癌血流丰富(图 4-28C)，考虑与肿瘤细胞密集、实性癌巢中新生血管丰富有密切关系。少部分肿块内血流稀少。

3.鉴别诊断及比较影像分析

(1)与常见的乳腺浸润性导管癌鉴别：乳腺神经内分泌癌的超声表现与其病理组织学特征有密切关系。乳腺神经内分泌癌的四个病理学亚型均由密集的细胞构成，可呈实性巢状、片状、小梁状，形成孤立的、界限清楚的肿块，使其在超声检查中可表现为边界清晰的实性肿块。乳腺浸润性导管癌实质向周围组织浸润明显，并伴有不同程度的间质反应，成纤维反应多，超声表现为毛刺及强回声晕。肿瘤间质的胶原纤维成分增多，排列紊乱形成后方回声衰减；而乳腺神经内分泌癌细胞成分丰富，间质成分少，以膨胀性生长为主，故多为实性肿块，边界清晰，无毛刺，后方回声无明显衰减，可据此加以鉴别。但乳腺神经内分泌癌呈浸润性生长时，则难以与乳腺浸润性导管癌相鉴别。

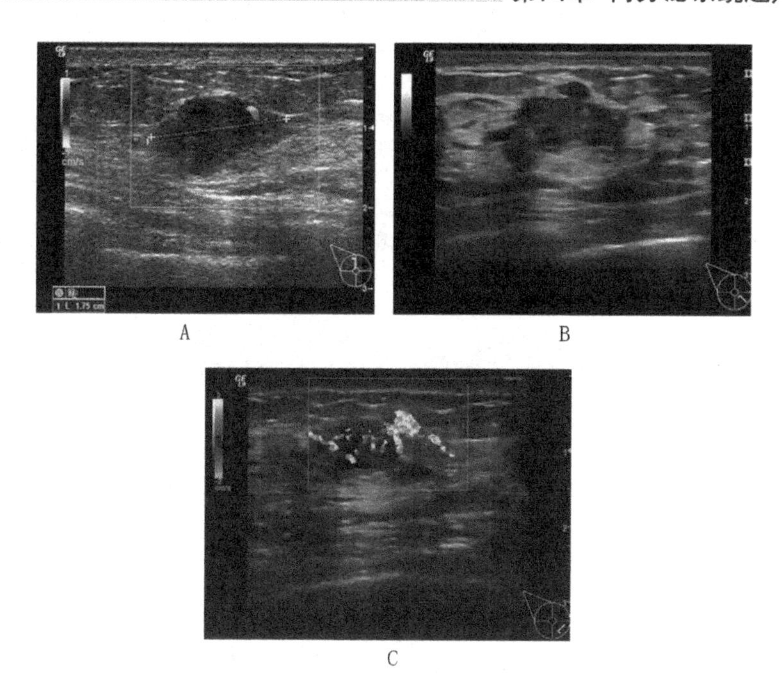

图 4-28 乳腺神经内分泌癌

A.不均质低回声实性肿块,形态不规则,部分边界不清。病理:乳腺神经内分泌癌;B.肿块边界不清,形态不规则,内部回声不均匀,局部呈低无回声。病理:乳腺神经内分泌癌,伴部分黏液癌成分及广泛性导管内癌成分(神经内分泌性导管内癌);C.彩色多普勒示肿块内及边缘部可见明显丰富彩流信号

(2)与乳腺其他良性肿瘤相鉴别:乳腺神经内分泌癌呈膨胀性生长时,因其边界清楚而难以与其他乳腺良性肿瘤相鉴别,但肿块内血流丰富而提示恶性肿瘤可能。而肿块表现为部分边界不清,形态不规则并肿块内血流丰富,常提示乳腺恶性肿瘤。

第五章　生殖系统超声诊断

第一节　前列腺疾病

一、前列腺增生症

前列腺的结构随着年龄不断发生变化。从45～50岁开始，位于腺泡内的上皮组织开始消失，整个前列腺开始退化，但位于尿道周围的腺体开始增生，增生的腺体压迫外腺。至80岁时这种组织学增生可高达90%以上。增生的前列腺由腺体、平滑肌和间质组成，但常以某种成分为主形成不同的病理类型，可以呈分叶状或结节状，也有部分前列腺以纤维组织增生为主，质地变硬，但腺体并不大。

初期临床症状表现为夜尿增多、尿频、尿急，继之出现尿程短、尿线细，排尿等待、排尿时间延长和尿潴留。尿流率测定最大尿流率＜15 mL/s，可合并感染、结石、膀胱憩室等并发症。肛指检查前列腺体积增大、质地变硬、可触及增生结节。其重量较正常的20 g左右可有成倍增加，但临床症状与前列腺体积并不平行。前列腺特异性抗原(prostate specific antigen，PSA)可有轻度升高。

(一)声像图表现

(1)前列腺体积增大、形态饱满。通常以横径超过4 cm，纵径超过3 cm，前后径超过2 cm为标准。形态由板栗形逐步变圆，边界规则、包膜可增厚但光滑无中断现象，可为对称性增大或以某侧移行区增生为著。内、外腺比例异常，内腺增大，外腺受压变薄，内外腺比例＞1.5∶1。可用前列腺重量来确定是否存在前列腺增生。由于前列腺的比重在1.00～1.05，因此，前列腺重量基本等于其体积(cm^3)。前列腺的重量计算公式：重量＝体积＝0.523 3×横径×纵径×前后径。

(2)部分患者前列腺肥大明显向膀胱内凸出,和膀胱三角区肿瘤鉴别点在于此处膀胱壁连续(图 5-1)。

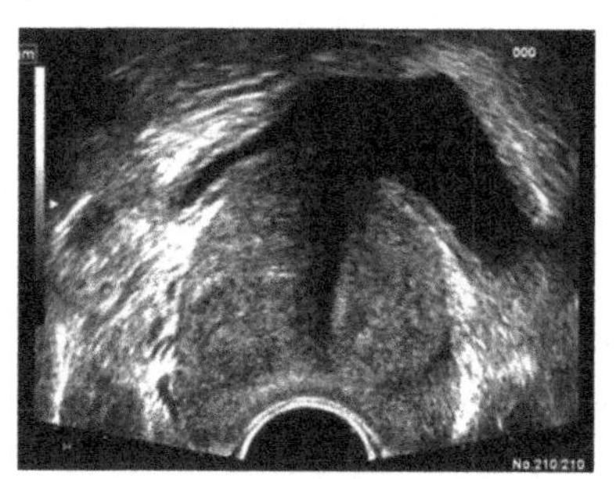

图 5-1 前列腺增生超声图像

增生的移行区前列腺组织突入膀胱内

(3)前列腺内部回声均匀、稍强,内腺回声不均,可呈结节样改变,增生结节多呈等回声或强回声。

(4)实质内,特别是内、外腺之间常出现点状或斑状强回声,可呈弧形排列,是前列腺结石的表现。

(5)增生腺体内腺管扩张,呈“蜂窝样”改变,腺体内还常见多发性小囊肿,这是腺体退行性变,腺管内液体潴留所致。

(6)尿道受增生结节压迫时,经直肠超声可显示其走行扭曲。

(7)CDFI 与正常组织比较,增生结节的供血增加,内腺可以见到较丰富的血流,脉冲多普勒显示这些血流是阻力较低的动脉血流频谱,即高舒张期血流频谱。

(8)继发性改变:①膀胱壁增厚,内壁凹凸不平,可见多个小隆起,和膀胱占位的鉴别在于改变方向扫查时呈条状。②膀胱憩室,表现为膀胱壁局限性外凸的无回声区,可以是单个或多个、圆形或类圆形,并与膀胱腔相通,当排空小便时憩室腔随膀胱体积缩小也变小,憩室腔内可以出现结石或占位性病变,鉴别点在于结石可随体位改变而移动,占位性病变不会随体位改变而移动。③膀胱结石,长期尿道梗阻、尿潴留可出现膀胱结石。④膀胱内残余尿量增多或尿潴留、双侧肾盂积水等征象。

(二)诊断及鉴别诊断

根据上述超声征象诊断前列腺增生症的准确性很高,此病需要与前列腺癌、前列腺炎及膀胱肿瘤鉴别。

1.前列腺癌

前列腺增生多发生在内腺,呈圆形弥漫性、对称性增大,包膜完整。前列腺癌多发生在外腺,表现为低回声结节。当肿瘤较大时,前列腺形态异常,两侧不对称,包膜变形。少数前列腺增生结节与前列腺癌结节比较类似,需要穿刺才能明确诊断。

2.前列腺炎

根据前列腺炎的内部回声及边缘的表现,可较准确地鉴别前列腺增生症与前列腺炎。前列腺炎者前列腺体积轻度增大,实质回声降低、不均匀,而前列腺增生的内部回声以增强为主。

3.膀胱肿瘤

当前列腺内腺增生突入膀胱时,回声酷似膀胱肿瘤,易误诊为膀胱肿瘤。但前列腺增生的病史较长,以排尿困难为主,后者病程较短,以血尿为主。膀胱肿瘤表面不光滑,基底向前列腺浸润生长,彩色多普勒显示血流从膀胱基底部进入瘤体。

二、前列腺炎

前列腺炎可以发生在各个年龄段,多见于中青年男子。因前列腺导管系统开口于后尿道,而且各开口的方向不同,易被感染,故炎症多开始于腺管。病因包括:由尿道炎引起的上行性感染;尿道内留置导尿管引起的医源性感染;邻近器官的炎症,如直肠、结肠、下尿路的感染通过淋巴管引起前列腺炎。此外,性行为频繁、盆腔充血等均可诱发前列腺炎。

(一)病理

临床上按其病程可分为急性和慢性。急性前列腺炎腺体充血水肿,腺管和周围间质内炎细胞浸润,严重者可形成脓肿。炎症迁延不愈则发展为慢性前列腺炎,最后导致纤维组织增生,前列腺体积缩小,部分患者纤维化累及后尿道,使膀胱颈硬化。

(二)临床表现

多数患者无明显症状,临床表现多较轻微,较重者可出现全身感染征象、发热、尿路刺激症状、会阴区胀痛、前列腺触痛明显。前列腺液化验及细菌培养有助于诊断前列腺炎。

(三)声像图表现

一般情况下,无论是急性前列腺炎或是慢性前列腺炎,声像图特征都不明显，只有部分患者出现下列声像图改变(图 5-2)。

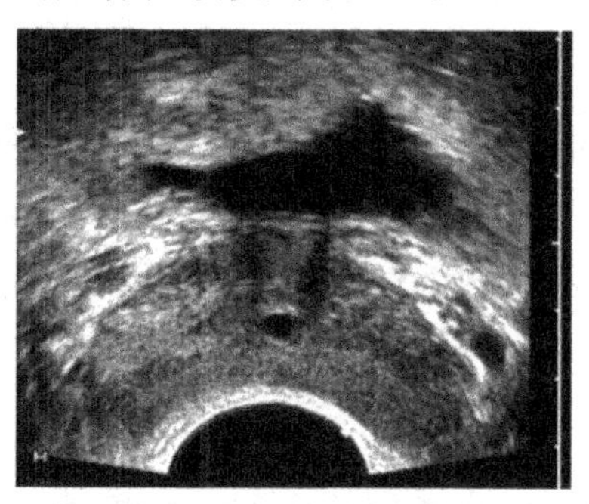

图 5-2 前列腺炎超声图像

(1)前列腺内部回声不均，急性炎症主要以低回声为主，当有脓肿时甚至出现无回声区，形态不规则，边界不清楚。慢性炎症实质内可见增强的小钙化灶，回声以偏强回声为主。病变反复发作者，内部回声甚至呈结节状。

(2)前列腺周围间隙在炎性渗出明显时可出现间隙状少量积液，累及精囊时，精囊稍增宽，边缘模糊。

(3)部分患者出现尿道周围低回声晕环。

(4)CDFI 急性前列腺炎或慢性前列腺炎急性发作时，部分患者的前列腺内会出现血流信号增加，脉冲多普勒会显示高速(收缩期血流速度增高)低阻的血流频谱。局灶性前列腺炎，特别是急性炎症，可显示局部血流信号异常增多，这种血流类型与前列腺癌相似。慢性前列腺炎的血流信号可以增多或变化不明显。

三、前列腺癌

在欧美国家前列腺癌占男性恶性肿瘤发病率的首位。随着医疗保健水平逐步提高和前列腺检查手段的增多，我国前列腺癌的发病率正呈明显升高趋势。PSA 检查和经直肠前列腺超声检查的推广，使早期诊断前列腺癌成为可能，对于提高患者的生存率具有重要的临床意义。

(一)病理

前列腺癌 95%为腺癌，其余为移行细胞癌、鳞癌和肉瘤。80%发生于外腺，20%发生于内腺。病理组织学 30%为结节型，50%为结节浸润型，20%呈浸润型，肿瘤细胞不形成明显的结节，而是混杂在增生的前列腺组织内，影像学上常难以辨别，需要超声引导下穿刺活检才能确诊。多数癌肿质地坚硬，形成单个或多个小结节。前列腺癌好发转移的器官为骨，还可侵犯射精管、精囊、膀胱颈、输尿管及后尿道。

(二)临床表现

临床上将前列腺癌分为3种类型:①潜伏型,无明显临床表现,仅在行组织病理检查时发现,无远处转移。②隐匿型,肿瘤较小,无明显临床症状,但可能有远处转移。③临床型,临床症状和体征均较明显,可出现明显的局部浸润和盆腔淋巴转移,精囊常受侵犯,骨转移亦多见。

(三)声像图表现

由于经腹壁、经会阴前列腺检查的探头频率低,超声难以发现较早期的前列腺癌。因此,本节所涉及内容主要是经直肠超声检查前列腺癌的征象。

(1)部位:大多数前列腺癌发生于外腺,发生在移行区的内腺癌仅占20%。当外腺发现异常回声病灶应高度怀疑前列腺癌(图5-3)。

(2)浸润型前列腺癌腺体回声弥漫性减低、不均匀(图5-4)。结节型前列腺癌60%为低回声,20%为等回声,另有20%呈高回声。癌结节回声的高低可能与下列因素有关:①肿瘤的大小,通常较小病灶多呈低回声。②癌的分化程度与分期,分化程度越低且早期病变则其回声越低。③有无结晶或钙盐沉积。④是否有坏死、出血、液化和纤维化:通常组织成分越复杂回声越强。

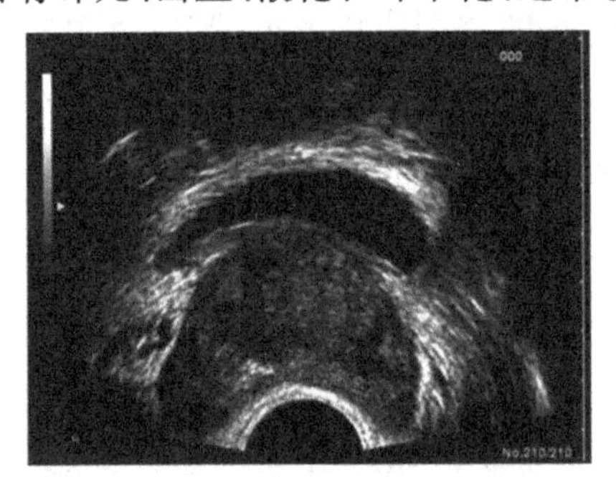

图5-3 前列腺癌超声图像

右侧外腺见一低回声结节,穿刺活检后组织学证实为前列腺癌

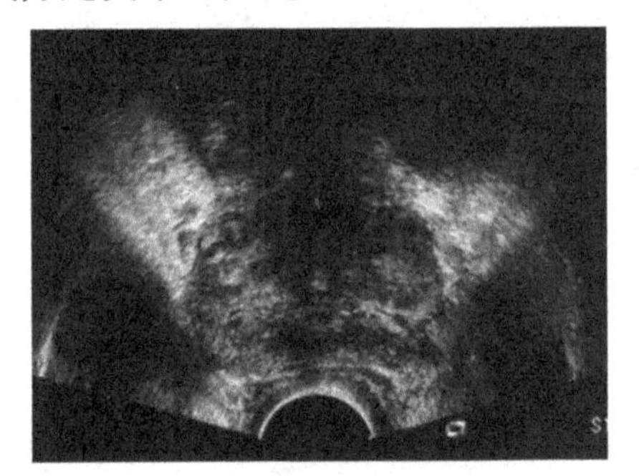

图5-4 浸润型前列腺癌超声图像

前列腺结构紊乱,内外腺分界不清,穿刺活检后组织学证实为前列腺癌

(3)前列腺包膜不规则,连续性中断,可呈锯齿样改变。

(4)前列腺癌组织可凸向膀胱,容易与膀胱癌相混淆。

(5)由于前列腺癌浸润范围的不均匀性,前列腺可出现非对称性增大。

(6)CDFI癌结节内血流可以分为弥漫型、局限型和周围型。癌结节的血流信号多较丰富。病灶内血流信号不是前列腺癌所特有,其他良性病变也可出现。

(7)精囊、膀胱颈部、直肠等邻近组织受累,盆腔淋巴结肿大。

(8)肿块造成尿路梗阻后可以出现肾盂积水、膀胱小梁或憩室形成、尿潴留等。

(四)其他检查

1.实验室检查

PSA 是前列腺上皮细胞产生的糖蛋白,是目前检测前列腺癌最敏感的实验室检查指标,总 PSA 正常值<4 ng/mL。引起 PSA 增高常见的病理原因:①前列腺癌。②良性前列腺增生。③炎症。④梗死等。另外某些因素会引起前列腺 PSA 非病理升高,如直肠指诊、前列腺按摩等。若患者PSA>20 ng/mL 被认为是前列腺癌的高危人群。前列腺癌患者血清酸性磷酸酶通常升高。

2.直肠指诊

若病灶较表浅可通过直肠指诊触及,触诊时应注意病灶的大小、质地、位置(左、右)等。

3.其他影像学

经直肠超声对前列腺癌的早期发现和诊断起到了积极作用,能发现 60%~80%的前列腺癌。但超声对盆腔淋巴结的显示能力不足,前列腺癌的术前临床分期多须依靠 CT、MRI。

4.经直肠超声前列腺穿刺活检

早期确诊前列腺癌要通过经直肠超声引导下穿刺活检。活检前患者需行清洁灌肠和口服预防性抗生素。器材为自动活检枪和 18 G 的穿刺针。通常采用六区系统穿刺活检。对短期内血清 PSA 水平明显升高的患者穿刺活检为阴性者并不能除外前列腺癌,可动态观察,必要时行重复穿刺活检。有学者主张增加活检针数、行多达 13 点的穿刺活检,增加针数虽能提高诊断的阳性率,但并发症的发生率较高。报道的穿刺后并发症包括血尿、血便、血精和精囊炎。该技术具有以下优点:能够快速完成取材,取材部位高度可靠,可为病理诊断提供足够量的组织标本,可在门诊进行,无须住院,安全,术后并发症少。

(五)鉴别诊断

1.前列腺增生

前列腺增生多发生在移行区,前列腺癌多发生在外腺,但是外腺也可出现良性增生结节。发生于移行区的癌结节通常伴有增生结节,常规超声难以区分移行区癌和移行区增生。因此,鉴别诊断需要前列腺穿刺活检。

2.膀胱肿瘤

膀胱底部癌可侵入前列腺使之增大变形，前列腺癌也可侵犯膀胱，向膀胱突入生长。当前列腺癌较小时可以发现癌肿多数自腺体外后侧向前延伸，而膀胱癌则自膀胱向腺体内侵犯。但当肿瘤较大时通过常规超声鉴别二者很困难，需要借助于膀胱镜检查及前列腺穿刺活检后的组织学检查帮助明确诊断。

四、前列腺脓肿

前列腺脓肿患者常有全身症状，直肠指诊发现前列腺肿块有剧烈压痛，可有波动感。超声检查前列腺内有低回声区，边界不清晰，形态欠规则。

五、前列腺囊肿

前列腺囊肿临床较为常见，可分为先天性和后天性两种。前者包括苗勒管囊肿和前列腺小囊肿，是副中肾管未完全蜕化的残迹；后者包括射精管囊肿和前列腺潴留囊肿(图 5-5，图 5-6)。射精管囊肿多因结石阻塞，精液潴留所致，前列腺潴留囊肿好发于前列腺增生时，是一种退行性改变。小的囊肿不出现症状，无临床意义。大的前列腺囊肿可压迫尿道及射精管，出现梗阻症状。

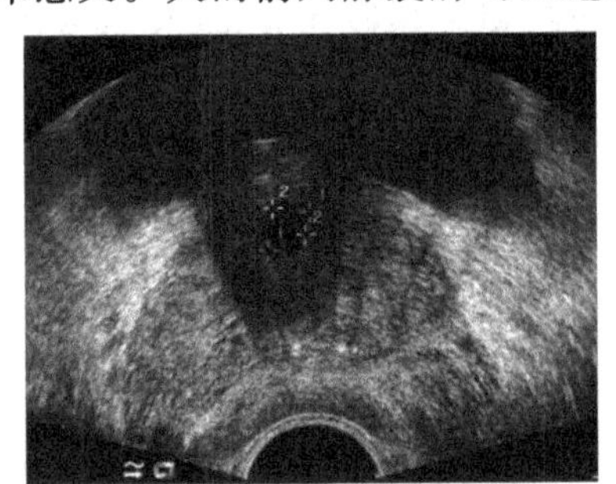

图 5-5　前列腺囊肿

大小约 0.8 cm×0.7 cm

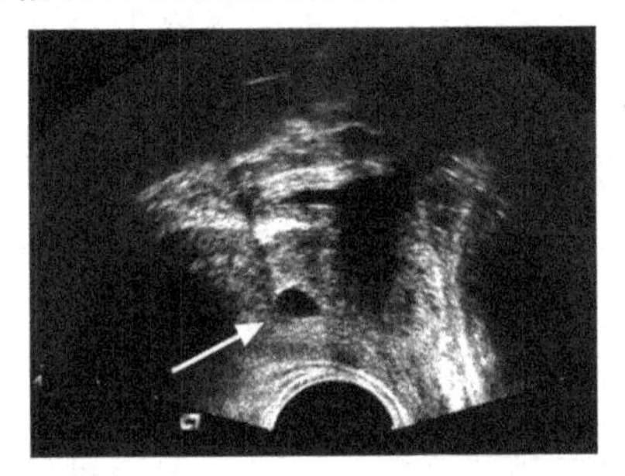

图 5-6　前列腺苗勒管囊肿

箭头所示处为内外腺之间苗勒管囊肿

苗勒管囊肿和前列腺小囊肿位于腺体中央、尿道后方，呈梭形无回声区，内部透声好，尖端指向尿道，探头加压后囊肿的形态无改变。射精管囊肿位置多偏向一侧，该侧的射精管内常可见小结石，探头加压后囊液可部分退入精囊内。前列腺潴留囊肿一般较小，经腹壁超声受分辨力所限，常难以显示。较大的前列腺潴留囊肿可压迫尿道或向膀胱内凸出。

六、前列腺结石

前列腺结石通常为前列腺炎、前列腺增生的继发改变。前列腺结石的声像图可分为以下 4 种类型：①散在小结石型，结石大小为 1～2 mm，无明显声影，经腹部超声检查难以探及。②弧形结石型，结石出现在内外腺交界处。③成堆小结石型。④单个大结石型。

前列腺结石一般无症状，发生在射精管内的结石能够阻塞射精管，使其囊状扩张。结石的类型可对疾病起提示作用，弧形结石者可提示前列腺增生(图 5-7)，散在小结石常为慢性前列腺炎改变。

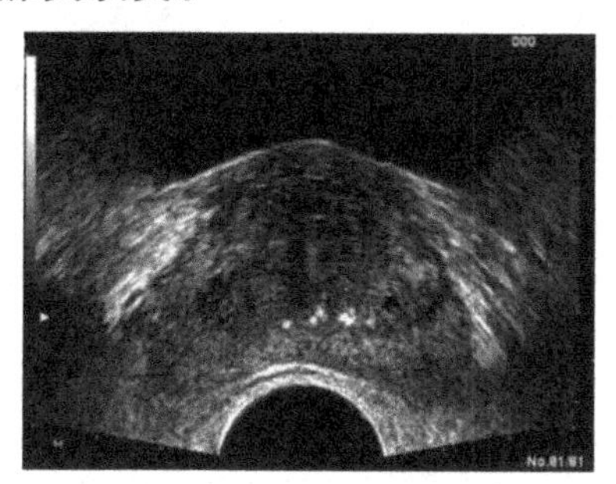

图 5-7 前列腺结石

强回声为内外腺之间结石

七、前列腺结核

前列腺结核常与泌尿生殖系统结核或其他脏器结核同时存在。早期症状不明显，晚期由于前列腺组织破坏而出现血精、血尿、射精疼痛、精量减少、排尿困难等，超声可显示病变呈单发、多发或呈弥漫性改变，形态不规则，以低回声为主，不均匀，甚至出现液性回声，边界多不清楚，这些征象缺乏特异性，可误诊为前列腺炎或前列腺脓肿。因此，需要多种检查和综合分析方可明确诊断。

第二节 精囊腺疾病

一、先天性精囊腺缺如

(一)病理与临床

先天性精囊腺缺如是一种先天性附性腺发育异常，是男性不育症的重要病因之一。由于精囊和输精管都是由中肾管分化而来，因此先天性精囊腺缺如常合并输精管发育不全或输精管异位开口。

(二)声像图表现

先天性精囊腺缺如可表现为单侧或双侧缺如。经直肠超声检查可发现前列腺后外方两侧或单侧无正常精囊腺结构。先天性精囊腺缺如合并其他泌尿生殖系统发育异常时,可出现相应的表现。经腹超声效果较差。

(三)鉴别诊断

先天性精囊腺缺如的诊断需与精囊腺发育不良鉴别。扫查时易将前列腺周围的条形软组织或软组织间隙错认为精囊腺,应加以鉴别。

二、精囊腺炎

(一)病理与临床

精囊腺与前列腺共同开口于后尿道,因而精囊腺炎主要是由尿道或前列腺的炎症蔓延而致,少数为血行感染。急性炎症时,精囊腺黏膜充血水肿,若病情进展可形成脓肿,甚至可破溃到精囊腺周围软组织。慢性精囊腺炎多为急性精囊腺炎迁延所致。精囊腺炎的常见临床表现为血精、会阴部不适以及尿路刺激症状等。

(二)声像图表现

急性精囊腺炎时,精囊腺增大较明显,厚径可大于 1.5 cm。精囊壁毛糙、模糊不清。囊内呈无回声,其间有散在点状强回声。慢性精囊腺炎时,精囊腺的增大程度较急性期轻。囊壁粗糙、增厚,囊内可见密集点状回声。

(三)鉴别诊断

结合临床表现,精囊腺炎的超声诊断一般并不困难。但应指出,为数不少的慢性精囊腺炎的声像图可无明显异常,仅依靠声像图不易诊断。

三、精囊腺囊肿

(一)病理与临床

精囊腺囊肿分为先天性与继发性两种。先天性囊肿为中肾管发育异常所致,很少见。好发于中壮年,多为单侧单房型。体积可以很大致膀胱受压。患者临床多表现为排尿困难、射精痛、血精或血尿等症状。继发性囊肿多源于炎症或前列腺手术所致的射精管梗阻,可伴发男性不育。患者通常无临床症状,但有的患者会出现射精后会阴痛、血尿、尿频、尿痛等症状。

（二）声像图表现

精囊腺囊肿多位于一侧精囊腺。囊肿形态呈圆形或椭圆形，内部为无回声区，合并出血时可见点状回声漂浮（图 5-8）。囊肿常占据精囊腺的大部分或全部区域。囊壁多数非薄，少数可薄厚不均。也可见多房性精囊腺囊肿。囊肿后方回声增强。

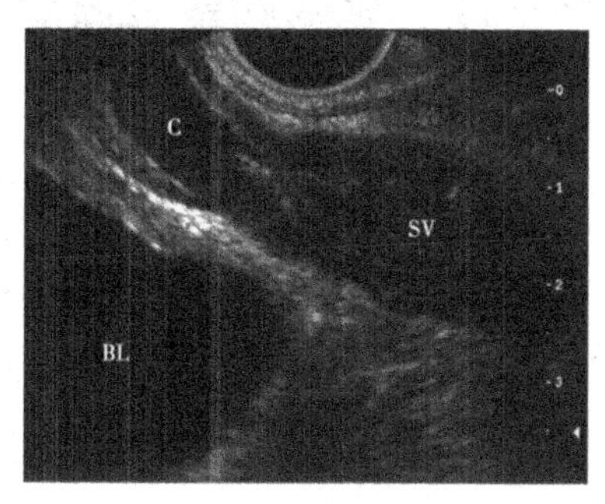

图 5-8 精囊腺囊肿

图示一侧精囊腺内见无回声区，位于精囊腺的一端，无回声内壁光滑，腔内见较多细小点状回声（C：精囊腺囊肿；SV：精囊腺；BL：膀胱）

（三）鉴别诊断

精囊腺囊肿的声像图具有特征性，易于诊断。但是需要注意与其他来源囊肿鉴别，必要时可行尿路造影或膀胱镜检查。

四、精囊腺肿瘤

（一）病理与临床

原发性精囊腺肿瘤较为罕见，多为腺癌。继发性精囊腺肿瘤多由前列腺癌、膀胱癌及直肠癌蔓延而来，也可见于其他脏器恶性肿瘤的转移。

（二）声像图表现

精囊腺肿瘤的声像图表现为精囊腺增大、外形失常，其内可见形态不规则、内部回声不均的结节或肿块样回声。若为前列腺或膀胱肿瘤累及精囊腺，可见原部位占位且精囊腺肿瘤与原发肿瘤相延续。

（三）鉴别诊断

原发精囊腺肿瘤较罕见，超声发现精囊腺肿瘤后，需首先除外前列腺癌、膀胱癌的直接浸润或转移性肿瘤。其中以前列腺癌累及精囊腺者最为常见。另外，当超声显示前列腺、膀胱或直肠肿瘤后，若同时显示精囊腺增大，外形不规则，囊内回声不均，并可见回声不均肿块，其与邻近脏器分界不清时，需考虑转移性精囊腺肿瘤的可能。

第三节 阴囊和睾丸疾病

一、鞘膜积液

鞘膜积液是临床上比较常见的疾病，常见原因有感染、损伤、肿瘤及心、肾等全身性疾病。根据发病的部位不同可分为几种，睾丸鞘膜积液是指超过正常量的积液分布在睾丸周围的鞘膜内。精索鞘膜积液是指精索鞘状突部分局限性积液。

(一)声像图表现

(1)睾丸鞘膜积液表现为阴囊内可见无回声区围绕在睾丸周边，睾丸形态大小尚正常，无回声区内部可以较清晰地显示附睾头部。婴儿时期的鞘膜积液双侧性的多见，随着小儿生长动态观察可逐渐消退。

(2)精索鞘膜积液表现为精索所在处出现椭圆形无回声区，边缘光滑，内未见光团或光点回声。

(3)交通性鞘膜积液显示鞘膜积液无回声区向上与腹腔相通，向下与睾丸鞘膜相通。如果积液变混浊、血性、乳糜状往往表明睾丸、附睾或精索有病变，多属继发性积液。

(二)临床意义

超声很容易显示增大的阴囊内的液体，容易区别于睾丸肿大或疝内容物所致的阴囊肿大。

二、隐睾

睾丸在胎儿期由腹膜后下降入阴囊，若在下降过程中停留在任何不正常的部位称为隐睾。常见部位腹股沟管及其内、外环，腹膜后等。新生儿有3%～14%睾丸未下降，但多在1周岁内自然下降至阴囊内。青春期睾丸尚未下降者则无自然下降的可能，未下降的睾丸常发育不全，体积小而软。隐睾患者睾丸肿瘤发病率比正常睾丸者高10～40倍。

声像图表现：隐睾随睾丸所在的位置不同，其声像图表现也有不同。腹股沟型隐睾主要表现在患侧阴囊内未见睾丸图像，而在腹股沟管或其内、外环处可见一椭圆的低回声区，边界清楚、边缘光滑，内部回声均匀，加压时有酸痛感区别于淋巴结大。还要注意小儿睾丸在寒冷、恐怖刺激时提睾肌收缩将睾丸自阴囊内上提，不要误为隐睾，同时当隐睾合并斜疝时不要漏掉隐睾。

腹腔型隐睾由于其位置较深易受气体干扰影响检查效果。检查时应充盈膀胱，在其周围尤其膀胱上后方处扫查显示隐睾，其次在肾脏下方、腰大肌前方等处均要仔细扫查。隐睾为一低回声区，边界尚清，内部低回声均匀，不活动，图像稳定存在(图 5-9)。

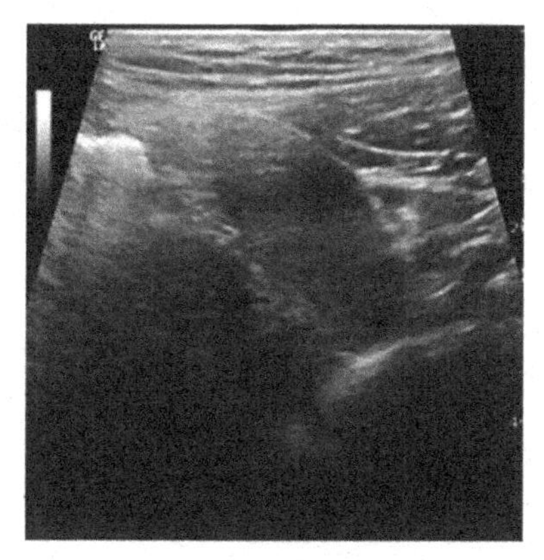

图 5-9 隐睾声像图

可见睾丸位于髂动脉周边

三、附睾淤积症

精液囊肿多发于中年人，发病原因可能与输精管部分阻塞、精液积聚所形成，是阴囊常见的囊性病变。附睾淤积症为男性输精管阻断术后附睾管扩张淤滞的结果，较少见，较轻，由于管壁常有肉芽组织增生所以壁较厚。

声像图表现：精液囊肿为附睾头部有卵圆形小无回声区，边界清晰，内壁光滑，后方回声增强。附睾淤积症表现为附睾增大，尾部出现内壁不光滑的无回声区，壁稍厚。

四、睾丸肿瘤

(一)分型

睾丸肿瘤分生殖细胞性和非生殖细胞性两大类，其中绝大多数为生殖细胞性肿瘤。恶性睾丸肿瘤占男性恶性肿瘤的 1%，每年每 10 万人中有 0.9～1.8 人发病，好发年龄在 20～40 岁年龄组。

1.生殖细胞性睾丸肿瘤

生殖细胞性睾丸肿瘤约95%为恶性，主要见于青壮年，以精原细胞瘤最多见占47.7%，胚胎癌占20%～25%，绒毛膜上皮癌占1%～3%，畸胎瘤占5%～9%。睾丸肿瘤可以经淋巴管和血行转移至腹膜后区及肝、肾、肺、骨骼。

2.非生殖细胞性肿瘤

非生殖细胞性肿瘤少见，包括纤维瘤及肉瘤、平滑肌瘤及肉瘤、横纹肌瘤及肉瘤、淋巴瘤、血管瘤等。如果双侧睾丸同时发生肿瘤可以由白血病累及睾丸所致。

(二)临床症状与体征

(1)睾丸无痛性肿物，睾丸结节大多数为偶然发病，触诊睾丸质地硬，如果内有出血或梗阻时则有疼痛。

(2)由于精子原因的不孕症，有男性乳房发育症。

(3)腰背疼痛和其他相应症状如咳嗽、胸痛。

(4)急性疼痛，如睾丸扭转。

(三)声像图表现

1.精原细胞瘤

二维超声显示睾丸增大，边界规则或不规则，睾丸内部肿块可以呈局限性病变或弥散性病变，局限性病变多见。睾丸内可见局限性低回声或等回声区结节，边界欠规则，光点分布欠均，周围还可见正常睾丸组织回声(图5-10)；弥漫性者睾丸体积增大，内部回声强弱不均，光点粗大(图5-11)。腹膜后区及腹股沟区可见淋巴结肿大，呈单个或多个低回声区，圆形或类圆形，边界尚清，部分可融合成块状，内部回声尚均匀，内未见光斑回声。

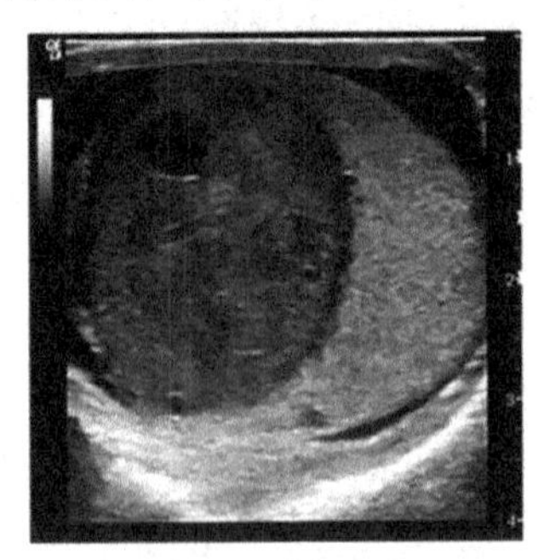

图5-10 睾丸精元细胞瘤灰阶图像

肿瘤呈圆形低回声区

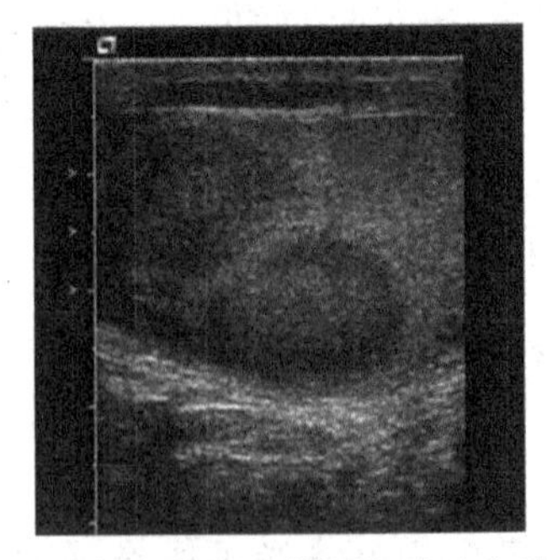

图5-11 多发性睾丸精原细胞瘤灰阶图像

病灶呈低回声区

彩色多普勒超声检查见睾丸内肿块内部血流信号丰富,可呈分支状或呈短线状,血管分支多,粗细不均,未见明显静脉伴行。频谱多普勒显示肿块周边及内部丰富的血流信号绝大多数为动脉血流频谱,血流速度快。

2.胚胎癌

睾丸形态失常呈不规则增大或呈分叶状,表面不平、内部回声不均匀,低回声和稍强回声混合存在。彩色多普勒显示肿块内部血流信号丰富,呈动脉频谱。腹膜后区及腹股沟区可见淋巴结肿大,呈单个或多个低回声区,圆形或类圆形,边界尚清,部分可融合成块状,内部回声尚均匀,内未见光斑回声。

3.畸胎瘤

睾丸内部回声强弱不均,有不规则强光团,后伴声影,内部是由骨骼、牙齿、毛发混合而成,其周边还可见不规则无回声区(图 5-12)。值得注意的是睾丸内的囊肿,如其周围有实质性成分则应警惕畸胎瘤或胚胎癌。

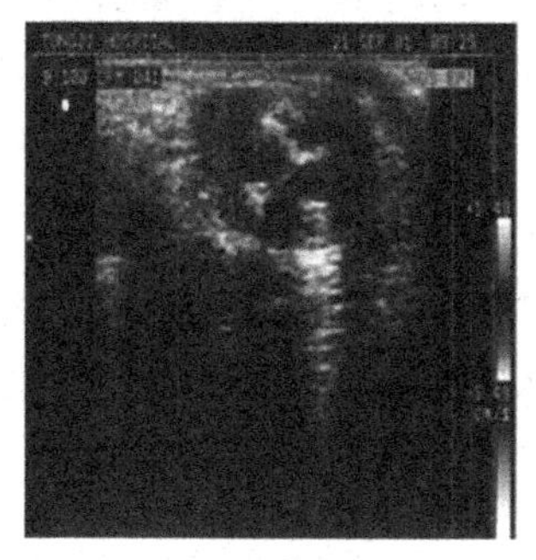

图 5-12 睾丸畸胎瘤灰阶图像

瘤内可见不规则强回声及无回声区

4.其他肿瘤

(1)畸胎癌:睾丸内部表现实质性肿块,回声强弱不均,并可侵犯周围阴囊壁。

(2)绒毛膜上皮癌:睾丸内部弥漫分布的点状回声,与残存的睾丸实质或周围组织回声分界不清楚,彩色多普勒显示血流信号丰富。

(3)淋巴瘤:睾丸内部回声明显减低尚均匀,边界可以规则或不规则,彩色多普勒血流信号不丰富。白血病侵犯睾丸可以侵犯到双侧睾丸致双侧睾丸回声减低、体积增大,弥漫性分布不均匀,不能分辨残存睾丸组织。腹膜后区及腹股沟区可见淋巴结肿大,呈单个或多个低回声区,圆形或类圆形,边界清楚,部分可融合成块状,内部回声均匀,内未见光斑回声。

(四)诊断与鉴别诊断

超声显示睾丸肿大,内部可见实质性肿块,呈低回声、等回声或强回声,腹膜后区及腹股沟区可见淋巴结肿大,就要考虑睾丸肿瘤。若肿块呈实质性低回声,较均匀,界限清楚,应首先考虑为精原细胞瘤。而淋巴瘤回声更低,可多发,边界不规则。睾丸肿块形态不规则、回声稍强者以胚胎癌更多见,畸胎瘤或畸胎癌多以混合回声为主。睾丸肿瘤患者检测血中微量激素可以帮助诊断,常用有甲胎蛋白、绒毛膜促性腺激素,帮助早期诊断及鉴别诊断。

五、急性睾丸炎

急性睾丸炎可以是急性非特异性睾丸炎和急性腮腺炎睾丸炎。前者为一般性细菌性感染,而后者是病毒引起,临床表现为急性感染症状,发烧、睾丸疼痛和触痛明显,化验血白细胞增多。

声像图表现:睾丸体积增大,内部回声密集、回声减低,可见小片状甚至大片状更低回声区,形态不规则,边缘可清晰或不清晰,周边可见少量无回声区围绕。彩色多普勒显示睾丸内血流信号丰富,表现为血管内径增宽,数目增多,彩色血流明亮,动静脉血流伴行,动脉血流速度提高甚至达 50 cm/s。在临床工作中也发现并非所有的炎症血流速度都会加快,有时也可显示血流减少的现象。其可能的原因为,睾丸内部炎性肿胀导致睾丸内部张力增大,压迫睾丸动静脉血流,以及肿大的附睾和水肿的精索压迫睾丸动脉,也造成睾丸内血流减少。

六、睾丸扭转

睾丸扭转又称精索扭转而致睾丸血液循环障碍,引起睾丸缺血或坏死,在临床上并非罕见,但其诊断有一定困难。在睾丸扭转后 4～6 小时内得到治疗,几乎全部睾丸可以存活,6～12 小时得到治疗的尚有 72%睾丸可以存活,10～12 小时得到治疗的,仅能存活 10%～20%。睾丸扭转 24 小时后均发生坏死,所以及时明确诊断后手术治疗是本病的关键。临床有急性剧烈疼痛,阴囊肿胀,单纯依靠病史及其体检往往不能明确诊断,需要阴囊探查术。在二维声像图上睾丸扭转与急性睾丸炎表现类似,需要结合 CDFI 对睾丸内血流的观察做出诊断。

声像图表现:早期睾丸肿大,后期因缺血可致睾丸缩小,内部回声增强、不均匀、光点粗大,睾丸周边可见少量无回声区。睾丸上极的上方可见扭转的蒂形成的异常回声区,表现为形态不规则,内部回声杂乱,呈“麻花征”(图 5-13～图 5-16)。彩色多普勒显示睾丸内血流根据扭转的不同病理阶段具有以下几种表现:早期扭转或不完全扭转(<360°)时,由于静脉回流受阻而动脉轻度受挤压

血供未完全中断，此时主要是血流信号明显减少；以后睾丸内部动、静脉血流信号完全消失，慢性扭转者同时睾丸体积也缩小，实质呈低回声、不均匀，可伴有钙化点；如果睾丸扭转后松解，缺血的睾丸血供突然增多，血流信号明显增加，频谱多普勒显示为舒张期血流增加，血流阻力降低；此外还可见到一种情况表现为睾丸内部无血流信号，而睾丸周边组织有血流信号增多，它来自提睾肌动脉的分支扩张形成的侧支循环供应睾丸周围组织。

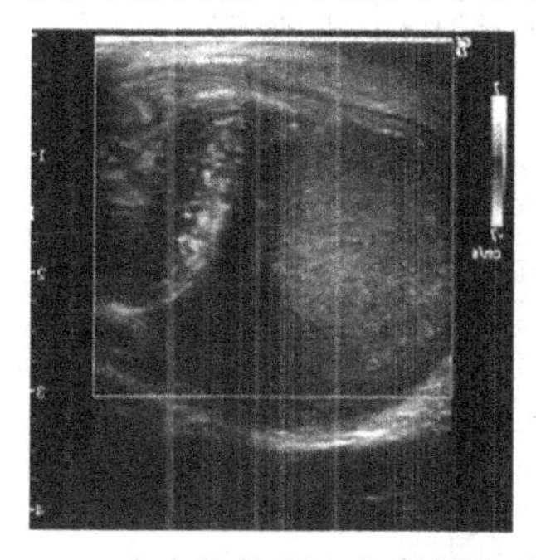

图 5-13 睾丸扭转彩色多普勒血流图

睾丸实质及其上方可见扭转的蒂，睾丸内部未见血流信号

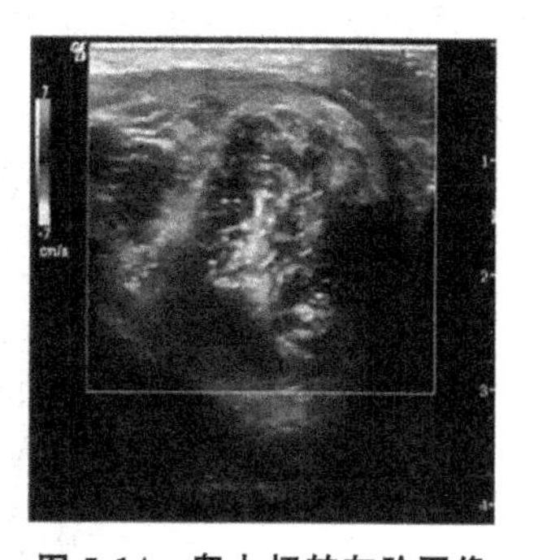

图 5-14 睾丸扭转灰阶图像

上方蒂的横断面呈明显不均的回声

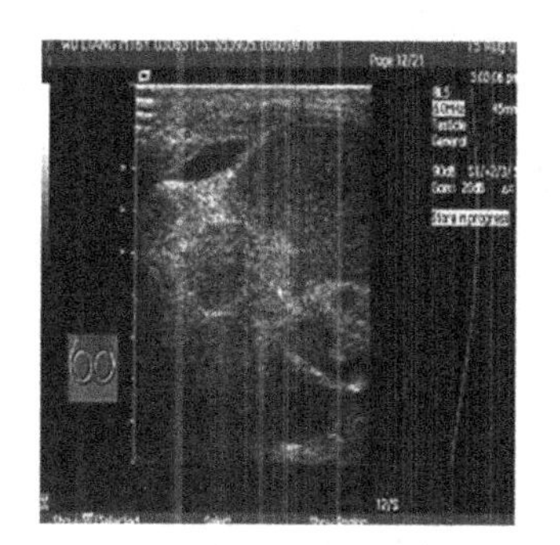

图 5-15 睾丸扭转灰阶图像

睾丸内部回声不均及其上方蒂的回声

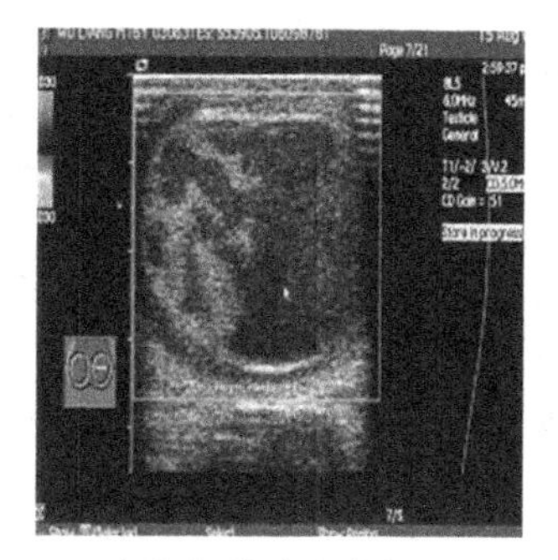

图 5-16 睾丸扭转致睾丸坏死灰阶图像

睾丸内部回声明显强弱不均

睾丸扭转的超声诊断需要二维声像图结合 CDFI 及脉冲多普勒，才能使睾丸扭转诊断率大大提高。国外文献报道超声诊断睾丸扭转的灵敏度为 88%，特异性为 100%。但是睾丸扭转要与急性睾丸炎区别，首先睾丸扭转发生更快更急，其次 CDFI 检查其血流信号消失或先减少后消失，而睾丸炎则是血流信号增加。在诊断睾丸扭转时尤其是在进行 CDFI 检查时为了避免出现假阴性要注意以下几点：检查时要将阴囊适当撑托，避免血液灌注量的增加；检查者手法要轻

柔，要左右对比扫查；注意双侧睾丸对比扫查，避免仪器调节不当造成假阴性。

七、睾丸裂伤

一般发生在外伤以后，血流积聚在睾丸内疼痛剧烈，阴囊表面重者青紫、肿大。声像图表现为睾丸形态欠正常，睾丸裂伤表面光带不连续、回声中断甚至局限性缺损。睾丸内部回声不均匀，出现不规则无回声区，内有细小光点，睾丸周边可见无回声区。睾丸血肿则表现在睾丸内部可见圆形或不规则的无回声区，内可有细小光点回声（图 5-17）。

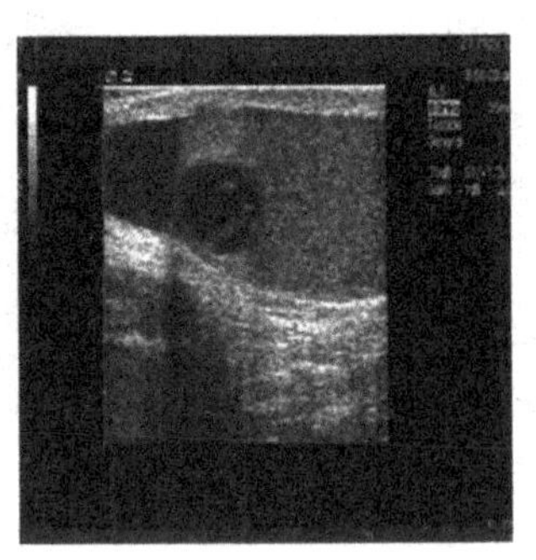

图 5-17　睾丸外伤致内部血肿形成灰阶图像

睾丸内可见无回声区

八、附睾炎

附睾炎是阴囊内常见的一种炎症，多发生在青年人，常继发于后尿道感染，如尿道器械检查，持续导尿管，尿道狭窄等原因。急性附睾炎常伴有急性睾丸炎。临床主要表现为阴囊疼痛、坠胀感、附睾肿大、触痛，急性期治疗不及时、不彻底演变成慢性。症状持续时间长，附睾肿胀，表面不平甚至有硬结。声像图表现如下。

（一）急性附睾炎

常单侧或双侧附睾体积增大呈长条状，边缘不光滑，内部回声减低，不均匀。若脓肿形成则局部可见一无回声区，形态不规则，边缘不光滑，内部有细小光点回声。附睾尾部正常时不易显示，但附睾炎时尾部增大易显示。合并鞘膜积液时无回声区围绕在睾丸、附睾周围。彩色多普勒显示附睾周边及内部有较多的点状或短线状血流信号，以动脉血流信号为主，血流速度加快。

（二）慢性附睾炎

附睾体积肿大或缩小，内部回声不均匀，增强间有低回声区，边界不清晰，彩色血流显示增多不明显。

九、急性精索炎

精索由附睾尾部移行而来，通过腹股沟管进入腹腔内，阴囊内这一段长约40 mm，内含输精管、精索内动脉和精索静脉。急性附睾炎时精索常伴有炎症，表现为精索明显增粗，其内回声明显不均匀，血管明显扩张迂曲。CDFI显示为彩色血流丰富以静脉为主，精索内动脉血流加快，频谱为低阻频谱。

十、附睾结核

附睾结核多由前列腺、精囊结核蔓延所致，可以是全身性结核的一部分，也是附睾常见的疾病。当结核分枝杆菌侵犯附睾以后，随着病情的进展和转归不同，继而形成结核结节、纤维化、干酪样坏死及钙质沉积钙化甚至骨化，以上病变为超声检查提供了诊断基础。

声像图表现：附睾体积增大，尾部较明显，形态欠规则，内部回声强弱不均，病灶区域纤维化形成点、线状强回声，干酪样坏死及钙化灶形成边界不规则的局限性结节，内部有强回声光斑后方伴有声影。

诊断附睾结核需要声像图结合临床综合分析判断，并要注意和慢性附睾炎鉴别。前者可以有泌尿系统结核病史如肾结核、前列腺结核、精囊结核等，一般病程较长，触诊输精管上出现串珠样结节，后者可以有急性睾丸炎或附睾炎病史。此外附睾结核还要与附睾精液囊肿及附睾精子肉芽肿区别，精液囊肿为一圆形无回声暗区，精子肉芽肿虽呈低回声但无结核病史且多发于阴囊外伤后。

十一、腹股沟斜疝

腹股沟斜疝是从腹股沟管内环突出，向前内下斜行经过腹股沟管再经外环进入阴囊内，不同于直疝，后者不进入阴囊。临床以男性占大多数，男女发病率之比为1.5∶1，表现患处局限性隆起、胀痛可回纳、嵌顿后则不能回纳、有压痛，疝内容物以小肠多见，其次还有结肠、盲肠、阑尾、大网膜等等。

（一）声像图表现

疝内容物经内环、腹股沟管、皮下环至阴囊局部形成异常回声区，纵切呈条状，横切呈圆形，边界尚清。内部回声若为肠管则可见肠内容物气体、肠腔液体并可见肠管活动，若为大网膜则呈强回声混杂不均匀，疝囊内多可见液性无回声区。

(二)鉴别诊断

1.睾丸鞘膜积液

阴囊内可见边界清晰、内部回声均匀的睾丸图像,周围有无回声围绕而不是杂乱回声区。

2.睾丸肿瘤

睾丸肿瘤病变侵犯广泛时,内部回声杂乱不均,但一般尚能找到病变与睾丸的联系,而且睾丸肿块不能向上呈条状延续。

十二、精索静脉曲张

精索静脉曲张是男性不育症的常见病因之一。以往该病诊断主要依赖一般物理检查及X线造影检查,后者具有一定的创伤性。由于男性外生殖器官位居浅表,利用高频探头可以清晰显示病变图像,同时利用彩色多普勒检查又能观察血流状态,提高了诊断的准确性。

正常精索静脉的声像图表现如下:正常情况下精索静脉内径<2 mm,沿精索走行,较平直,CDFI可以显示蓝色或红色血流或显示不清晰,瓦尔萨尔瓦动作时无反流出现,频谱多普勒有持续低平充填式频谱。当有精索静脉曲张时表现为睾丸和附睾上方精索周围有多个条索状或圆形管状暗区即为扩张迂曲的精索静脉。扩张的静脉管径多数在2.5~4 mm之间,迂曲扩张的静脉呈团状与周围阴囊、睾丸等组织界限欠清晰,站立位时部分病例迂曲扩张静脉丛下垂达睾丸下方呈团状。彩色多普勒观察曲张静脉走行迂曲、管径增宽,彩色血流为间断红、蓝色交替的血流信号,站立位和瓦尔萨尔瓦动作时反流加重,反流持续时间较长,大于或等于800毫秒可作为亚临床型或临床型精索静脉曲张的诊断标准。

根据CDFI表现,精索静脉曲张可分为3级。①Ⅰ级:静脉轻度迂曲,内径稍增宽,平卧位,站立位平静呼吸时无反流,瓦尔萨尔瓦试验有反流;②Ⅱ级:静脉迂曲加重,内径更宽,平卧时无反流,站立位平静呼吸时有反流;③Ⅲ级:静脉迂曲更明显,内径更宽,平卧位平静呼吸时有反流。CDFI诊断精索静脉曲张程度的标准与临床分级标准的诊断结果基本相似。

亚临床精索静脉曲张通常是指精索静脉检测有血液反流,而手法检查不能发现曲张静脉丛,它在男性不育症中发病率20%~80%不等,是继发性不育的重要因素。诊断可以依据超声检测3支以上的精索静脉,其中一支内径>3 mm或腹压增高时静脉内径>3 mm,伴有自发性或瓦尔萨尔瓦动作时有反流,可作出超声诊断。

十三、阳痿

阳痿又称勃起障碍，是临床男性学中比较常见的疾病，形成的原因是多方面的，可以是心理的、神经的，也可以是药物、炎症、外伤或手术后发生，还可以是血管性病变等原因。影像检查主要用在对血管性阳痿的检查，以往主要依赖海绵体造影和阴部内动脉造影来观察阴茎血管的结构和功能，但也存在着一定的问题，应用彩色多普勒超声检查阴茎血管可取得重要的结果。

（一）检查方法

将探头置于阴茎背侧根部作横切和纵切扫查，在横切面图上阴茎海绵体周围有一圈回声较强的包膜为阴茎白膜，由白膜延伸的阴茎隔将左、右阴茎海绵体隔开，海绵体动脉位于阴茎海绵体中央或稍偏于阴茎隔。纵切面上，阴茎海绵体呈一低回声或中等回声的结构，分布均匀，周边为回声较强的白膜。阴茎勃起时，阴茎海绵体的回声降低、分布均匀、两侧对称。阴茎背动脉位于阴茎背侧，走行于深筋膜与阴茎海绵体白膜之间，紧靠正中的阴背深静脉，左右对称分布。

近几年，国内外学者将罂粟碱注射到阴茎海绵体内并进行超声多普勒研究，认为较之阴茎松软时的单纯多普勒分析有两大优点：第一，罂粟碱引起阴茎海绵体窦和动脉平滑肌扩张，排除了在阴茎海绵体松软状态下测量阴茎血流所固有的许多可变因素；第二，由于阴茎海绵体动脉在松软时处于弯曲状态，多普勒信号受血流角度的影响，在勃起状态时，这些影响减小。有学者曾用硝酸甘油制成的软膏涂搽在阴茎表面观察阴茎海绵体血管，取得较好效果。

（二）评价阴茎血管功能的观察指标

（1）动脉收缩期峰值血流速度：阴茎勃起时，海绵体动脉扩张、充血，海绵体间隙增大，阴茎静脉回流减少，这是阴茎正常勃起的血流动力学基础。有阴茎动脉功能不全的阳痿患者动脉收缩期峰值血流速度均比正常对照组要低，一般正常动脉收缩期峰值血流速度各家有不同报道，多数认为动脉收缩期峰值血流速度＜35 cm/s 即认为海绵体动脉异常。

（2）舒张末期血流速度增加：正常勃起情况下，海绵体动脉持续充血呈高阻力型血流，舒张末期血流速度应很低，多数认为应小于 5 cm/s。当舒张末期血流速度＞5 cm/s，通过造影检查显示阴茎海绵体动脉充盈良好，而阴茎背静脉存在静脉瘘，此时患者虽有勃起，但勃起不硬或不能持久。

（3）阻力指数：正常人阴茎海绵体动脉呈高阻力血流，RI 平均值为 0.99，RI 值下降（＜0.8）时应考虑静脉瘘的诊断。

第四节 卵巢疾病

卵巢疾病主要包括卵巢瘤样病变和卵巢肿瘤。①卵巢瘤样病变又称卵巢非赘生性囊肿,包括卵巢生理性囊肿、黄素化囊肿、多囊卵巢综合征和卵巢子宫内膜异位症。②卵巢肿瘤种类繁多,根据其来源可分为上皮性肿瘤、性索间质肿瘤、生殖细胞肿瘤和转移性肿瘤。其中主要良性肿瘤包括卵巢浆液性/黏液性囊腺瘤、卵巢成熟性畸胎瘤、卵巢泡膜细胞瘤-纤维瘤。主要恶性肿瘤包括卵巢浆液性/黏液性囊腺癌、卵巢子宫内膜样癌、卵巢透明细胞癌、卵巢颗粒细胞瘤、卵巢未成熟性畸胎瘤、卵巢无性细胞瘤、内胚窦瘤和卵巢转移癌。各类卵巢肿瘤均可并发肿瘤蒂扭转,出现妇科急腹症。

一、卵巢生理性囊肿(滤泡囊肿、黄体囊肿)

(一)病理与临床

本病常见于生育年龄段妇女,通常无症状,少数病例可出现一侧下腹部隐痛。多数生理性囊肿可在1～3个月内自行消失,无须特殊治疗。滤泡囊肿是最常见的卵巢单纯性囊肿,为卵泡发育至成熟卵泡大小时不破裂,且其内液体继续积聚所致,囊内液体清亮透明,直径一般<5 cm,偶可达7～8 cm,甚至10 cm。一般无症状,多在4～6周内逐渐消失。正常排卵后形成的黄体直径一般为1.5 cm左右。当黄体腔内积聚较多液体或卵泡壁破裂引起出血量较多而潴留于黄体腔内,形成直径达2.5 cm以上的囊肿时,称为黄体囊肿,也有称黄体血肿、出血性黄体囊肿等。黄体囊肿的直径可达到4 cm左右,一般不超过5 cm,偶可达10 cm。较大的黄体囊肿破裂时可出现腹痛、腹膜刺激征等急腹症症状,是妇科较常见的急腹症之一。

(二)声像图表现

1.滤泡囊肿

于一侧卵巢内见无回声区,壁薄而光滑,后方回声增强,一侧或周边可见少许卵巢回声(图5-18)。

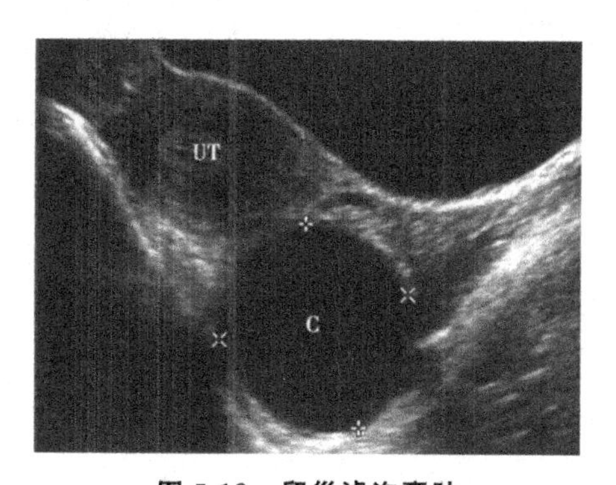

图 5-18 卵巢滤泡囊肿

纵切面显示子宫(UT)左后方无回声(C),壁薄而光滑、透声好

2.黄体囊肿

其超声表现在不同病例中变化较大,与囊内出血量的多少、残余卵泡液的多少以及机化血块的大小和形成时间长短等相关。早期,急性出血可表现为强回声,可能被误认为实性肿物;此后囊内血液机化形成不规则中低或中高回声;后期血块溶解时可以见到低回声网状结构。囊肿壁塌陷时则形成类圆形实性中等或中高回声。CDFI表现为囊肿周边有环绕血流,频谱呈低阻型。而囊内包括机化的血块等则均不显示血流信号(图 5-19)。

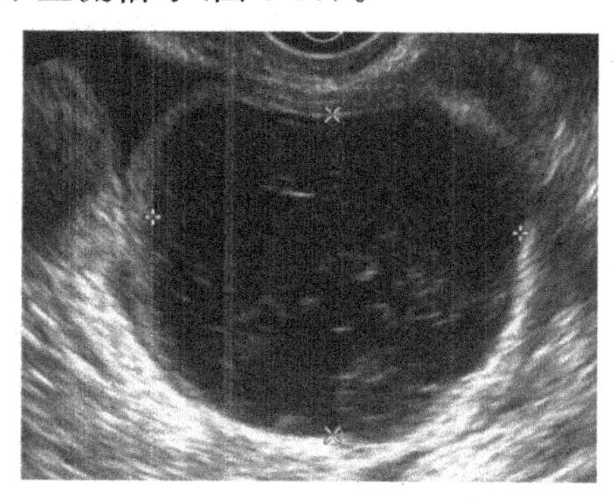

图 5-19 卵巢黄体囊肿

卵巢内见混合回声,类圆形,内见网状中等回声

(三)鉴别诊断

黄体囊肿的超声表现多样,应与卵巢肿瘤相鉴别。囊壁上有血块附着时,可能被误认为是卵巢囊性肿瘤壁上的乳头;囊内较多急性出血或囊肿壁塌陷时可能被误认为是卵巢实性肿瘤或卵巢子宫内膜异位症。鉴别要点包括:①滤泡囊肿和黄体囊肿为单侧、单发囊肿,多于1~3个月自行消失;而卵巢子宫内膜异位

症可多发、双侧，不会自行消失。随诊复查，可帮助两者的鉴别。②黄体囊肿周边有环绕血流信号，走行规则，频谱呈低阻型，内部未见血流信号，而卵巢实性肿瘤的实性成分内可见血流信号，必要时进行微泡超声造影剂的超声造影检查，有助于明确诊断。

黄体囊肿破裂需与宫外孕破裂相鉴别，前者常发生在月经周期的后半段，表现为一侧卵巢增大、结构模糊，卵巢内见不规则囊性包块。后者多有停经史，超声表现为一侧附件区包块，多位于卵巢与子宫之间，形态不规则，双侧卵巢均可见。

二、黄素化囊肿

（一）病理与临床

黄素化囊肿见于促排卵治疗时出现的卵巢过度刺激综合征（外源性绒毛膜促性腺激素过高）患者和滋养细胞疾病（内源性绒毛膜促性腺激素过高）患者。临床症状表现为恶心、呕吐等，严重者可伴有胸腔积液、腹水，出现胸闷、腹胀症状。卵巢过度刺激综合征患者停促排卵药物后囊肿缩小、症状逐渐消失；滋养细胞肿瘤患者化疗后绒毛膜促性腺激素水平下降、囊肿也随之缩小。

（二）声像图表现

卵巢过度刺激综合征患者双侧卵巢呈对称性或不对称性增大，内见多个卵泡回声，体积较正常卵泡大；另子宫直肠陷凹可见少量至中等量的积液。滋养细胞肿瘤的黄素化囊肿可出现在单侧，囊肿数目通常并不多。

（三）鉴别诊断

此类疾病的诊断主要依靠病史和声像图特点，多数情况下容易诊断。当因黄素化囊肿而增大的卵巢发生扭转时，患者可出现一侧下腹部剧痛等急腹症症状，此时需与其他妇科急诊相鉴别，例如卵巢黄体囊肿破裂、宫外孕破裂、卵巢畸胎瘤扭转等。根据其声像图特点并结合病史，可资鉴别。

三、多囊卵巢综合征

（一）病理与临床

本病由于女性内分泌功能紊乱导致生殖功能障碍、糖代谢异常，体内雄激素增多，卵泡不能发育成熟，无排卵。临床表现为月经稀发或闭经、不孕，多毛、肥胖、胰岛素抵抗等。本病常见于青春期女性，关于其发病机制至今尚不十分清楚。大体病理上，60%～70%的多囊卵巢综合征患者表现为双侧卵巢对称性增大，少数病例卵巢无增大或仅单侧增大；切面显示卵巢白膜明显增厚，白膜下排列多个卵泡，数个至数十个不等，直径 0.2～0.6 cm。

（二）声像图表现

典型病例中，子宫略小于正常水平；双侧卵巢增大，长径＞4 cm，卵泡数目增多，最大切面卵泡数≥10 个，沿卵巢周边分布（图 5-20）；卵泡直径较小，平均在 5 mm左右，无优势卵泡；卵巢髓质部分增多、回声增强。不典型病例中，卵巢体积可在正常范围内，或仅一侧卵巢体积增大，卵泡数目、大小和分布特点同上，超声发现卵巢的卵泡数目增多时，应提示卵巢的卵泡数目增多或卵巢多囊样改变，请临床注意除外多囊卵巢综合征。

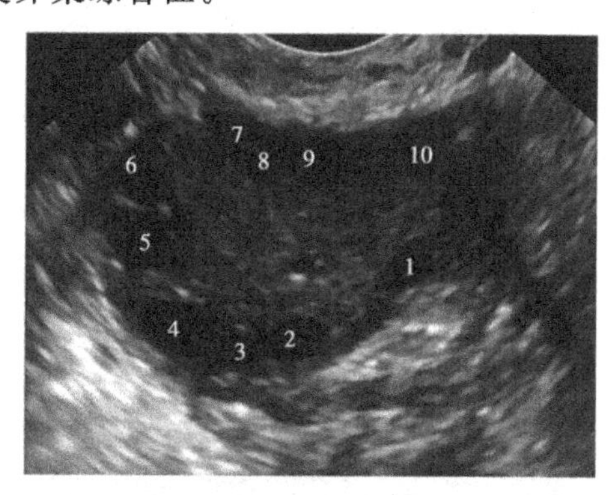

图 5-20 多囊卵巢综合征

卵巢内可见多个小卵泡，沿卵巢周边分布（数字标示 1～10 为卵泡）

（三）鉴别诊断

根据其临床表现、实验室激素水平检测结果，结合超声声像图特点，不难对本病作出判断。但仍应注意与其他因素引起的卵巢多囊性改变相鉴别，如慢性盆腔炎时卵巢的多囊性改变等。

四、卵巢子宫内膜异位症

（一）病理与临床

卵巢子宫内膜异位症是指具有生长功能的子宫内膜组织异位到卵巢上，与子宫腔内膜一样发生周期性的增殖、分泌和出血所致的囊肿，临床上本病又称“巧克力囊肿”，简称巧囊。巧克力囊肿是子宫内膜异位症最常见的类型之一。卵巢子宫内膜异位症的发生学说包括子宫内膜种植、体腔上皮化生、转移等，其中以种植学说得到最为广泛认同，认为子宫内膜及间质组织细胞随月经血通过输卵管逆流进入盆腔，种植到卵巢和盆腔腹膜上，经过反复增生、出血形成囊肿，囊内液通常呈暗褐色、黏稠。由于子宫内膜异位症导致盆腔粘连，卵巢可固定于盆壁或子宫后方。临床表现主要有继发性、渐进性加重的痛经和不孕，部分患者痛经于月经来潮前即出现，来潮后 2～3 天即缓解；部分患者还有月经失调的表现。约有 25%的患者可无任何症状。卵巢内异症囊肿破裂或合并急性感染时亦可引起急腹症。

(二)声像图表现

子宫内膜异位症的声像图表现多样，典型的子宫内膜异位囊肿特点包括以下几点。

(1)囊肿内充满均匀的点状低回声。

(2)有时囊内可见不规则中等回声或网状回声，为出血机化表现(图 5-21)。

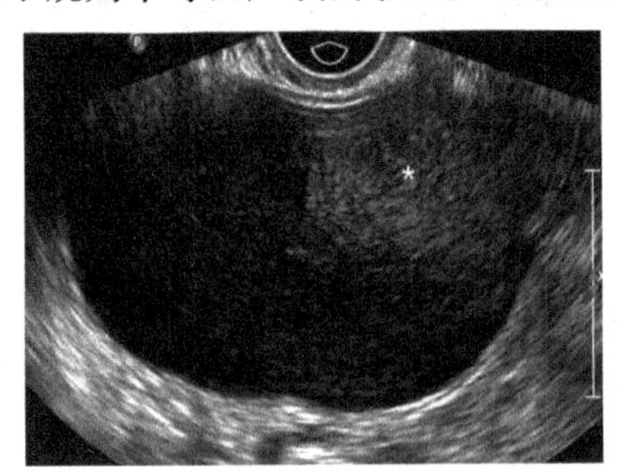

图 5-21　卵巢子宫内膜异位症

病变内见均匀点状低回声，一侧可见不规则中等回声(*)

(3)囊肿壁较厚。有时一侧卵巢内出现多个囊肿，聚集而形成一个较大的多房性囊肿，之间有厚的分隔。

(4)1/3～1/2 的病例呈双侧性发生，囊肿出现于双侧卵巢。

(5)含有巧克力囊肿的卵巢与周围组织粘连，可固定于子宫的后方。

(6)CDFI：囊肿壁上可探及少许血流信号。

(三)鉴别诊断

卵巢子宫内膜异位症虽有较特异的超声声像图特点，多数病例诊断并不困难。但少数不典型病例的卵巢内异症囊肿内血液完全机化，可出现实性不规则的中等或中高回声，或出现厚薄不均的网状分隔，应注意与卵巢肿瘤、卵巢黄体囊肿等相鉴别。CDFI 肿物内部是否探及血流信号是鉴别诊断的关键，巧克力囊肿内不论是否存在实性回声均不出现血流信号；鉴别困难时，可行静脉超声造影检查明确肿物内血供情况，对鉴别诊断帮助很大。经腹超声检查时，应注意调高仪器 2D 增益，使用仪器的谐波功能或观察囊内有无密集的点状低回声，以与卵巢的滤泡囊肿相鉴别。

五、卵巢冠囊肿

(一)病理与临床

卵巢冠囊肿并不直接来自卵巢，而是来源于卵巢系膜里的中肾管。以生育年龄妇女多见，通常囊肿直径在 3～5 cm，但也可像卵巢囊腺瘤一样大。少数情况下，囊肿合并囊内出血；极少数情况下，囊内有分隔。囊肿体积较小时患者通常无明显不适症状，当囊肿长大到一定程度时，患者可出现腹部隆起、腹胀或一侧下腹隐痛的症状；当其合并囊肿蒂扭转时，则出现急性腹痛等症状。

(二)声像图特点

卵巢冠囊肿表现为一侧附件区的囊性肿物，壁薄、透声好，最主要的特点是同侧卵巢形态完整，位于其旁(图 5-22)。

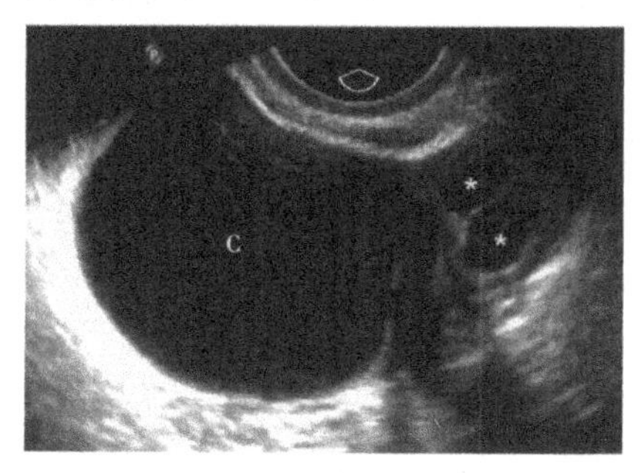

图 5-22 卵巢冠囊肿

卵巢的一侧可见薄壁无回声(C)，类圆形，内部无分隔，透声好，其旁可见卵巢回声(*：卵巢内的卵泡)

(三)鉴别诊断

本病应与卵巢生理性囊肿和卵巢内异症囊肿等相鉴别，能够观察到卵巢的完整结构位于其旁是鉴别的关键。

六、卵巢囊腺瘤

(一)病理与临床

卵巢囊腺瘤是最常见的卵巢良性肿瘤之一，分为浆液性囊腺瘤和黏液性囊腺瘤。浆液性肿瘤大体病理上为囊性肿物，大多单侧发生，直径 1～20 cm，单房或多房;囊内壁及外壁均光滑,多数囊内含清亮的浆液,少数也可能含较黏稠液;囊内壁有乳头者为乳头状囊腺瘤。黏液性囊腺瘤大体病理上为囊性肿物,多呈圆形、体积巨大;表面光滑,切面常为多房性,囊壁薄而光滑,有时因房过密而呈实性。囊腔内充满胶冻样黏稠液,但少数囊内为浆液性液;较少出现乳头。卵巢囊腺瘤早期体积小,多无症状。中等大的肿瘤常引起腹胀不适。巨大的肿瘤占据盆、腹腔出现压迫症状,腹部隆起,可触及肿块。合并感染时出现腹水、发热、腹痛等症状。黏液性囊腺瘤可发生破裂,种植于腹膜上形成腹膜黏液瘤病,肿瘤体积巨大,压迫但不侵犯实质脏器。

(二)声像图表现

浆液性和黏液性囊腺瘤超声特点有所不同。

(1)浆液性囊腺瘤:中等大小,外形呈规则的类圆形,表面光滑,内部呈单房或多房囊性,分隔薄而规则,囊内透声好。浆液性乳头囊腺瘤囊内见单个或多个内生性和(或)外生性乳头,乳头形态较为规则(图 5-23);CDFI 乳头内可见血流信号。少数病例发生于卵巢冠,仍可见部分正常卵巢组织的回声。

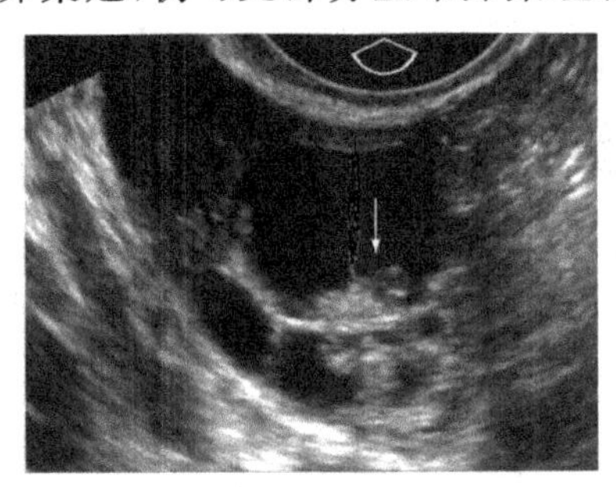

图 5-23　卵巢浆液性乳头状囊腺瘤

卵巢内见无回声,内含网状分隔,隔上可见多个乳头样中高回声(箭头所指为乳头)

(2)黏液性囊腺瘤:常为单侧发生,常呈多房性囊肿,体积通常较大,直径可达 15～30 cm;分隔较多而厚(图 5-24),内部可见散在的点状回声,为黏液性肿瘤的特征性表现;本病较少出现乳头。

(3)腹膜黏液瘤病表现为腹腔内见多个病灶,回声表现与单发病变相似,分隔更多、囊腔更小。

(4)交界性囊腺瘤的表现与上述相似,但乳头可能更多、更大,CDFI 可能显示乳头上较丰富血流信号。

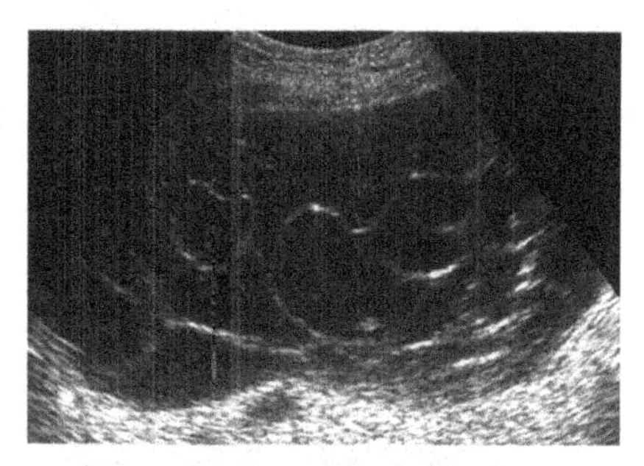

图 5-24 卵巢黏液性乳头状囊腺瘤

附件区见多房性无回声，大小约 20 cm×18 cm×9 cm，内含较密集的网状分隔，内部可见散在的点状回声

(三)鉴别诊断

注意与卵巢生理性囊肿、卵巢子宫内膜异位症、输卵管积水及炎性包块等疾病相鉴别。

七、卵巢囊腺癌

(一)病理与临床

卵巢囊腺癌是卵巢原发的上皮性恶性肿瘤，包括浆液性囊腺癌和黏液性囊腺癌，其中浆液性囊腺癌是最常见的卵巢恶性肿瘤。浆液性囊腺癌肿瘤平均直径 10～15 cm，切面为囊实性，以形成囊腔和乳头为特征，有多数糟脆的乳头和实性结节，囊内容为浆液性或混浊血性液；黏液性囊腺癌切面呈多房性，囊腔多而密集，囊内壁可见乳头及实性区，囊液为黏稠黏液或血性液，但有约 1/4 囊内为浆液性液。组织学可分为高、中、低分化 3 级。卵巢囊腺癌患者早期多无明显症状。出现症状时往往已到晚期，迅速出现腹胀、腹痛、腹部肿块及腹水。预后较差。目前筛查卵巢肿瘤的主要方法是盆腔超声和肿瘤标志物 CA125 的检测，两者联合应用，可提高诊断准确性。

(二)声像图特点

(1)肿物通常体积巨大，外形不规则。

(2)可双侧发生，双侧等大或一侧大而另一侧小。

(3)肿物表现为混合回声，常为一个巨大的肿物内部可见低回声及无回声与分隔。当肿物以低回声为主时，低回声内部明显不均匀、不规则(图 5-25)。以囊性成分为主时，肿瘤内可见多个厚薄不均、不规则的分隔，并可见乳头样中等或中高回声，数目多、体积大、形态不规则，乳头内有圆形无回声区域。囊内有时可见充满细密光点。黏液性囊腺癌超声表现与浆液性囊腺癌相似，不同的是黏液性囊腺癌的无回声区内常见充满密集或稀疏点状回声，为黏液的回声。

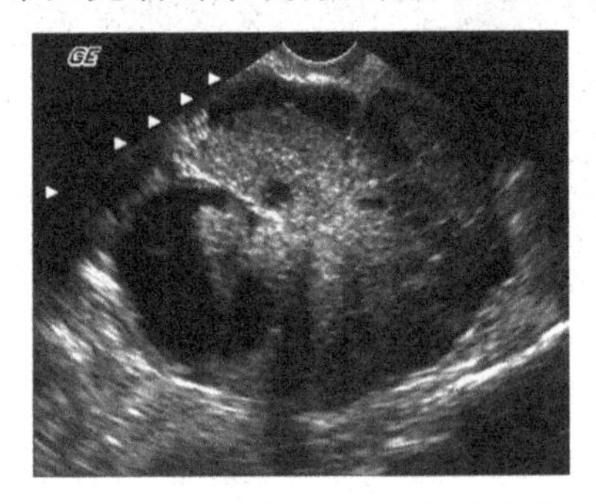

图 5-25 卵巢浆液性乳头状囊腺癌

附件区可见巨大混合回声，形态不规则，内部以不规则中等回声为主，间以不规则无回声区

(4)CDFI：分隔、乳头及肿瘤内低回声区可见较丰富条状血流信号，频谱呈低阻型(RI<0.5)。

(5)常合并腹水。

(三)鉴别诊断

超声检查通常难以在术前确定卵巢恶性病变的病理类型，主要的鉴别诊断包括良性病变与恶性病变的鉴别、卵巢肿瘤与炎性包块的鉴别。鉴别要点如下。

(1)二维形态：①有实性成分的单房或多房囊肿，乳头数目较多、不规则时要考虑到恶性病变。②以实性为主的囊实性病变，或回声不均匀的实性肿瘤则大多为恶性。恶性肿瘤较大时形态不规则、边界欠清、内部回声明显不均，可见厚薄不均的分隔，多合并腹水。③良性肿瘤多表现为囊性或以囊性为主的混合性包块，如单房囊肿、无实性成分或乳头，或多房囊肿，有分隔，但无实性成分或乳头，且分隔薄而均匀时，一般为良性；有乳头但数目少且规则，也多为良性。④盆腔炎性包块的二维及CDFI特征与卵巢恶性肿瘤有不少相似之处，是超声鉴别诊断的难点。通过仔细观察输卵管炎症的腊肠样回声，以及是否有正常的卵巢回声结构是鉴别诊断的关键，若在附件区域或病灶内见到正常卵巢结构，则首先考虑为炎性病变。当然，盆腔炎症明显累及卵巢(如输卵管-卵巢脓肿)时，单凭超声表现是很难确定的，必须密切结合临床病史、症状及体征进行综合判断。

(2)CDFI对卵巢肿瘤良恶性鉴别的帮助也是肯定的。恶性肿瘤由于其大量新生血管及动静脉瘘形成、血管管壁缺乏平滑肌，CDFI可见丰富血流信号，动脉血流多呈低阻型，多数学者认为 RI<0.4 可作为诊断恶性卵巢肿瘤的 RI 阈值。

因卵巢肿瘤组织学的种类繁多，除典型的畸胎瘤、浆液性囊性瘤和黏液性囊腺瘤外，超声检查通常无法判断其组织学类型。根据卵巢肿物二维声像图上的形态学特点，可以对一部分肿瘤的性质作出良恶性鉴别。但是非赘生性囊肿合并出血、不典型的卵巢子宫内膜异位症囊肿以及盆腔炎时声像图变异很大，给良恶性肿瘤的鉴别诊断带来困难。

八、卵巢子宫内膜样癌

(一)病理与临床

卵巢子宫内膜样癌为卵巢上皮来源恶性肿瘤，大体病理上，肿物为囊实性或大部分为实性，直径为10～20 cm，囊内可有乳头状突起。部分肿瘤为双侧性。镜下组织结构与子宫内膜癌极相似。临床表现包括盆腔包块、腹胀、腹痛、不规则阴道出血、腹水等。本病可能为子宫内膜异位囊肿恶变，也可与子宫内膜癌并发，因此当发现囊实性类似囊腺癌的肿块时，若有内膜异位症病史，或同时发现子宫内膜癌，应注意卵巢子宫内膜样癌的可能性。

(二)声像图特点

本病声像图特点类似卵巢乳头状囊腺癌，呈以中等回声为主的混合回声，或无回声内见多个乳头状中等回声或形态不规则的中等回声(图 5-26)。

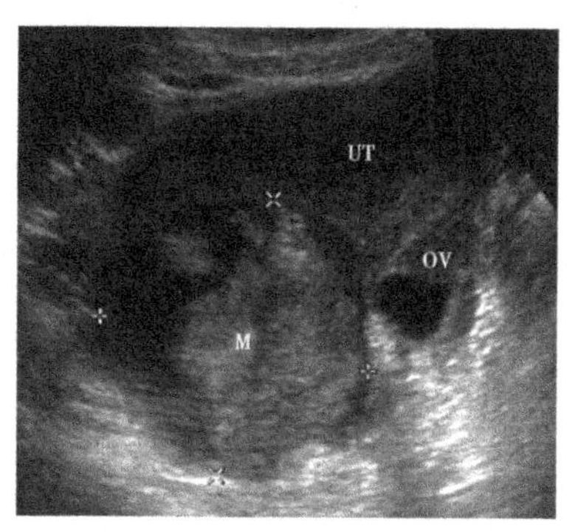

图 5-26 卵巢子宫内膜样癌

附件区可见混合回声包块，部分边界不清、形态欠规则，内见不规则中高回声(M：肿物；UT：子宫；OV：另一侧的卵巢)

(三)鉴别诊断

见卵巢囊腺癌。

九、卵巢颗粒细胞瘤

(一)病理与临床

卵巢颗粒细胞瘤为低度恶性卵巢肿瘤，是性索间质肿瘤的主要类型之一；75%以上的肿瘤分泌雌激素。自然病程较长，有易复发的特点。大体病理上，肿瘤大小不等，圆形、卵圆形或分叶状，表面光滑；切面实性或囊实性，可有灶性出血或坏死；少数颗粒细胞瘤以囊性为主，内充满淡黄色液体，大体病理上似囊腺瘤。颗粒细胞瘤可分为成人型及幼年型，成人型约占95%，而幼年型约占5%。幼年型患者可出现性早熟症状。成人患者好发年龄为40～50岁妇女及绝经后妇女，主要临床症状包括月经紊乱、月经过多、经期延长或闭经，绝经后阴道不规则出血；高水平雌激素的长期刺激使子宫内膜增生，或出现息肉甚至癌变，还会出现子宫肌瘤等。其他临床症状包括盆腔包块、腹胀、腹痛等。

(二)声像图特点

(1)颗粒细胞瘤可以为实性、囊实性或囊性，因而声像图表现呈多样性。小者以实性不均质低回声为主，后方无明显声衰减。大者可因出血、坏死、囊性变而呈囊实性或囊性，可有多个分隔而呈多房囊实型，有时表现为实性包块中见蜂窝状无回声区；囊性为主包块可表现为多房性甚或大的单房性囊肿。

(2)CDFI：由于颗粒细胞瘤产生雌激素，使瘤体内部血管扩张明显，多数肿瘤实性部分和分隔上可检出较丰富血流信号。

(3)子宫：肿瘤产生的雌激素可导致子宫内膜增生、息肉甚至内膜癌表现。

(三)鉴别诊断

实性卵巢颗粒细胞瘤需与浆膜下子宫肌瘤鉴别；多房囊实性者需与其他卵巢肿瘤如浆液性囊腺癌、黏液性囊腺瘤/癌等相鉴别；囊肿型颗粒细胞瘤内含清亮液体回声且壁薄，需与囊腺瘤甚或卵巢单纯性囊肿鉴别。鉴别困难时，需密切结合临床资料综合判断。

十、卵泡膜细胞瘤-纤维瘤

(一)病理与临床

卵泡膜细胞瘤和卵巢纤维瘤均为性索间质肿瘤，为良性肿瘤。前者可与颗粒细胞瘤合并存在，分泌雌激素，出现子宫内膜增生症、月经不规律或绝经后出血等相关症状。后者不分泌激素，但有时并发腹水或胸腔积液，此时称Meigs综合征。卵泡膜细胞瘤与卵巢纤维瘤常混合存在，故有泡膜纤维瘤之称。病理检查前者由短梭形细胞构成，细胞质富含脂质，类似卵巢卵泡膜内层细胞；后者瘤细胞呈梭形、编织状排列，内含大量胶原纤维。卵泡膜细胞瘤好发于绝经前后，约65%发生在绝经后；卵巢纤维瘤也多发于中老年妇女。卵泡膜细胞瘤的临床症状包括月经紊乱、绝经后阴道出血等雌激素分泌引起的症状及腹部包块等。卵巢纤维瘤的主要临床症状包括腹痛、腹部包块以及由于肿瘤压迫引起的泌尿系统症状等。卵巢纤维瘤多为中等大小、光滑活动、质实而沉，很容易扭转而发生急性腹痛。也有相当的病例并没有临床症状，于体检及其他手术时发现，或因急性扭转始来就诊。

(二)声像图表现

两者均为单侧实性肿物，肿物类圆形、边界清晰，内部回声均匀或不均匀。泡膜细胞瘤表现为中高或中低水平回声区，透声性尚好，后方回声可轻度增强(图5-27)。CDFI：内可见散在血流信号。少数病例呈囊实性表现。卵巢纤维瘤特点为圆形或椭圆形低回声区(回声水平多较子宫肌瘤更低)，边界轮廓清晰，常伴后方衰减，此时后方边界不清(图5-28)。有时难与带蒂的子宫浆膜下肌瘤或阔韧带肌瘤鉴别。

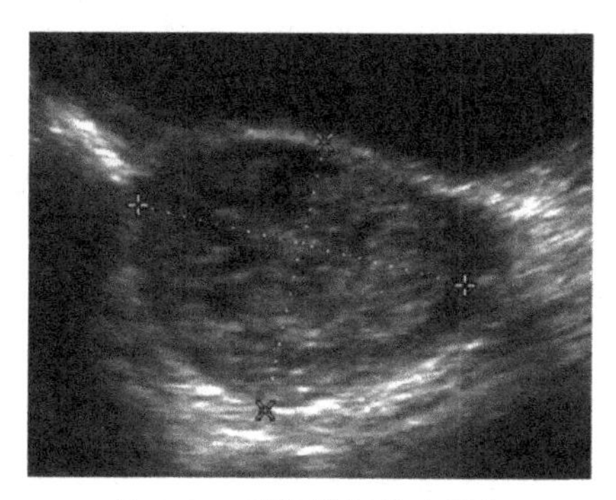

图5-27　卵泡膜细胞瘤图像

病变呈混合回声，类圆形、边界清晰，内见中等回声及少许无回声

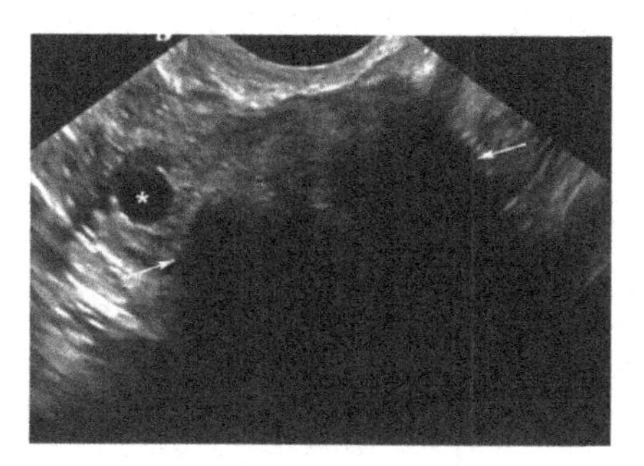

图5-28　卵巢纤维瘤图像

病变呈低回声(箭头)，后方回声衰减，其旁可见卵巢回声(★：卵泡)

(三)鉴别诊断

应与浆膜下子宫肌瘤、卵巢囊肿等相鉴别。多数情况下,可以发现浆膜下肌瘤与子宫相连的蒂,鉴别较易;不能观察到蒂时,若见双侧完整、正常的卵巢结构,则有助判断为浆膜下子宫肌瘤,若同侧的卵巢未显示或不完整,则卵巢纤维瘤可能性大。少数质地致密的纤维瘤,声像图上回声极低,尤其经腹扫查时可表现为类似无回声样的包块,可能误诊为卵巢囊肿,经阴道超声仔细观察囊肿后方回声增强的特征及病灶内有否血流信号可帮助明确诊断。

十一、成熟性畸胎瘤(皮样囊肿)

(一)病理与临床

成熟性畸胎瘤即良性畸胎瘤,肿瘤以外胚层来源的皮肤附件成分构成的囊性畸胎瘤为多,故又称皮样囊肿,是最常见的卵巢良性肿瘤之一。大体病理上,肿瘤最小的仅 1 cm,最大可达 30 cm 或充满腹腔,双侧性占 8%~24%;肿瘤为圆形或卵圆形,包膜完整光滑;切面单房或多房。囊内含黄色皮脂样物和毛发等。囊壁内常有一个或数个乳头或头结节。头结节常为脂肪、骨、软骨,有时可见到一个或数个完好的牙齿。成熟畸胎瘤可发生在任何年龄,但 80%~90%为生育年龄妇女。通常无临床症状,多在盆腔检查或影像检查时发现。肿瘤大者可触及腹部包块。并发症有扭转、破裂和继发感染。由于肿瘤成分多样、密度不一,易发生蒂扭转,扭转和破裂均可导致急腹症发生。

(二)声像图表现

由于本病组织成分多样,其声像图表现也多种多样,诊断主要依靠以下特征性表现(图 5-29)。

(1)为类圆形混合回声,边界较清晰,外形规则。

(2)内部可见散在点状、短线样强回声(落雪征),为毛发的回声。

(3)内有多发强回声光团后伴声影,其组织学类型为毛发和油脂,有时几乎充满整个囊腔,易被误认为肠道气体造成漏诊。

(4)脂-液分层征,高回声油脂密度小而浮在上层、含有毛发和上皮碎屑的液性成分密度大而沉于底层。两者之间出现分界线,此界线于患者发生体位变化时(平卧、站立和俯卧等)随之变化。

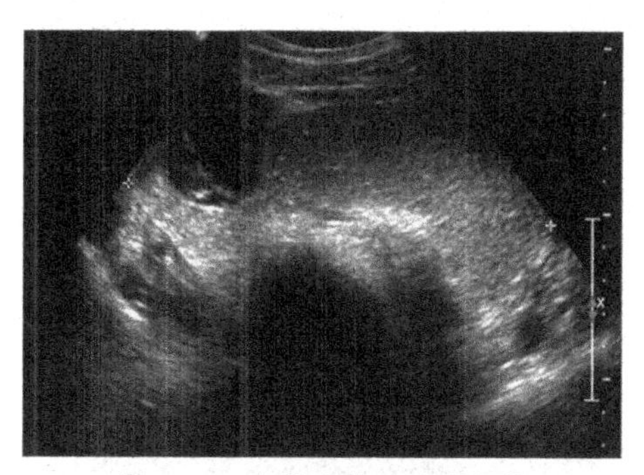

图 5-29 卵巢成熟畸胎瘤图像

腹盆腔巨大混合回声，内部可见点状回声、线状回声、无回声以及强回声光团后伴声影

(5)囊壁上可见强回声，后方声影明显，此为壁立结节征，其成分为骨骼或牙齿。

(6)杂乱结构征：肿瘤内因同时含有多种不同成分而同时出现落雪征、强光团和脂液分层征象。

(三)鉴别诊断

成熟性畸胎瘤的声像图表现较典型，鉴别较易。但仍需与巧克力囊肿、黄体囊肿、肠管等相鉴别。畸胎瘤内密集点状回声的回声水平常高于巧克力囊肿，且常见有后方声影的团状强回声；黄体囊肿囊内回声水平较畸胎瘤低。特别需要注意的是与肠管及肠道胀气相鉴别，应仔细观察肠管蠕动，必要时嘱患者排便后复查。此外，还应注意有无畸胎瘤恶变及畸胎瘤复发。

十二、未成熟性畸胎瘤和成熟畸胎瘤恶变

(一)病理与临床

少见的卵巢恶性肿瘤，好发于儿童和青年女性。成熟畸胎瘤恶变发生率为1%～2%，主要发生于年龄较大妇女。可出现血甲胎蛋白升高。大体病理上，大多数肿瘤为单侧性巨大肿物。瘤体包含3个胚层来源的组织。未成熟畸胎瘤中除三胚层来的成熟组织外还有未成熟组织，最常见的成分是神经上皮。肿瘤多数呈囊实性，实性部分质软，肿瘤可自行破裂或在手术中撕裂。可见毛发、骨、软骨、黑色脉络膜及脑组织等，但牙齿少见。未成熟畸胎瘤多见于年轻患者，平均年龄为17～19岁。常见症状为腹部包块、腹痛等；因腹腔种植率高，60%有腹水。血清甲胎蛋白可升高。

(二)声像图表现

肿瘤结构杂乱，以囊实性表现为主，声像图与其他卵巢癌无特征性差异

(图 5-30)。有时可见伴声影的团状强回声。

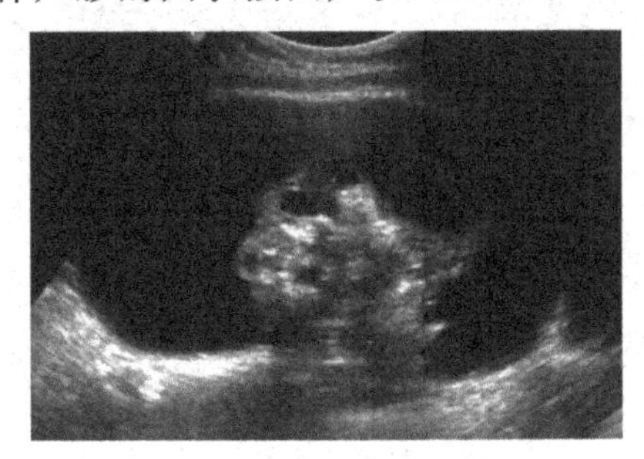

图 5-30　未成熟畸胎瘤

盆腹腔巨大混合回声,边界尚清、外形欠规则,内可见不规则中高回声、分隔及无回声

(三)鉴别诊断

本病超声表现与其他原发卵巢癌相似,鉴别依靠病理。

十三、卵巢转移瘤

(一)病理与临床

卵巢转移癌的原发部位主要是胃和结肠,其次还有乳腺、肺、泌尿道、淋巴瘤、生殖器官(子宫、阴道、宫颈、对侧卵巢等)。通常发生在生育年龄妇女。60%～80%为双侧发生。库肯勃瘤特指内部含有印戒细胞的卵巢转移性腺癌,原发于胃肠道,肿瘤呈双侧性、中等大小,多保持卵巢原状或呈肾形。一般与周围组织无粘连,切面实性、胶质样,多伴腹水。镜下见典型的印戒细胞,能产生黏液;周围是结缔组织或黏液瘤性间质。本病预后差。

(二)声像图表现

双侧卵巢增大,但多保持原有形状,有时外缘不规则呈结节状,有清晰轮廓。为以实性成分为主的实性包块,或间以囊性成分的囊实性包块(图 5-31),内部呈中高、中等或低回声,后方回声可衰减;CDFI 显示瘤内血流丰富。常伴腹水。

(三)鉴别诊断

卵巢原发肿瘤和继发肿瘤的鉴别相当重要,因为两者的临床治疗方式和预后有很大差别。本病的主要特点是双侧、以实性为主、具有一定的活动度的附件区肿物。如患者有消化道、乳腺等部位的恶性肿瘤病史或有不适症状,应考虑到转移性卵巢癌的可能。

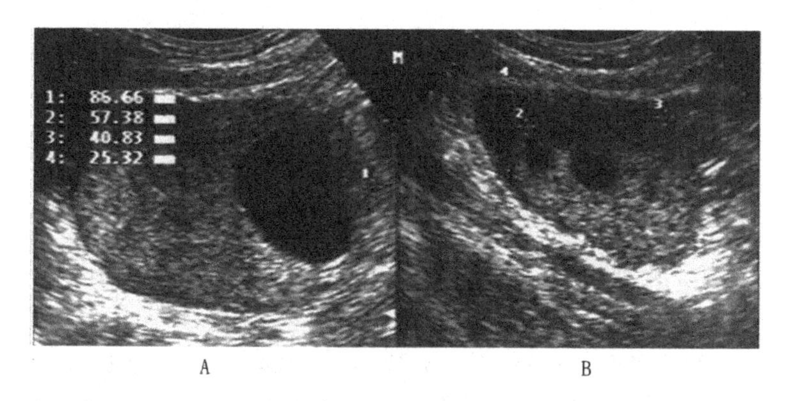

A　　B

图 5-31 卵巢库肯勃瘤

右侧(A)及左侧(B)附件区混合回声,边界尚清,均呈类圆形、以中等回声为主

十四、卵巢肿瘤蒂扭转

(一)病理与临床

卵巢肿瘤蒂扭转是常见的妇科急腹症,单侧常见。卵巢畸胎瘤、卵巢冠囊肿以及卵巢过度刺激综合征等是造成扭转的常见病因,卵巢体积增大导致其蒂部相对变细而使卵巢易发生扭转;正常卵巢发生扭转少见。蒂由输卵管、卵巢固有韧带和骨盆漏斗韧带组成。急性扭转发生后,静脉、淋巴回流受阻,瘤内有出血,瘤体急剧增大,可导致卵巢发生坏死。慢性扭转症状不明显,间歇性或不完全扭转时,卵巢明显水肿。急性扭转的典型症状是突然发生一侧下腹剧痛,常伴恶心呕吐甚至休克。妇科检查可触及张力较大的肿块,压痛以瘤蒂处最为剧烈。卵巢蒂扭转一经确诊应立即手术。

(二)声像图表现

卵巢蒂扭转的声像图表现取决于扭转发生的时间、扭转的程度(完全性扭转、不完全性扭转)、伴发的肿瘤或卵巢内出血的情况,所以在扭转的早期声像图无特征性表现,往往给早期诊断带来困难。典型的病例声像图特征包括以下几点。

(1)扭转的卵巢多位于子宫的上方、靠近中线的部位。

(2)扭转的卵巢体积弥漫性增大,并包含一个或多个出血性坏死导致的低回声或中等回声区(图 5-32)。

(3)在蒂部有时可以见到低回声的缠绕的血管结构,由多普勒检查可以沿卵巢韧带和漏斗韧带显示卵巢血供,如果检测到高阻动脉或动静脉血流缺失,可以帮助超声作出特异性诊断。

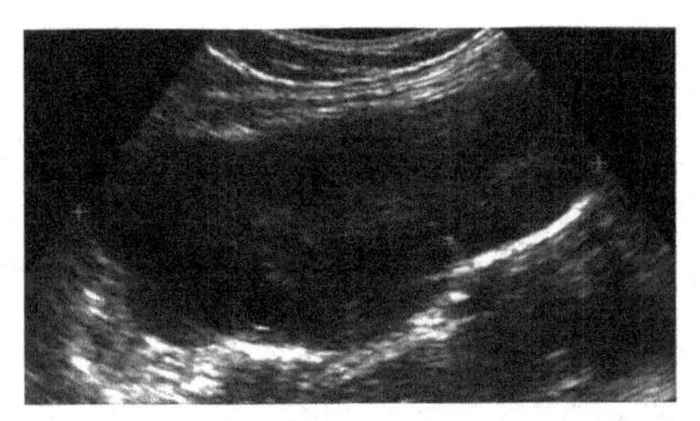

图 5-32 卵巢刺激综合征合并卵巢蒂扭转

患者曾行体外受精-胚胎移植，后行减胎术。患侧卵巢增大(卡尺之间)，边界尚清，形态不规则，内部多个低-无回声，边界模糊；卵巢实质回声普遍减低

(4)非特异性表现：附件区无回声、混合回声，壁厚，内部有出血，盆腔积液。

(三)鉴别诊断

本病多出现于妇科急诊患者，临床症状对于诊断非常有帮助。超声医师往往由于卵巢的肿瘤性疾病容易为超声所观察到，而忽略本病的存在导致漏诊。因此，应提高对本病的认识。

第五节 输卵管疾病

一、子宫输卵管声学造影

正常输卵管不易显示，输卵管声学造影可用来诊断不孕症，显示输卵管通畅与否，输卵管积水及输卵管肿瘤等。

方法：在月经干净 3～8 天之间，适当充盈膀胱，在超声仪器监控下，按常规输卵管通水方法，将通水管放入宫腔内，再用 3%过氧化氢 8～10 mL 通过通水管缓缓注入宫腔内，同时用超声仪器观察过氧化氢气泡沿输卵管腔移动情况，注意是否从输卵管伞端溢出，此时患者即感觉腹部不适。

二、输卵管积水及炎性肿块

(一)病理

输卵管积水是由于炎症(性病、结核、细菌感染等)致使伞端闭锁，管腔内渗出物聚集而成，管腔膨胀，形成“腊肠状”。急性感染也可形成输卵管积脓。

（二）超声表现

输卵管积水显示在附件区“腊肠样”液性暗区，清亮，囊壁薄，光滑。卵巢常可显示。如果液性暗区内有细小光点，又有发热，血象高，脓性白带则考虑输卵管积脓（见图5-33）。

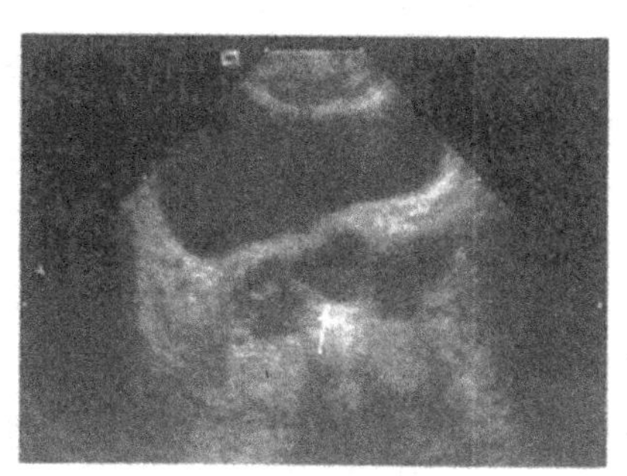

图5-33 输卵管积水声像图

附件炎性肿块：由输卵管卵巢炎症引起渗出，纤维化增生包绕肠管、大网膜及子宫形成。超声显示不规则液性暗区，可延伸到子宫两旁及子宫直肠陷凹处，边界可清晰，亦可不规则，周围有肠管气体包绕。液性暗区内有纤维素样光带（见图5-34）。

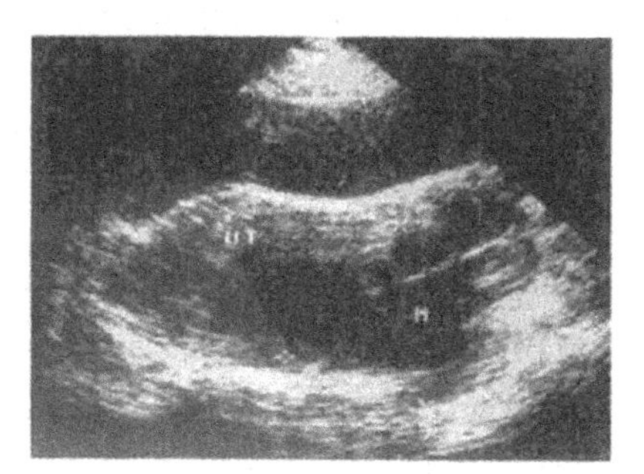

图5-34 附件炎性肿块声像图

（三）临床价值

输卵管积水、积脓及炎性肿块，均可因部位不同而图像有区别，可结合临床做出诊断。单纯附件炎在临床及图像上无特异性，故不能作诊断。

三、原发性输卵管癌

（一）病理

原发性输卵管癌多见于绝经前后，与不孕症及慢性输卵管炎症有关。典型症状为无任何不适的阴道大量排液，早期为清亮液体，晚期为血性。因少见，极易误诊。输卵管癌多为腺癌，常为单侧，好发于壶腹部，病变起自输卵管黏膜层，输卵管增粗呈腊肠形或梨形，实性，大小不等，常与周围组织、网膜、肠管粘连，形成肿块。早期不易诊断。

（二）超声表现

一侧附件区呈实性腊肠形或梨形肿块，与子宫紧连，向盆侧壁延伸及对侧转移，子宫常增大，边界毛糙，分界不清。伴腹腔液性暗区。如有网膜及腹膜转移，可出现小结节或下腹部实性肿块。

（三）临床价值

原发性输卵管癌较卵巢肿瘤更不易早期发现，不仅是检查手段无法早期发现，其临床症状易被忽略，一旦发现均已是晚期，预后极差，故定期体检，作阴道、宫颈涂片极为重要。

参 考 文 献

[1] 杨映霞.现代临床超声诊断技术与应用[M].哈尔滨:黑龙江科学技术出版社,2020.
[2] 刘典美.临床医学超声诊断[M].长春:吉林科学技术出版社,2019.
[3] 刘红霞,梁丽萍.超声诊断学[M].北京:中国医药科技出版社,2020.
[4] 陈桂红.超声诊断与临床[M].北京:科学技术文献出版社,2020.
[5] 武淑红.实用超声诊断精要[M].北京:科学技术文献出版社,2019.
[6] 张鸽.临床超声诊断与鉴别[M].天津:天津科学技术出版社,2018.
[7] 徐志文.实用临床超声诊断学[M].长春:吉林科学技术出版社,2019.
[8] 黄梅.实用临床超声诊断学[M].哈尔滨:黑龙江科学技术出版社,2020.
[9] 郭升玲.临床医学超声诊断学[M].长春:吉林科学技术出版社,2020.
[10] 燕志恒,李学应,侯钢,等.超声诊断与技术应用[M].北京:科学技术文献出版社,2018.
[11] 毛明丽.现代超声诊断技术[M].武汉:湖北科学技术出版社,2018.
[12] 李聪.现代超声医学诊断精要[M].北京:科学技术文献出版社,2020.
[13] 郝丽娜.实用超声医学诊断学[M].南昌:江西科学技术出版社,2020.
[14] 冯海兵.临床疾病超声影像诊断学[M].哈尔滨:黑龙江科学技术出版社,2020.
[15] 王允芹.现代临床超声诊断精要[M].北京:金盾出版社,2018.
[16] 李开龙.现代临床超声影像诊断学[M].长春:吉林科学技术出版社,2020.
[17] 颜芬.临床超声诊断[M].汕头:汕头大学出版社,2019.
[18] 喻红霞.新编临床超声诊断[M].长春:吉林科学技术出版社,2019.
[19] 李永玲.实用超声诊断新进展[M].哈尔滨:黑龙江科学技术出版社,2020.
[20] 彭丽丽.临床超声诊断[M].长春:吉林科学技术出版社,2019.

[21] 刘好田.实用临床超声诊断与治疗[M].北京:科学技术文献出版社,2020.
[22] 杨瑾.临床实用超声诊断学精要[M].长春:吉林科学技术出版社,2019.
[23] 王聪.超声影像诊断精要[M].北京:科学技术文献出版社,2019.
[24] 程嘉.现代超声医学诊断与治疗[M].长春:吉林科学技术出版社,2019.
[25] 吴芳.超声诊断与操作技术[M].天津:天津科学技术出版社,2018.
[26] 刘清华.实用常见病超声诊断[M].北京:科学技术文献出版社,2018.
[27] 高建平.现代常见疾病超声诊断技术[M].长春:吉林科学技术出版社,2020.
[28] 李荐德.临床超声诊断技术[M].天津:天津科学技术出版社,2018.
[29] 福林,沈崔琴,侯瑞.超声诊断学[M].南昌:江西科学技术出版社,2018.
[30] 崔凤荣.临床超声影像诊断学[M].长春:吉林科学技术出版社,2018.
[31] 胡晗宇,张术波,周玉堂.现代常见疾病超声诊断技术[M].汕头:汕头大学出版社,2020.
[32] 刘岷.现代超声影像诊断进展[M].北京:科学技术文献出版社,2019.
[33] 赵燕,肖迎聪.超声诊断学[M].武汉:华中科技大学出版社,2018.
[34] 李斯琴.临床超声医学诊断精要[M].北京:科学技术文献出版社,2020.
[35] 潘宁.现代医院临床超声影像诊断学[M].长春:吉林科学技术出版社,2020.
[36] 张娇,邢彦,高静.子宫输卵管超声重复造影评价输卵管通畅性的临床价值[J].中国现代医学杂志,2021,31(1):52-56.
[37] 陶琦,吴梦琦,杨芳,等.小儿卵巢肿瘤的超声诊断价值[J].中国超声医学杂志,2021,37(7):802-805.
[38] 陈慧.卵巢肿瘤超声综合评分系统的研究进展[J].中华超声影像学杂志,2021,30(7):641-644.
[39] 胡波,周玉琴.子宫卵巢超声检查对女童性早熟的诊断价值分析[J].基层医学论坛,2021,25(26):3794-3795.
[40] 张彦,郑振华.隐匿性乳腺癌超声误诊探析[J].临床误诊误治,2021,34(3):20-24.